双心疾病中西医结合临床诊疗

主 编　于睿　都弘

北方联合出版传媒（集团）股份有限公司
辽宁科学技术出版社

图书在版编目（CIP）数据

双心疾病中西医结合临床诊疗／于睿，都弘主编．
沈阳：辽宁科学技术出版社，2024．9．-- ISBN 978-7
-5591-3688-6

Ⅰ．R749；R54

中国国家版本馆 CIP 数据核字第 2024MH4721 号

出版发行：辽宁科学技术出版社
　　　　　（地址：沈阳市和平区十一纬路25号　邮编：110003）
印　刷　者：辽宁鼎籍数码科技有限公司
经　销　者：各地新华书店
幅面尺寸：170 mm × 240 mm
印　　张：17
字　　数：320 千字
出版时间：2024 年 9 月第 1 版
印刷时间：2024 年 9 月第 1 次印刷
责任编辑：张歌燕
封面设计：顾　娜
版式设计：乂　航
责任校对：王玉宝

书　　号：ISBN 978-7-5591-3688-6
定　　价：89.00元

联系编辑：024-23284354
邮购热线：024-23284502
投稿信箱：59678009@qq.com

编委会

主　编　于　睿　都　弘

副主编　于　游　张　艳　宫丽鸿　矫增金　张　颖　赵宏月

编　委（按姓氏笔画排序）

于　游　于　睿　于艳丽　马　丹　马海钧　王华文

王如意　王娇丹　开　馨　刘思彤　刘海云　孙启梦

孙灵媛　孙瑞鸽　杜　韬　杜成渝　李　正　李佩瑶

李建学　李琇莹　杨　崇　时广毅　吴桐慧　张　欢

张　颖　张伟银　张学亮　张雪妍　陈　韦　陈文茜

陈建荣　林航宇　周　鑫　周子涵　赵天辉　赵吉祥

赵宏月　赵甜羽　胡　楠　钟黎黎　段盈竹　贾越迪

夏子文　倪　菲　倪　萍　徐　阳　徐晓萱　高钰林

黄国威　曹　磊　矫沐其　矫增金　康唯佳　梁　健

梁峰硕　戴　劲

前　言

随着生物—心理—社会医学模式的提出，对心身疾病研究的不断深入，研究者们发现心血管疾病与心理社会因素具有显著的相关性，心血管疾病与心理疾病的相关性也日益受到重视。1995 年，胡大一教授首次在中国提出"双心"概念，强调在多层次、多角度治疗心血管疾病患者躯体上存在的症状的同时，要重视其精神心理健康，为患者提供必要的人文关怀、心理支持和治疗，倡导心脏和心理的双重健康。双心医学是一门由心脏病学和心理学交叉并综合形成的新兴学科，强调关注心血管疾病的同时关注患者的心理状态。

双心疾病的核心内涵是心脏疾病和心理疾病同时并见，在实际临床诊疗过程中，除了对心脏疾病的诊断，更要注意患者的心理问题，有心血管疾病的患者并发心理疾病，最常见的是焦虑障碍和抑郁障碍；而一旦出现心理疾病，又会反过来诱发心血管疾病加重，影响康复，加重"双心"问题。在确认心脏疾病的基础上，对不足以诊断心理疾病的，也要注意识别患者的不良情绪，嘱咐患者注意调整心态，避免焦虑、恐慌和抑郁等负面情绪乘虚而入，要学会自我识别不良情绪，必要时寻求双心医生、心理医生的帮助。

中医学是中华民族长期同疾病作斗争的极为丰富的经验总结，已历经数千年的历史检验，它不仅对中华民族的繁衍昌盛起到了巨大的作用，而且深刻地影响了中国传统文化的建构和发展，至今仍在有效地指导临床医疗实践。中医学的医学模式、理论特征和实践经验，体现了现代科学特别是后现代科学精神，代表着未来生命科学和医学科学的发展方向。

中医学中倡导"形神一体"的整体观念，其定义下的"心"不仅是西医解剖及生理意义的心脏，而且包括心理情志，尽管未明确提出"双心"概念，但中医学理论中的"心"其实质就是"双心"。中医学在其发展过程中就形成了"心主血脉，心主神明"的理论，在双心疾病的治疗中，积累了一定的经验。

在双心疾病的中西医结合诊疗中，强调多层次、多角度、综合性干预，针对具体情况，给予个体化的诊疗。除了中西医结合药物治疗外，在双心疾病的防控以及治疗上，中医也有着独具特色的多种传统疗法，在实践应用中，疗效显著。

传统疗法包括情志疗法、五音疗法、运动疗法、推拿、艾灸、拔罐、刮痧、针刺、中药热敷、饮食疗法等，以其独到的动静结合、疏经活络，畅通气血，平衡阴阳，协调整体发挥身心同调作用。

笔者及团队精研医术，悉心待患，以德行为先，担济世之任，恪守中医本色，妙手诊疗驱痼疾，现已行医三十余载，临床诊疗过程中皆化己心为病心，重视辨证论治，在双心疾病上汇通中西、饮闻新知，创新性阐释其核心内涵，以"内外兼治、身心同调"为治疗原则指导，针对临床中双心疾病的患者一定要善于抓住主证，重视病证结合与病症结合，从根本上防控疾病的发生与进展，用实际行动践行双心疾病的中西医结合诊疗。

在临床诊疗过程中，笔者及团队首倡"肝心和合"思想，认为双心疾病的出现的根本是肝心失和。生命活动的最佳状态是和合，主要阐释人与自然、社会，以及人与人之间的三者和谐统一。任何事物发生运动变化都会遵循和合思想，和合思想具有诸多特性，包括整体性、协调性、自发性、动态性。疾病的根本原因是失和，而治病与养生的最高境界即为求和。

本书一共分为四章，其中，第一章为双心疾病的中西医溯源，包括双心医学的起源与发展、中医对双心疾病的认知，以及传统疗法在双心疾病中的演变与应用；第二章为中西医对双心疾病发病机理的认识，包括双心疾病病理机制与分类、中医对双心疾病病因病机的探讨，以及常见双心疾病的中医科学内涵阐释；第三章为常见双心疾病的中西医结合临床诊疗，包括高血压伴焦虑抑郁状态、冠心病伴焦虑抑郁状态、血运重建术后伴焦虑抑郁状态、心律失常伴焦虑抑郁状态、心力衰竭伴焦虑抑郁状态、失眠伴焦虑抑郁状态；第四章为双心疾病临证体悟，包括双心疾病的中西医诊疗思维、双心疾病的辨证思路、双心疾病的临证验方，以及双心疾病的临证验案。

由于双心医学这一学科的发展较晚，虽在诊疗上积累了一定的经验，但也处于不断探索与发展中，笔者及团队在数十年的临床实践中，针对双心疾病略有体会心得，研思不怠，笔耕不辍，而今汇编成册，终于付梓，期冀能对学界各位同道有所启迪。因编者水平有限，书中纰漏在所难免，希望读者及同道不吝指正。

于 睿

2024 年春

目　录

第一章　双心疾病的中西医溯源

第一节　双心医学的起源与发展

一、心身医学与心身疾病的源流概述

心身医学（psychosomatic medicine）是一门研究心理社会因素同人体健康和疾病之间关系的科学。关于心身的记载，可追溯到公元前的古希腊时期以及中国的春秋战国时期。希波克拉底（Hippocrates）医生（公元前 460—377 年）立足于心理因素对机体健康的影响，详细描述了产后心理问题与结核病和疟疾的相关程度。中医上倡导"形神一体"的整体观念，中医典籍《黄帝内经》中也有非常多的关于"心""形""神"关系的论述。

1818 年，德国精神病学家亨罗斯（J. Heinroch）在一篇论述睡眠障碍的论文中首次将"心身的（psychosomatic）"一词引入医学文献中，明确提出睡眠障碍跟心理因素有关。1922 年，德国学者（F. Deatsch）正式提出了"心身医学"这一名词。早期的心身医学就此诞生，其在早期主要受到弗洛伊德心理动力学理论的影响，以美国学者亚历山大（F. Alexander）和邓巴（H. F. Dunbar）为代表，他们用精神分析理论解释一些躯体疾病的病因学，认为潜意识心理冲突和器质性原因并存，从而导致个体躯体功能障碍或损害，并且提出心身医学应研究心理社会因素同生物因素间的相互作用对健康与疾病的影响。通过研究，亚历山大提出了七种典型的心身疾病，包括溃疡病、溃疡性结膜炎、甲状腺功能亢进、局限性肠炎、类风湿性关节炎、原发性高血压及支气管哮喘，称为"神圣七病（holy seven）"。

1939 年，精神分析学家邓巴主持创刊《心身医学》杂志。1954 年，邓巴又牵头创立了美国心身医学学会，对心身医学做出了独特贡献。20 世纪 50 年代，应激理论成为心身医学研究的主要理论之一，标志性事件是塞里在 1950 年出版了一部 1025 页的巨著，书名为《应激状态下的生理与病理》，全面阐述了应激和全身适应综合征。除了生理方面的描述外，他还将焦虑、认知等神经心理性因

素列为重要的应激源，提出在适应过程中，个体会出现认知、记忆、情绪、挫折等方面的变化，适应不良就有可能导致心身疾病。

20世纪70年代，恩格尔（G. L. Engel）提出医学模式应由生物医学模式转变为生物—心理—社会医学模式，迅速被人们接受。这一新模式要求医学要更加注重心理社会因素对健康和疾病的影响，心身医学获得了快速的发展。1980年，美国心身医学研究所把这类和心理社会因素有关的躯体疾病正式命名为心身疾病，至此，心身疾病成为并列于躯体疾病和精神疾病的第三类疾病。心身疾病与心身医学联系十分紧密，是心身医学研究的主要对象。

今天，心身医学的主要研究目标之一仍然是探索心理、行为和社会因素如何影响疾病的生物学机制。随着功能性神经成像的出现，加上遗传学和神经科学领域的更大成就，心身医学的研究人员能够更好地探索心理、大脑和身体之间的关系，以及它们与疾病之间的关联。从调查社会心理对疾病的影响，到行为医学对治疗疼痛的贡献，再到神经免疫学激动人心的发展，心身医学作为一个整体，强调跨学科合作，将对未来产生深远的影响。

二、双心医学与心身疾病

在20世纪50年代，美国著名心脏病学家弗星德曼（Friedman）和罗森曼（Rosenman）首次提出了A型行为模式的概念。A型行为模式是一种具有过强的竞争性及高度的时间紧迫感的人格类型，是冠心病的主要危害因素之一。在研究中发现，心血管疾病的发生、发展与5种心理社会因素密切相关：焦虑、抑郁、某种人格特征、社会孤立及慢性的生活应激。

心身疾病（psychosomatic disease）或称心理生理疾病（psychophysiological disease）是介于神经和躯体疾病之间的一类疾病，在其内涵上有广义和狭义之分。狭义上的心身疾病是指心理社会因素在疾病的发生、发展过程中起到重要作用的躯体器质性疾病，例如原发性高血压、冠状动脉粥样硬化性心脏病等。广义上的心身疾病是指心理社会因素在疾病的发生、发展过程中起重要作用的躯体器质性疾病和躯体功能性障碍。与心理社会因素密切相关的躯体功能性障碍常习惯称之为心身障碍（psychosomatic disorder），因其虽有生理功能的紊乱，但未出现躯体器质上的改变。

在心理社会因素引发躯体疾病的过程中，有一种常见的现象就是心身反应。心身反应是指机体处于应激状态下出现的一系列短暂的生理反应，例如受到惊吓时的心跳加快、呼吸急促，血压增高、面色苍白等，当应激状态解除后，上述生理反应随之消退。所以心身反应是机体正常的、短暂的常态反应，但长期的、剧烈的身心反应，就有可能发展为心身疾病。现在，心身疾病所包含的内容已成为并列于躯体疾病和精神疾病的第三类疾病，心身相关的理念也成为生物—心理—社会医学模式的重要内容。

随着生物—心理—社会医学模式的提出，对心身医学与心身疾病研究的不断深入，发现心血管疾病与心理社会因素具有相关性，心血管疾病与心理疾病的相关性日益受到重视。1995 年，胡大一教授首次在中国提出"双心"概念，强调在多层次、多角度治疗心血管疾病患者躯体上存在的症状的同时，要重视其精神心理健康，为患者提供必要的人文关爱、心理支持和治疗，倡导心脏和心理的双重健康。其在 2006 年发文探讨双心医学模式，中国医师协会全科双心医学医师分会双心医学学科组于 2011 年成立。

双心医学（Psycho-cardiology）又称为心理心脏病学或行为心脏病学，是研究和处理与心脏疾病相关的情绪、社会环境及行为问题的科学。双心医学的目的是将"精神心理因素"作为"心脏病整体防治体系"的组成部分，立足于心血管疾病的学科体系，对心血管疾病受到来自精神心理因素的干扰或表现为类似心脏症状的单纯精神心理问题进行必要、恰当的识别和干预。双心医学是由心血管科和精神科交叉、综合而构筑的新兴医学，是在医学诊疗中注重尊重个体的心理感受，解决心理问题，从而达到改善心脏疾病预后、提高患者生活质量、避免过度依赖技术手段的目的。

三、双心疾病的内涵与外延

1980 年，美国心身医学研究所把这类和心理社会因素有关的躯体疾病正式命名为心身疾病，将心身疾病定义为由环境心理应激引起和加重躯体病变的疾病。其中明确原发性高血压、原发性低血压、冠状动脉粥样硬化性心脏病（以下简称"冠心病"）、冠状动脉痉挛、神经源性心绞痛、阵发性心动过速、原发性心动过缓、功能性期前收缩和心脏神经症等心血管疾病与精神心理因素相关。1985 年相关论文提出新名词"psychocardiology"，为全球各国的双心医学研究奠定了基础。

"双心"即指"心脏"与"心理"，阐释心血管疾病和心理疾病的相互关联性，我国双心疾病的概念最早由胡大一教授于 1995 年提出，一直在进行艰难的探索，通过积累临床实践经验，不断进步。近年来，双心医学获得较大发展，多个大城市的综合医院陆续开设了双心门诊和双心病房，提倡既要加强冠心病的二级预防，又要干预其精神心理障碍，从而达到身心协调、心身同治的目标。

随着生活条件改善，社会压力也在增大，心脏疾病和心理疾病快速增加。研究显示，临床上约三分之一的心脏病患者伴有或多或少的心理情绪问题。但当两者同时存在时，患者常常只关注心脏问题，而不会意识到可能是心理问题导致的心脏不舒服，甚至误诊误治，病症长期得不到有效治疗，在外界环境影响下会加重心理层面上的问题。在许多情况下，患者常常意识不到自己有情绪问题或心理疾病，尤其是患者本身有心脏疾病存在，更会忽视心理疾病。

双心疾病的核心内涵是心血管疾病和心理疾病并见，但是在实际临床诊疗过程中，除了对心脏疾病的诊断，更要注意患者的心理问题。有心血管疾病的患者并发心理疾病，最常见的是焦虑障碍和抑郁障碍；而一旦出现心理疾病，又会反过来诱发心血管疾病加重，影响康复，加重"双心"问题。

为了更好地为患者服务，注重患者的心身健康，在双心疾病外延上，在确认心血管疾病的基础上，对不足以诊断心理疾病的，也要注意其不良情绪，识别患者的不良情绪，嘱咐患者注意调整心态，避免焦虑、恐慌和抑郁等负面情绪乘虚而入，学会自我识别不良情绪，必要时寻求双心医生、心理医生的帮助。

第二节　中医对双心疾病的认识

中医学是中国人民长期同疾病作斗争的极为丰富的经验总结，已历经数千年的历史检验，它不仅对中华民族的繁衍昌盛起到了巨大的作用，而且深刻地影响了中国传统文化的建构和发展，至今仍在有效地指导临床医疗实践。中医学的医学模式、理论特征和实践经验，体现了现代特别是后现代科学精神，代表着未来生命科学和医学科学的发展方向。

中医学中倡导"形神一体"的整体观念，其定义下的"心"不仅是西医解剖及生理意义的心脏，而且包括心理情志，尽管未明确提出"双心"概念，但中医学理论中的"心"其实质就是"双心"。中医学在其发展过程中就逐渐形成了"心主血脉，心主神明"的理论。

《素问·痿论》曰："心主身之血脉。"《素问·调经论》指出："心藏神。"这里分别提出了中医学对"心"的两方面功能的认识，即心"主血脉"和"主神明"。神明指的是人的精神、意识、思维和情志等心理活动；血脉指的就是现代医学的血液循环系统。血脉是物质基础；神明，也就是心神，是生命活动的全部外在表现，是功能活动。两者是物质与精神的统一，是生理与心理的统一，是本质与现象的统一，是相互依存、相互影响、密不可分的一个整体。神本于形而生，依附于形而存，形为神之基，神为形之主。

《素问·灵兰秘典论》有："心者，君主之官，神明出焉。"《素问·八正神明论》有："血气者，人之神。"《灵枢·营卫生会》有："血者，神气也。"《灵枢·平人绝谷》有："血脉和利，精神乃居。"只有血液充足和通畅，心神才能得以清明。

人的生命活动归属于五脏，然而心主神明在其中起着主导作用，在心神的正常统帅与调节下，生命活动才能得以正常进行。《素问·灵兰秘典论》中有："凡此十二官者，不得相失也。故主明则下安，……主不明则十二官危，使道闭塞而不通，形乃大伤。"张介宾《类经·藏象类》中有："凡情志之属，惟心所统，是为吾身之全神也。"精神情志活动需要大量的精血作为物质基础。

基于中医对"心主血脉"和"心主神明"的认识，心系疾病的表现主要与血脉运行障碍和情志活动异常有关，心之气血阴阳受损不但会引起心悸、胸痹等，也会引起神志的异常，如唐容川在《血证论》中写道："血虚在神不安而怔忡，有瘀血亦怔忡。"当心主血脉功能异常时，心气不能推动和调节血液循行到脉管中，造成血行瘀滞，心失血养，就会出现心神失调的表现，这也恰好解释了为什么冠心病患者常伴有抑郁或焦虑症状出现。

心气（阳）虚、心神失养导致的神疲乏力、精神萎靡不振；心血虚所致的失眠多梦、健忘；心阴虚火旺所致的心烦不宁、惊恐不安、失眠多梦等。这些症状群与双心疾病的临床表现多一致。张景岳《类经·疾病类》有："心为五脏六腑之大主，而总统魂魄，并赅意志，故忧动于心则肺应，思动于心则脾应，怒动于心则肝应，恐动于心则肾应，此所以五志唯心所使也。"指出了心（神）调节脏腑的生理功能，而情志过极皆可伤及心神，最终导致其他脏腑功能的异常。这与西医所讲的过度或持续心理应激，通过神经—内分泌—免疫—代谢等机制，促进心身疾病的发生、发展相一致。

《灵枢·口问篇》云："悲哀忧愁则心动，心动则五脏六腑皆摇。"说明情志的异常变化与心病的发生关系极为密切，且情志的异常，多先损伤心。情志是否引发疾病，心神起着主导作用。《灵枢·邪气藏府病形》中说："愁忧恐惧则伤心。"张介宾在《类经》中指出："故忧动于心则肺应，思动于心则脾应，怒动于心则肝应，恐动于心则肾应，此所以五脏唯心所使也。""情志之伤，虽五脏各有所属，然求其所由，则无不从心而发。"这些均表明情志失调可引起心神被扰，气机逆乱，而情志思维活动的异常，多由思虑过度、情志所伤、心肝郁结，逐渐引起五脏气机不和、气血失调、心脉不和所致。

《丹溪心法·六郁》中提出："气血冲和，万病不生；一有怫郁，诸病生焉。故人身诸病，多生于郁。"精神情志活动需要大量的精血作为物质基础，若劳神太过，则心血暗耗，心神失养，神志不宁，表现出各种精神心理活动异常的症状。

一、中医心理学理论

《近代心理学历史导引》一书所言："世界心理学的第一故乡是中国。"在中国古代哲学思想的巨大影响下，以东方哲学认识世界的独特方法为核心，在理论和实践上都熠熠生辉，形成了自己独具特色的理论体系和实践模式。中医心理学理论主要包括形神合一论、心主神明论、五脏藏神论、人格体质论和阴阳睡梦论。

（一）形神合一论

形神合一是中医心理学理论的核心内容。形，指形体，是指构成人体的脏腑、经络、五体和官窍及运行或贮藏于其中的精、气、血、津液等。狭义之神是指人的精神、意识、思维和情志活动。形神合一论认为，人是形体与精神结合统一的有机整体，形为神之体，神为形之主，形神不可分离。形神合一论是中医整体观念的重要组成部分。

1. *形为神之体* 中医心理学理论认为，神本于形而生，而且神不能离开形体而独立存在。神志活动以五脏的精气作为物质基础，故在生理上，形健则神旺，形体充盛则精神振奋，神志清楚，思维敏捷；在病理上，形衰则神疲，脏腑精气空虚，就会出现易怒、健忘、悲伤、恐惧等一系列形病伤神的症候。

2. *神为形之主* 神在形的基础上产生，但对形有主宰作用。如《素问·灵兰秘典论》曰："心者，君主之官也，神明出焉。""主明则下安……主不明则十二官危，使道闭塞而不通，形乃大伤。"说明人体各脏腑组织器官的功能活动是由神来支配和调节的，神一旦失去了这一主宰及调节作用，就有可能影响五脏六腑的功能，甚至危及生命。

3. *形神不可分离* 《黄帝内经》认为形神和谐是健康的保证，无神则形不可活，无形则神无以生。诚如《素问·上古天真论》所说："故能形与神俱，而尽终其天年。"《灵枢·天年》曰："五脏皆虚，神气皆去，形骸独居而终矣。"说明人体的精神心理活动与五脏六腑的功能活动相互影响，相互作用。形神合一则机体百病不生，健康长寿。

（二）心主神明论

心主神明，又称心藏神或主神志，是指心有统帅全身脏腑、经络、形体、官窍的生理活动和主司精神、意识、思维、情志等心理活动的功能。狭义的"神明"，是指精神、意识、思维活动的狭义之神。

中医心理学认为，心主神明论以中医学"形神合一"的整体观为指导，强调心在五脏中的核心地位。"心主神明"的理论已形成较为完整的体系，贯彻于中医学的理、法、方、药等诸多方面，并有效地指导着临床实践。

（三）五脏藏神论

中医认为五神依附于五脏，即神、魂、魄、意、志分别相应于心、肝、肺、脾、肾，而五脏是五神的居舍，故有心藏神、肺藏魄、肝藏魂、脾藏意、肾藏志之说。若脏腑健康且功能正常，可以产生正常的精神心理活动，如果脏腑功能失调，则会引发精神心理活动的异常变化，正如《灵枢·本神》所云："肝气虚则恐、实则怒……心气虚则悲，实则笑不休。"由此，形病则神病，形健则神安。

五脏藏神的观点是以五行间的相互配合来看待脏腑、神志的关系，即把五脏看成一个整体，也是将神志活动（主要指认知、思维、意志过程）看作一个密不可分的整体。由此，五脏整体协调配合而完成对人认识过程的主宰作用。

（四）人格体质论

人格体质论是在"形神合一论"的基础上，将人格与体质结合起来，阐述个性的理论。中医学认为，人的心理活动是与生理活动互相联系的，一定的人格与一定的体质也有某种关联，应用中医阴阳五行学说，依照五行属性的特点和阴阳之气的多少，将人格体质分类为"阴阳二十五人""阴阳五态之人"等，从而使人格体质统一于阴阳五行之中。《内经》中有很多篇章讨论了人格问题，在讨论不同人格时，多结合不同的体态、体质、行为和生理病理因素一起讨论。如《灵枢·通天》根据人体阴阳的多少、盛衰分为太阳、少阳、阴阳和平、少阴、太阴等"五态人"，"五态者，其态不同，其筋骨气血各不等"；《灵枢·阴阳二十五人》根据阴阳气的表现和五行属性的特点，分为木、火、土、金、水"五形人"，再根据五行各属之五音的多少、偏正进一步将各形人分为五个亚形。

《素问·经脉别论》中的"勇者气行则已，怯者则着而为病也"指出了人格体质特征与生理特征有着密切关系。在治疗疾病时，应全面收集病史资料，详细了解先天禀赋、后天环境之影响，分析个性特点而确定治疗原则和具体方法。《内经》中的人格体质学说对人的分析、分类和个体差异的精细描述，为中医心理学的人格体质论奠定了基础。不同的人格体质具有不同的疾病倾向，这一理论为中医临床辨证论治提供了"因人制宜"的根据，也指导了临床"治未病"心理养生方案的制订。

（五）阴阳睡梦论

中医学对睡眠与梦这一基本生命现象的认识本于阴阳学说，延伸到营卫、经络、气血、五行、水火等理论，后世医家又在此基础上紧密联系临床实践，不断地加以充实和完善，形成了独具特色的阴阳睡梦理论。

1. 阴阳与睡眠　　人体睡眠与觉醒出入交替的规律，是人类在长期进化过程中适应天地自然阴阳消长规律而产生的结果。中医学强调，天地自然界白天阳长阴消，晚上阴长阳消，因此人体睡眠觉醒的阴阳出入交替规律与之同步，白天觉醒而兴作，夜晚睡眠而休息。

2. 营卫循行与昼夜寤寐　　营卫之气的正常循行是昼夜寤寐交替的物质基础，卫气属阳，营为阴血，即是卫气率营血而行。卫气随着昼夜的阴阳消长变化而潜藏出入，形成寐寤交替的过程。如《灵枢·口问》云："卫气昼日行于阳，夜半则行于阴。阴者主夜，夜者主卧。"当黄昏阳气渐尽，而阴气渐盛，卫气入里则合目而瞑；相反，当清晨阴气渐衰，而阳气渐盛，卫气由里出表，则开目为醒寤。

3. 阴阳消长与梦幻　　在我国古代，人们已认识到梦是发生在睡眠之中的特殊心理活动，对于人体的身心健康有着重要的影响。中医学认为，梦是特殊的神志活动，与人体自身的阴阳消长变化及脏腑气血、营卫运行密切相关，梦是人的心理活动和生理活动的反映。人体的生理要求、本能欲望，可以表现在梦中，如《素问·脉要精微论》中所说"甚饥则梦取，甚饱则梦予"就属于此类的梦。凡人体阴阳不和、脏腑组织的病变均可产生睡眠障碍，也可以表现在梦境之中，这就是《内经》中所论及的"淫邪发梦"理论。如《灵枢·淫邪发梦》说："阴气盛，则梦涉大水而恐惧；阳气盛，则梦大火而燔灼；阴阳俱盛，则梦相杀。"因此，中医对失眠、多梦甚或噩梦病证多从调理阴阳论治。如黄连阿胶鸡子黄汤、交泰丸、定心汤、定志丸等治疗梦寐疾病的方剂，均蕴含调和阴阳之理。

二、中医中的双心疾病

双心疾病是在近现代完成的疾病命名，在中医古籍中无双心疾病这一病名，但是有着诸多相关的古籍记载，日常生活中我们常说用心思考、心神不宁、心烦意乱、心安理得、心满意足、心驰神往等，这种表达说明心脏与心理的关系，用"心"这个字来表达心理和情绪。华佗《青囊秘录》中的"善医者先医其心，而后医其身。其次则医其病"充分体现了中医整体论，在治疗过程中注重精神、情志活动对疾病的影响。双心疾病的描述散见于"胸痹""心悸""郁证""厥证""脏躁""百合病"等。

（一）胸痹

胸痹是指以胸部闷痛，甚则胸痛彻背，喘息不得卧为主要表现的一种疾病，轻者感觉胸闷，呼吸欠畅，重者则有胸痛，严重者心痛彻背，背痛彻心。胸痹之名称记载首见于《黄帝内经灵枢·本脏》，汉代张仲景在《金匮要略》中正式将"胸痹"归纳为独立一病证，并且将"胸痹"作为病名提出。

在胸痹的记载中，古人已发现该病的发生跟心理因素密切相关，在《黄帝内经素问·五脏生成篇第十》中载，"赤脉之至也，喘而坚，诊曰有积气在中，时害于食，名曰心痹，得之外疾，思虑而心虚，故邪从之"，平日过于思虑、焦虑，致使疾病的出现。《黄帝内经灵枢·口问第二十八》曰："悲哀愁忧则心动，心动则五藏六府皆摇。"当处于悲伤、哀怨、愁苦、忧伤的情绪状态下，会牵动心神，心神不安就会使五脏六腑皆受影响。

《脉经·卷六·心手少阴经病证第三》载"愁忧思虑则伤心，心伤则苦惊，喜忘，善怒。心伤者，其人劳倦即头面赤而下重，心中痛彻背，自发烦热，当脐挑手，其脉弦，此为心脏伤所致也"。此处又补充当处于悲伤、哀怨、愁苦、忧伤的情绪状态下，还会出现健忘、情绪急躁、易疲劳、颜面泛红等症状。

《诸病源候论·卷四十九·心痹候》曰："思虑烦多则操损心，心虚故邪乘之。邪积而不去，则时害饮食，心里愊愊如满，蕴蕴而痛，是谓之心痹。"平日过于忧思焦虑，还会出现不欲饮食、心胸烦闷等症状。

《证治准绳·诸痛门》载："夫心统性情，始由怵惕思虑则伤神，神伤脏乃应而心虚矣。心虚则邪干之，故手心主包络受其邪而痛也。心主诸阳，又主血，是以因邪而阳气郁伏过于热者痛，阳气不及惟邪胜之者亦痛，血因邪泣在络而不行者痛，血因邪胜而虚者亦痛。夫心统性情，始由怵惕思虑则伤神，神伤脏乃应而虚矣。"再次强调了心与神的关系，在异常的心理状态下导致心脏疾病。

在诸多古籍记载中，忧思、焦虑、悲伤、哀怨、愁苦、忧伤等心理状态的异常，都将直接伤及心这一脏腑，心为五脏六腑之大主，容易使五脏六腑皆受之影响，出现健忘、情绪急躁、易疲劳、颜面泛红、不欲饮食、心胸烦闷等心理躯体症状。如果异常的心理状态没有得到及时干预，发展为心理疾病将导致心理和躯体症状的出现和加重。

（二）心悸

心悸是指病人自觉心中悸动，惊惕不安，甚则不能自主的一种病症。在临床上，心悸往往以发作性的形式出现，其诱因多与情绪波动或过度劳累有关。同时，心悸还常常伴随着胸闷、气短、失眠、健忘、眩晕以及耳鸣等症状。心悸这一病名，最早出现在东汉时期张仲景的《金匮要略·惊悸吐衄下血胸满瘀血病脉证治》和《伤寒论·辨太阳病脉证并治》中，其中被称为"心动悸""心中悸""惊悸"等。到了宋代，严用和在《济生方·惊悸怔忡健忘门》一书中对心悸做了更详细的描述，书中记载："惊者，心卒动而不宁也；悸者，心跳动而怕惊也；怔忡者，心中躁动不安，惕惕然后人将捕之也。"此书提出"怔忡"病名。

《内经》对于心悸的症状及其病因病机早有记载，指出心悸的发病与情志因素紧密相关。如《素问·痹论》篇云："心痹者，脉不通，烦则心下鼓"，再如《素问·三部九候论》中言："参伍不调者病。""心下鼓"描述了心悸发作时的主观感受，"参伍不调"描述了脉象节律不齐的客观现象。《素问·举痛论》篇中："惊则心无所倚，神无所归，虑无所定，故气乱矣。"这进一步说明了惊恐等情志因素会导致心气紊乱。《灵枢·口问》篇中："悲哀愁忧则心动"揭示了悲伤愁忧等情绪也会导致心悸、心动不安等症状。《灵枢·经脉》篇言："……心如悬若饥状，气不足则善恐，心惕惕如人将捕之。"《灵枢·四时气》中云："善呕，呕有苦，长太息，心中澹澹，恐人将捕之"，进一步描绘了心悸患者可能伴随的呕吐、叹息等症状，以及内心的恐惧感。《灵枢·本神》中云："心怵惕思虑则伤神，神伤则恐惧。"说明心悸与情志问题往往相伴相随，难以截然分开。心悸不仅是生理上的病症，更与患者的情绪状态息息相关。

心悸病位在心，与肝、脾关系密切。情志不舒，肝郁气滞，郁而化火，耗伤心血，心神涣散引发心悸。郁证病位在肝，与心、脾相关。《黄帝内经·灵兰秘典论》言："心者，君主之官也，神明出焉。主明则下安……主不明则十二官危……"若心不安，则神无所倚，情志内郁而发病。

宋代陈无择在《三因极一病症方论》里也有明确论述："七情，人之常性，动之，先自脏腑郁发，外形于肢体，为内所因也。"长期的精神过度紧张或持续的忧思惊恐状态会直接损及脏腑，扰乱气血功能，首伤心神，而后波及他脏。怒伤肝，肝火上炎，气血逆乱，心主血功能失调；思伤脾，脾失健运，生痰聚浊，暗耗心血，导致心神失养，心脉运行不畅，从而引发心悸的症状。

《素问·五脏生成》篇中提道："人卧血归于肝"，王冰释："肝藏血，心行之，人动则血运于诸经，人静则血归于肝脏，肝主血海故也。"李挺《医学入门·脏腑条分》亦言："人生动则血行于诸经，静则血藏于肝脏，故肝为血海，心乃内营运之，是心主血也。"《血证论·脏腑病机论》曰："肝属木，木气冲和条达，不致遏郁，则血脉得畅。"《明医杂著·医论》云："肝为心之母，肝气通则心气和。"肝郁犯脾，则脾脏无法化生气血，致脏腑气血阴阳失调，发为郁证。由上可见，心悸、郁证与心、肝、脾有密切关系。心主血脉、主行血，心脏功能的正常决定血液的运行及脉搏的搏动；肝主疏泄，主藏血，肝疏泄有度能够协助血液运行；脾主运化、主统血，脾的气机升降正常可维系血行于脉管之中。三脏的正常运作和相互协调，共同维持着人体全身气血津液的运行与输布。因此，当脏腑功能失调时，心悸与郁证往往会相伴而生，互为因果。

近年来，临床上心悸与焦虑、抑郁共存的"双心疾病"发病率逐年攀升，焦虑在心悸的发生、发展、治疗及预后过程中均有重要影响。对于被诊断为心悸的患者，他们往往会产生忧虑、不安等心理障碍，这些心理障碍不仅可能加剧疾病的症状，甚至可能诱发恶性心血管事件，使得病情进一步恶化。因此，对于这类"双心疾病"患者的治疗，除了关注其生理层面的心悸症状外，还需要高度重视他们的心理状态，实现身心的综合治疗。

（三）郁证

郁证之名，始于《黄帝内经》，指五运之气郁而不发之"五郁"以及由此引发的人体疾病。后世将其概念拓展至人体内在气机郁滞，以及由此导致的人体各部功能紊乱、气血津液的郁滞不行。其多以因情志不舒、气机郁滞而致病，以抑郁善忧、情绪不宁或易怒善哭为主症，多见于焦虑、抑郁、癔症。

"郁"在《黄帝内经》中主要指五运六气郁滞不发以及由此引发的气象、人体气机的郁滞，多取阻滞、壅滞之义。至《伤寒论》，"郁"所表达的含义有阳气、气血的郁滞之义，向人体内在病机转化；亦有"郁郁微烦"中表沉闷、愁苦之症状，为邪热结于肠胃之间，欲泄越而不得泄或邪热郁滞于半表半里所致的郁闷心烦。

《说文解字》云："怫，郁也。"怫、郁为同义复词，均表示阻滞、蕴结。《伤寒论·辨太阳病脉证并治》："设面色缘缘正赤者，阳气怫郁在表，当解之熏之……阳气怫郁不得越，当汗不汗，其人躁烦。"清代张璐《伤寒绪论》指出："郁为郁结，冒为昏冒，如物蒙罩其首，若雾霭中，恍惚不清，较之眩晕尤重，世谓昏迷是也。"《外台秘要·素女经四季补益方》载："腹胀满结，怫郁不安，忘误或喜怒无常，状如癫发。"《灵枢·口问第二十八》载："忧思则心系急，心系急则气道约，约则不利，故太息以伸出之。"

郁病是临床较为复杂的病症，作为情志心理类疾病，以精神、心理性症状为主要表现，可见心悸、怔忡、胸闷、反应迟钝、注意力不集中、失眠、多梦、健忘、善太息、情志郁结、倦怠乏力、兴趣减少、善悲、易哭泣、多思虑、气短、胃脘痞满不适、食欲不振、身体消瘦等症状。张景岳《景岳全书·卷之十八明集·杂证谟》："至若情志之郁，则总由乎心，此因郁而病也。……兹予辨其三证，庶可无误，盖一曰怒郁，二曰思郁，三曰忧郁。如怒郁者，方其大怒气逆之时，则实邪在肝，多见气满腹胀，所当平也。及其怒后而逆气已去，惟中气受伤矣，既无胀满疼痛等证，而或为倦怠，或为少食……又若思郁者，则惟旷女（无夫的成年女子）嫠妇（lí，寡妇）及灯窗困厄，积疑在怨者皆有之。思则气结，结于心而伤于脾也。及其既甚，则上连肺胃而为咳喘，为失血，为膈噎，为呕吐；下连肝肾，则为带浊，为崩淋，为不月，为劳损……又若忧郁病者……及悲忧惊恐而致郁者，总皆受郁之类。盖悲则气消，忧则气沉，必伤脾肺；惊则气乱，恐则气下，必伤肝肾。此其戚戚悠悠，精气但有消索，神志不振，心脾日以耗伤。"

当在内在脏腑精气亏损的基础上，又经历诸多情感的挫折、伤害，诸如家道中衰、事业受阻、情感背离等，如《素问·疏五过论》所言"尝贵后贱、尚富后贫、暴乐暴苦、始乐后苦、封君败伤、及欲侯王"等，张介宾所谓"旷女嫠妇、灯窗困厄、积疑任怨"等，则易于与内在脏腑精气的亏损相合，导致气郁而难行，形成心脏与心理疾病。

（四）厥证

厥证是以突然昏倒、不省人事或伴随四肢厥冷为主要表现的一种病症，其根本原因为阴阳不相顺接。《证治汇补》论厥时讲："人之一身气血，贯输经脉，时刻流转，循环不休，一日内，一万三千五百息，气行五十营于身。"而外感六淫、内伤七情、气血痰食等皆能阻碍气机运行，导致阴阳二气不相顺接。厥证属中医危重证候之一。张景岳在《类经·厥逆》中写道"厥者……轻者渐苏，重则即死，最为急候"。

《伤寒论·厥阴病篇》中"凡厥者，阴阳气不相顺接，便为厥。厥者，手足逆冷者是也"和《素问》中"暴厥者，不知与人言"对厥证进行了明确定义。现代医学中厥证泛指各种原因导致的晕厥或手足逆冷疾病，主要包括心理性晕厥（癔症性晕厥等）、反射性晕厥（血管迷走性晕厥等）、心源性晕厥（瓣膜狭窄等）。

《说文解字》曰："厥，发石也。"厥就是用工具深入到尽头撅出石头，又有生发、新生之意。阴极生阳，阴阳自然消长，所以厥并非完全是尽头之意，还有阴极生阳之义。此意正合肝，《素问·六节藏象论》篇第九云：肝者……此为阴中之少阳，通于春气。"从六经开阖枢来看，《素问·阴阳离合论》："是故三阴之离合也，太阴为开，厥阴为阖，少阴为枢。"阴将尽，将要关闭，以生阳。《伤寒论》第337条："凡厥者，阴阳气不相顺接，便为厥。厥者，手足逆冷是也。"厥阴处于阴阳交接之关键枢纽关口，此处最微妙，也最易发生病变，一则阴液本已将尽最易耗伤，二则阴阳转化失序，肝阳极易化火上炎，乘侮他脏，脾阳虚气机升降之中轴失调进而累及肾阳虚，诸症由生。在阴尽阳生之际最容易发生阴阳气不相顺接，从而发生厥阴病厥证。

肝为风木之脏，其性刚暴，内寄相火，主动主升，若肝用太过，肝气亢逆于上，气机当降不降，反而气上冲或横逆则发为厥证。《临证指南医案》曰："夫肝脏藏魂，因怒则……无非阳动变化内风而为厥。"肝主条达，其气以条达为畅，若机体长期处于烦躁焦虑的心理状态中，或烦劳动怒，或骤受惊骇，内扰于肝，肝火炽盛，肝木风火上旋，气火上逆，阳气升动无制，扰动清窍，则猝然神昏，发为胀厥，伴见汗出，心悸，大便干，小便赤涩，左手脉动如数，在焦虑、情志过极等因素的影响下，原本有心血管疾病的患者，已致厥证。

（五）脏躁

脏躁是指妇女因长期情志抑郁，七情不遂，精神失常，出现无故悲伤，哭笑无常的病症。其含义历代医家解释不一，脏者，或言"心脏"，或言"子脏"，或言"五脏"；躁者，或言阴伤血燥，或言性情急躁，烦乱不安。相当于现代医学的焦虑症、忧郁症、精神分裂症等疾病。

脏躁作为病名始见于张仲景《金匮要略·妇人杂病脉证并治》："妇人脏躁，喜悲伤欲哭，像如神灵所作，数欠伸，甘麦大枣汤主之。"概括了本病的临床特征及治疗的具体方药。除典型的精神心理症状之外，常伴有时时欠伸、神疲乏力、言语错乱、胸闷叹息、食少倦怠、少寐多梦、头晕头痛等症状。

古代医家对脏躁之认识可推至《内经》时期，"心藏脉，脉舍神，心气虚则悲，实则笑不休"，已提出心气的虚实与情志变化的关系。还有学者通过分析《黄帝内经》中有关"邪哭"的论述，认为"脏躁"与"邪哭"病出一源，二者只是病情轻重不同。如《金匮要略·五脏风寒积聚病脉证并治第十一》云："邪哭使魂魄不安者，血气少也；血气少者，属于心。"

脏躁多与精神心理因素密切相关，以精神恍惚、悲伤欲哭、喜怒无常、躁动不安、呵欠频作等为主症，甚者可见昏厥、抽搐、失音、失听、失明、肢体不遂等，可表现为单一症状或诸症并见。

《金匮要略语释》云："由于情志抑郁或思虑过度，心肝受伤，脏阴不足，心神失养，发为脏躁。"《金匮要略指难》云："多因情志抑郁过盛，或思虑过度，刺激五志，五志化火。"《金匮要略浅注》中言："妇人脏躁，脏属阴，阴虚而火乘之则为燥，不必拘于何脏。……所以然者五志生火，动必关心阴，脏既伤穷必及肾是也。"《金匮要略浅析》言："脏躁病的确切原因，各家所见不一。但本病属于情志方面病变，则认识基本一致。"说明精神心理因素对此病的发生有重要的影响。

清代医家吴谦在《医宗金鉴》中曰："脏，心脏也，心静则神藏。若为七情所伤，则心不得静，而神躁扰不宁也。故喜悲伤欲哭，是神不能主情也。像如神灵所凭，是心不能神明也，即今之矢志癫狂病也。数欠身，喝欠也，喝欠顿闷，肝之病也，母能令子实，故证及也。"描述了在脏涉及心神，受七情困遏，功能失常则神无所依而易发脏躁。

（六）百合病

百合病是以意欲食复不能食，常默默，欲卧不能卧，欲行不能行，饮食或有美时，或有不用闻食臭时，如寒无寒，如热无热，口苦，小便赤，诸药不能治，得药则剧吐利，如有神灵者，身形如和，其脉微数为主要表现的一种病症。百合病的症状与现代西医的"阈下抑郁""慢性疲劳综合征""心理亚健康"等较为类似，并不局限于某一种疾病，往往可见于多种疾病中。清代陈修园在《金匮要略浅注》中揭示了百合病患病人群广泛的实际情况以及难以实施辨治的关键问题，"皆若不能自主之势，此病最多，而医者不能识耳"。

百合病病名的记载首见于东汉张仲景所著的《金匮要略》。其中百合病的脉证方药完备，然对病因病机仅有"百脉一宗，悉致其病"的描述。因其简而不详，后世对百合病的病因也众说纷纭，隋代巢元方在《诸病源候论》中指出百合病"多因伤寒虚劳大病之后不平复，变成斯疾也"。清代吴谦在《医宗金鉴》中阐述，此病由"伤寒大病之后，余热未解，百脉未和，或平素多思不断，情志不遂，或偶触惊疑，卒临景遇，因而形神俱病，故有如是之现证也"。至此提出形神俱病的概念，与现代双心疾病心脏与心理同病的理论颇为契合。

现代医者多认为百合病病机是阴虚内热。清代尤怡在《心典》中论述道："全是恍惚去来，不可为凭之象。惟口苦、小便赤、脉微数，则其常也。""所以者何？热邪散漫，未统于经，其气游走无定，故其病亦去来无定。而病之所以为热者，则征于脉，见于口与便，有不可掩然者矣。"通过口、小便、脉等客观症状得以判断热象。从方药来看，百合病主方为百合地黄汤，治以滋阴降火，以除百合病之阴虚内热。病位在心肺，程门雪在《金匮篇解》中提道："肺主气，肺朝百脉；心主血，脉为血府，百合病者，百脉一宗悉致其病。可以断言是气血皆病的，是心肺皆病的。"

《金匮要略》中还提及了百合病预后，以排尿时是否头痛判断病程的长短，因小便排出后加重阴液流失，头部清窍失于濡养，故见头痛，提示阴液的损伤程度与预后相关，同时进一步印证了百合病阴虚之病机。百合病百脉一宗，与双心疾病关系密切，阴虚内热日久，易致血热妄行，热蒸血瘀，诱发心血管疾病，或有原本罹患心血管疾病者，也极易忧虑多思，烦躁焦虑，情志不畅而致百合病。

第三节　传统疗法在双心疾病中的演变与应用

在双心疾病的防控以及治疗上，中医也有着独具特色的多种传统疗法，在不断地实践应用中，疗效显著。中医传统疗法蕴含着中国传统文化的丰富内涵，充分体现了中国传统文化的背景和特点，不仅具有时代性，还具有现代性，对双心疾病的现代化治疗具有一定的指导性。

一、祝由疗法

远古时代，社会生产力极其落后，人们的生存状况十分艰苦，认识自然环境和人类自身的能力也相当有限，面对疾病产生的原因，往往看作是神灵的惩罚或魔鬼作祟，因此，会通过祈求神灵宽恕保佑或驱魔辟邪的方式来治疗疾病。陈邦贤先生在《中国医学史》中对这一现象作过清晰的陈述："中国医学的演进，始而巫，继而巫和医混合，再进而巫和医分立。以巫术治病，为世界各民族在文化低级时代的普遍现象。"

远古时期，巫祝可以治病，也与执行巫祝的人有密不可分的关系。上古时期，事鬼神者被称为巫，以女性居多；祭主赞词者被称为祝，以男性为主，后来巫祝连用，专指能通鬼神、执掌占卜祭祀之人。因此，上古时期，具备与鬼神相通能力的巫祝，并非人人可为，主要由懂地理、晓天文、知人事的高级知识分子担任，故有"神职官员"之称。据《周礼·春官》记载，巫祝等级森严，种类繁多，分工明确，有"大祝""小祝""甸祝""司巫""男巫""女巫"等。其中，祝的"神职官位"比巫高。凡涉及国家祈福安灾，以及王、后、贵人的身体健康、草药沐浴等事宜，均由巫祝掌管。在当时，巫祝作为学识丰富的职业人员，深受王侯贵族、黎民百姓的信任，因此，采用巫祝之法治病也被人们广为接纳，这种信任关系的建立，也是巫祝之法治病会产生一定疗效的原因之一。

古籍中所载诸多传说中的名医，大多会以巫祝之法疗病。如西汉刘向在《说苑》中云："吾闻上古之为医者曰苗父。苗父之为医也，以菅为席，以刍为狗，北面而祝，发十言耳，诸扶而来者，舆而来者，皆平复如故。"（我听说上古神医苗父治病时，用菅草编成席子，用草扎成狗，面向北祝祷，不过念十句祝祷语，那些被扶来的、抬来的病人，都能恢复健康。）这种上古时期不使用针药，而是借助语言、行为、舞蹈等方式为人治病的医疗活动形式，也称作"祝由"。《素问·移精变气论》对祝由也有记载："往古人居禽兽之闲，动作以避寒，阴居以避暑，内无眷慕之累，外无伸宦之形，此恬淡之世，邪不能深入也。故毒药不能治其内，针石不能治其外，故可移精祝由而已。"

祝由过程能够产生实际疗效，原因之一是其中也蕴含着许多心理学原理。正如《灵枢·贼风》对祝由疗效原因的阐述："黄帝曰：其祝而已者，其故何也？岐伯曰：先巫者，因知百病之胜，先知其病之所从生者，可祝而已也。"可见，祝由能产生疗效的合理内核是分析病因，即说明生病的缘由。清代吴鞠通对此做出了进一步阐述："祝，告也；由，病之所以出也……吾谓凡治内伤者，必先祝由。盖详告以病所由来，使病人知之而勿敢犯，又必细体变风变雅，曲察劳人思妇之隐情，婉言以开导之，庄言以惊觉之，危言以怵惧之，使之心悦诚服，而后可以奏效。"即通过分析解说致病原因，结合语言、行为和舞蹈等方式进行心理暗示，以减轻或解除病人的心理压力，调节其情志状态，达到疗愈的目的。

祝由的出现以及在远古医疗活动中的应用，与当时的生产力发展水平相适配，包含有现代心理治疗方法中的心理暗示等方法，实质上属于精神心理疗法的范畴。从现代心理学的角度来理解，祝由相当于心理疗法中的以下三种治疗方法：一是交互抑制法，适用于各种焦虑性障碍及心身疾病的治疗，通过医生言语暗示及自我暗示，抑制强烈情绪反应；二、系统脱敏法，用以治疗恐怖症，通过想象或给予现实刺激达到治疗的目的；三、厌恶疗法，又称惩罚疗法，适用于性变态及获得性不良行为的治疗，通过适当暗示，使患者对自己的病态行为产生厌恶。

此外，祝由治病尚需有三个前提：首先，"先知其病之所从生"，即需要掌握发病的病因；其次，"知百病之胜"，即掌握五行制胜的规律；再次，掌握以情制情的原则，如喜胜忧（悲），忧（悲）胜怒，怒胜思，思胜恐，恐胜喜。

祝由可以说是近代医学心理学的先导，不可因古代曾被巫医所用，而视之为迷信甚至废用。现代心理治疗诞生于西方，基于我国独特的文化底蕴，当代心理治疗在某些方面并不完全适合中国人的心理特点。在这个基础上探究祝由疗法的心理学内涵，挖掘传统中医心理疗法具有的优势与特质，通过与现代心理学的交互能够帮助传统的中医心理学革新理论模型，取长补短，有利于中医特色心理学的长远发展，对于预防和治疗双心疾病也具有重要的现实意义。

二、情志疗法

情志指机体对外界所发生的事情和环境刺激而产生的反应，属于心理疾病中的一类，包括七情与五志，其中七情指的是喜、怒、思、惊、悲、恐、忧不同的七种情绪；五志指的是怒、喜、思、恐、悲，"为五脏所化"。

（一）情志疗法的方法

1. **关怀体贴**　应"视人犹己"，善于体贴患者的疾苦，关心体谅患者，以取得患者的信任。对待其的态度要平和亲切，语言要温和有礼，同时还应当注意营造适宜康复的环境，使其在心理上产生安全感，保持安定乐观的情绪和良好的精神状态，增强战胜疾病的信心。

2. **言语开导**　言语开导就是通过巧妙的语言，及时地解除其对病情的各种疑惑，帮助他们多了解一些医学知识，使其消除疑问，丢掉思想包袱，树立战胜疾病的信心。对于其遇到的困难，应积极帮助解决，对其出现的焦虑、沮丧、恐惧、愤怒等不良情绪，应及时地帮助其从异常的心态中解脱出来，以加速康复的过程。

3. **释疑解惑**　释疑解惑是指根据患者存在的心理疑虑，通过一定的方法，解除其对事物的误解、疑惑，去掉思想包袱，恢复健康。应仔细观察患者的情绪变化，及时了解其对病情的各种疑惑，帮助他们解除心理负担，从迷惑中解脱出来。

4. **移情易性**　移情易性，又称转移法，指采用某些方法，转移其对于疾病的注意力，改变其消极情绪，以促进疾病的恢复。移情是指排遣情思，使思想焦点转移他处，或改变内心虑恋的指向性，使其转移到另外的事物上，将注意力转移。易性是指改易心志，包括改变其错误认识、不良生活习惯，或使不良的情绪适度宣泄。常用的移情方法包括言语诱导、运动、音乐欣赏、书法绘画、读书赋诗、种花养鸟、弈棋垂钓、外出旅游等。

5. **发泄解郁**　郁即郁结，主要指忧郁、悲伤等使人不愉快的消极情绪。发泄即宣泄。发泄解郁法是指通过发泄、哭诉等方式，将忧郁、悲伤等不良情绪宣泄出来，达到释情开怀、摆脱苦恼、身心舒畅、恢复心理平衡的目的。常用的发泄解郁法有挥泪痛哭法、倾诉苦衷法、"模拟"发泄法等。

6. **以情胜情**　以情胜情，又称情志制约法，是指有意识地采用一种情志抑制另一种情志，达到淡化，甚至消除不良情志，以保持良好的精神状态的一种情志护理方法。中医学认为，人有七情，分属五脏，五脏与情志之间存在阴阳五行生克原理，用相互克制的情志转移和干扰对机体有害的情志，从而达到协调情志的目的。如张从正指出："悲可以治怒，以怆恻苦楚之言感之；喜可以治悲，以谑浪戏狎之言娱之；恐可以治喜，以恐惧死亡之言怖之；怒可以治思，以污辱欺罔之言触之；思可以治恐，以虑彼志此之言夺之。"

7. **暗示法**　暗示法指运用语言、情绪、行为、举止等给患者以暗示，从而使得其解除精神负担，增强战胜疾病的信心，相信疾病可以治愈的治疗及护理方法。暗示的方法包括言语暗示、药物暗示、手术暗示、情境暗示等。

8. **顺情从欲法** 顺情从欲是指顺从患者的意志、情绪，满足其身心需要，用以治疗情欲不遂所致病症的一种心理疗法。"意念未遂，所求不得"是导致形神疾病的常见原因或诱发因素，对于患者心理上的欲望，若是合理的，条件又允许，应尽力满足其所求或所恶，但是对于那些不切实际的想法、欲望，也不能一味地迁就和纵容。

（二）预防七情致病的方法

1. **清静养神** 静，主要指心静，具体指心无邪思杂念、心态平静。神是生命活动的主宰，它统御精气，是生命存亡的根本和关键。清静养神，是指采取各种措施使精神保持淡泊宁静的状态，不为七情六欲所干扰。此外，还要努力减少外界对神气的不良刺激，创造清静养神的有利条件。

2. **养性修身** 古人把道德和性格修养作为养生的一项重要内容，认为养生和养德密不可分，甚至把养性和养德列为摄生首务。善于摄生的人会创造健康的精神活动，在工作、学习和劳动之余往往有自己习惯的赋闲消遣方式，如游行于田园山水之间，往来于长幼亲朋之中，沉浸于欢歌笑语，闲情于琴棋书画，安心于居家操持等，从而得到精神满足和充分的休息与调整。

3. **怡情快志** 经常保持积极、乐观、愉快、舒畅的心情是情志调养的重要方法。通过调节情绪，保持心情愉悦，不仅能够提高生活质量，还能促进身心健康，实现身心的和谐统一。

4. **平和七情** 保持情志的恬淡宁静，应注意以下六个方面。

（1）以理胜情。即考虑问题要符合客观规律，能用理性克服情志上的冲动，使情志活动保持在适度状态而不过激，思虑有度，喜怒有节。

（2）以耐养性。即有良好的涵养，遇事能够忍耐而不急躁、愤怒，日常生活中能淡泊名利，淡忘烦恼。

（3）以静制动。神静则宁，情动则乱，应倡导清静少欲，忌大喜大怒，常保持平和心情。静神之法很多，如练气功、书法、绘画等皆能怡神静心。

（4）以宣消郁。消除悲哀忧伤的最佳方法，就是及时用各种方法宣泄情绪，以免气机郁遏而生疾患。宣泄的方法很多，如向亲朋好友倾诉，用个人喜欢的健康方式发泄情绪，避免寂寞独处，等等。

（5）思虑有度。思虑过度可致心脾损伤。对于力所不及、智所不能之事，不要空怀想象过于追求，以免导致疾病的发生。用心思虑的时间不宜太长，从事脑力工作1~2小时后应适当活动，以解除持续思虑后的紧张和疲劳。平常应坚持体育锻炼，晚间不宜熬夜太过，要养成按时作息的好习惯。

（6）慎避惊恐。惊恐对人体的危害极大，过度的惊恐可致气机紊乱，心神受损，肾气不固。要有意识锻炼自己，培养勇敢坚强的性格，以预防惊恐致病。此外，还应避免接触易导致惊恐的因素和环境。

5. 饮食和起居调养　预防双心疾病，要注意肝主疏泄和脾主运化的功能调养。在饮食上，可选用大麦、荞麦、豆豉、萝卜、洋葱、丝瓜、薏米、木瓜、佛手、菊花等食物，以理气解郁，调畅气机，调理脾胃功能。

对于双心疾病，心身同调，是根据中医"整体观""形神一体观"的理论特色，心身具有一体两面、相互影响的特点，在中医内服外治、中医特色心理咨询方面，均注重心身一元、心身同调的诊疗特色，以促进两者的协调发展；防治一体，是既针对双心疾病的诊疗，也为个人的成长和发展提供心理援助。

三、五音疗法

传统中医五音疗法作为一种独特的音乐治疗方法，是根据中医传统的五音理论，运用宫、商、角、徵、羽5种不同音调和音律的音乐来调治疾病的方法。五音作为音律名最早见于《周礼·大司乐》中，生成于传统音乐理论中的三分损益法也称为五度相生律，现存最早的医学典籍《黄帝内经》首先把五音引入医学领域，《素问·阴阳应象大论》曰："肝……在音为角"；"心……在音为徵"；"脾……在音为宫"；"肺……在音为商"；"肾……在音为羽"。《管子·五行》中提到，"昔黄帝以其缓急作五声，以政五钟；五声既调，然后作立五行，以正天时，五官以正人位。人与天调，然后天地之美生"。

五音疗法思想中的五音词汇，源于中国传统音乐理论。五音作为音阶名来自传统五声调式中的五声音阶名，即为宫、商、角、徵、羽。十二律最早记载于《国语·周语下》，由阴阳六律组成。六律形成于中国传统音乐理论中的"隔八相生法"，以五声音阶为主体音演变而生成。传统律学受到传统五行哲学思想的影响，为了区分六律的不同性质，把六律按阴阳两种属性来划分。其中，六阴律为大吕、夹钟、中吕、林钟、南吕、应钟；六阳律为黄钟、太簇、姑洗、蕤宾、夷则、亡射。七律体系中的七律雅乐、七律燕乐、七律清乐也是产生于五声音阶基础上。二十五音则是在五行理论基础上，5个五声音阶名各自再衍生出5个不同音名，进而产生25个不同的音名。

纵观描述五音相关概念的历史文献，"五声""五音"之说，无论其在音乐表现形式上的称谓如何变化，都保持了一个基本的特征，那就是以五声音阶为核心的五声性调式音乐形态。由此可知，五音在音乐疗法应用中并非单纯指的是"宫、商、角、徵、羽"5个音阶名或以五音命名的5个五声调式（宫调式、商调式、角调式、徵调式、羽调式），而是指建立在五声性调式基础上的传统五音理论体系。

五音疗法是在"天人合一""乐药合一""乐人合一"等中国整体观哲学思想基础上，运用五行（木、火、土、金、水）理论，将五音（宫、商、角、徵、羽）与五脏（肝、心、脾、肺、肾）、五志（怒、喜、思、悲、恐）有机地联系在一起，在遵循因人、因时、因地辨证施乐原则下，通过五音与人互动产生的心理、生理体验，来达到养生与防治疾病目的的一种传统音乐疗法。

音乐疗法不只通过生理途径来治疗疾病，还通过心理途径来改善机体状况。良性的音乐能提高大脑皮层的兴奋性，可以改善人的情绪，激发人们的感情，振奋人的精神。五音疗法在改善情绪方面效果更佳。正如《乐记》所云："乐者，音之所由生也；其本在人心之感于物也……凡音者，生人心者也。情动于中，故形于声。声成文，谓之音。"这一论述深刻阐明了音乐的物理功能在特定环境下可以转化为情感功能。也就是说，音乐声波会刺激人的听觉器官，经过大脑反应能够直接引发人的情绪转化。《乐记》对音乐与人的心理相互转化功能的论述，进一步佐证了五音对人诱发的情绪变化，以及在情绪基础上对人引发的内省作用、顿悟效应和心境转化效应。

五行理论始终贯穿于不同价值取向五音疗法学术思想的萌芽、形成与演变过程中，并通过阐释五行与五音、人（事）之间的比类关系，五行与五音、时令之间的对应关系，五行与五音、经脉脏腑之间的生克关系，五行与五音、五志之间的相生关系等，逐渐形成了以五音养生保健思想、五音调治五脏思想、五音调节五志思想为一体的中医音乐疗法思想体系，从而形成了当今世界独具中华民族魅力的中医音乐疗法文化现象，为中国传统音乐疗法文化的形成与发展奠定了坚实的理论基础。

四、运动疗法

运动疗法又称为传统体育疗法，是通过练神、练息、练形，调养机体的精、气、神，增强体质，防治疾患，促进身心康复的一系列传统运动方法和技术。传统运动疗法，在古代都包含在"导引按跷"之内。所谓"导引"，是肢体运动、呼吸吐纳相结合的养生康复方法。"导"指"导气"，导气令和；"引"指"引体"，引体令柔。导引是包含气功、武术等内容的运动形式。所谓"按跷"，即推拿按摩，在古代，按跷多指自我按摩，且将这些自我按摩的动作和导引结合在一起，所以并称为导引按跷。

传统运动疗法内容丰富，形式多样，简便易行，操作灵活，具有动静结合、刚柔并济、张弛有度、内外共修、形神合一等特点。内调脏腑、外通经筋的传统运动疗法，向内可刺激经络腧穴，疏通经脉，协调五脏六腑，促进身体阴阳平衡，从而使人的整体健康状况得到明显改善；向外可舒经活络，畅通气血，滑利关节，达到"伸筋拔骨，骨正筋柔"。

传统运动疗法强调动静结合，内外兼修，不同功法具有不同的身体功能需求与运动量大小的差异。孙思邈《备急千金要方》曰："（道家）养性之道，常欲小劳，但莫大疲及强所不能堪耳。且流水不腐，户枢不蠹，以其运动故也。"强调运动的意义与运动量的选择。选择适宜的功法进行修习，食欲增进，睡眠良好，心情舒畅，精力充沛。

华佗曰："人体欲得劳动，但不当使极尔。动摇则谷气得消，血脉流通，病不得生，譬犹户枢不朽是也。"孙思邈在《备急千金要方》中就告诫人们："养性之道，常欲小劳，但莫大疲及强所不能堪有。"在运动方面，疲劳和痛苦都是不必要的，要轻轻松松地渐次增加活动量。正确的锻炼方法是运动量由小到大，动作由简单到复杂。

传统运动疗法通常是以太极拳、五禽戏、八段锦和易筋经为主。太极拳是我国宝贵的民族遗产，姿势优美，动作柔和，"太极拳"，就是以"太极"哲理为依据，以太极图形组编动作的一种拳法。其形在"太极"，意在"太极"，故而得名。太极拳动静结合，即肢体动而头脑静，思想要集中于打拳，所谓形动于外，心静于内，式式均匀，连绵不断，每一指一式的动作快慢均匀，而各式之间又是连绵不断，全身各部位肌肉舒松协调而紧密衔接。其可增强血管的弹性，改善不良情绪以及异常心理状态。

五禽戏为两千多年前的名医华佗所创。五禽，是指虎、鹿、熊、猿、鸟5种禽兽；戏，即游戏、戏耍之意。所谓五禽戏，就是指模仿虎、鹿、熊、猿、鸟五种禽兽的动作，组编而成的一套锻炼身体的方法。五禽戏属于一套有系统的功法，模仿五禽的动作各有侧重，但又是一个整体。能改善患者的异常步态、行走姿势，提高人体的平衡能力。五禽戏对于双心疾病，也有预防及控制疾病进展的功效。

八段锦即八段动作，古人认为这八段动作美如画锦，故称八段锦。由于八段锦动作简单，易学易练，运动量不大，人人可行，随时可做，站地可练，在实践中不断加以修改、创新，又演变出许多种类。八段锦的运动锻炼特别适合各脏腑组织或全身功能的衰减者，尤其受到老年人、慢性病患者喜爱。运动要领是意到身随，动作不僵不拘。要心情舒坦，精神安定，意识与动作配合融汇一体。姿势自如，强调"意守丹田"，意练重于体练。刚柔结合，在练习八段锦时要求身心放松，身体重心放稳。然后根据动作要领，有轻缓的动作，也有用力的动作。练功时始终注意松中有紧，松力时要轻松自然，用力时要均匀，稳定而且含蓄在内。具有通经脉、调气血、养脏腑的效果，对相应的内脏、气血和经络起到了保健、调理作用，是机体全面调养的健身功法。现代研究已证实，这套功法能改善神经体液调节功能和加强血液循环，对神经系统、心血管系统、消化系统、呼吸系统等器官都有良好的调节作用，是一种较好的传统运动。

易筋经除练肌肉、筋骨外，同时也练气和意，是一种意念、呼吸、动作紧密结合的功法。易，改变的意思；筋，泛指肌肉，筋骨；经，方法。易筋经是一种改变肌肉、筋骨质量的特殊锻炼方法。在古本十二式易筋经中，所设动作均以劳动的各种动作为基础形态，都是仿效古代的各种劳动姿势而演化成的。运动以形体屈伸、俯仰、扭转为特点，以达到"伸筋拔骨"的锻炼效果。

松静结合，刚柔相济，身体自然放松，动随意行，意随气行，用力时应使肌肉逐渐收缩，达到紧张状态，然后缓缓放松。经常练此功法，可以延缓衰老，促进血液循环，调整和加强全身的营养和吸收，有助于双心疾病的恢复。

五、其他疗法

在双心疾病的干预中，中医学常从"整体观""辨证观""综合观""预防观"出发，采用多种疗法，除了祝由疗法、情志疗法、五音疗法、运动疗法外，还可运用推拿、艾灸、拔罐、刮痧、针刺、中药热敷、饮食疗法、传统运动等中医方法与技术，促进双心疾病的恢复。

推拿疗法是在中医基础理论和现代解剖学指导下，应用推拿手法或借助一定的器具，刺激患者体表特定部位或穴位，以防治疾病和强身健体的一种外治方法，从总体上说，推拿的治疗作用是通过手法作用于人体体表特定部位后，一方面其应力的直接作用发挥了活血化瘀、理筋整复、矫正畸形、纠正人体骨关节与软组织解剖位置错位等局部治疗作用；另一方面，手法动态力的波动信号可通过经穴→经脉→脏腑的传导通道，激发起人体阴阳、五脏与经络系统的整体动态调控作用，反射性地影响营卫、气血、津液、脑髓、脏腑及精神、情志等生理活动和病理状态，从而起到平衡阴阳，调整经络、气血与脏腑功能等全身性的调治作用。

《理瀹骈文》中云："外治之理即内治之理。"又曰："外治必如内治者，先求其本，本者何也，明阴阳识脏腑也。"辨证是推拿疗法的前提和依据，只有明确病变的阴阳、表里、虚实、寒热等属性，才能从复杂多变的疾病现象中抓住病变的本质。把握病证的标本、轻重、缓急，采取相应的手法以扶正祛邪、调整阴阳，使气血复归于平衡，达到治疗疾病的目的。因此，手法的施术不仅是对症的局部治疗，而且始终贯穿着辨证论治的思想。根据手法的性质和作用，结合治疗部位，手法治疗有温、补、通、泻、汗、和、散、清、吐、消十法。

艾灸疗法，又称灸焫（ruò）、攻法、火法，是指采用艾绒或其他药物制成的灸炷或灸条，点燃后熏熨刺激体表的一定部位，以起防治疾病作用的方法。最常用的施灸材料是艾叶，此外还有桑枝、灯草等，施灸的方法也有不同种类。

通过局部温热刺激效应，借助灸火的温热及药物作用，通过经络传导使局部皮肤充血，毛细血管扩张，使局部的皮肤组织代谢能力加强，增强血液循环与淋巴循环，缓解和消除肌肉痉挛，促进炎症、粘连、渗出物、血肿等病理产物的消散吸收；同时，还可引起大脑皮层抑制作用的扩散，降低神经系统的兴奋性，发挥镇静止痛作用。此外，温热作用还能促进药物的吸收。经络调节作用是一个多层次、多功能的调控系统。在穴位上施灸时，由于艾火的温热刺激，通过腧穴、经络传导，起到温通气血、扶正祛邪的作用。

拔罐疗法，又称吸筒疗法、火罐气，古代称为"角法"，是指用燃火、抽气等方法使罐内形成负压，并使罐吸附于体表腧穴或患处，以防治疾病的方法。中医学认为，拔罐疗法是一种良性刺激，使机体自我调整，产生行气活血、舒筋活络、消肿止痛、祛风除湿等功效，从而促进机体恢复平衡。国内外研究发现，人体在火罐负压吸拔时皮肤表面溢出大量气泡，促进了局部组织的气体交换，同时发现负压使局部毛细血管通透性变化和毛细血管破裂，少量血液进入组织间隙产生瘀血，血红蛋白释出，出现溶血现象。温热作用是拔罐对于局部皮肤产生温热刺激，以火罐、水罐和药罐最为明显，从而起到温经散寒的功效。西医学认为温热刺激能使血管扩张，促进以局部为主的血液循环，加强新陈代谢，使机体的废物、毒素加速排出。拔罐的调节作用建立在负压或叠加温热作用的基础上，由于温热作用等一系列良性刺激通过皮肤及血管感受器的反射途径传到中枢神经系统，从而发生反射性兴奋，调节了大脑皮层的兴奋与抑制过程，使之趋于平衡，同时加强了大脑皮层对身体各部分的调节功能。

刮痧疗法是指用边缘钝滑的器具在患者体表部位或腧穴反复刮动，使局部充血（形成痧斑），以达到扶正祛邪、防病治病作用的疗法。西医学证明刮痧可以扩张毛细血管，增加汗腺分泌，促进血液循环，对高血压等疾病疗效显著。刮痧通过刺激体表的经络穴位，改善和调整脏腑功能，从而促进机体的阴阳平衡。刮痧通过工具和力的作用，起到温煦经络且疏散瘀滞的作用，从而疏通经络，畅达气血。刮痧改善了刮拭组织周围的血液循环，增加组织血流量，提高局部组织痛阈，从而起到活血止痛、祛瘀生新的作用。

　　针刺疗法是以中医理论为指导，以经络腧穴理论为基础，运用针刺防治疾病的一种方法。针刺疗法具有适应证广、操作方便、疗效明显、经济安全等优点。本针刺通过刺激经络、腧穴，使人体经络通畅，气血运行正常，从而恢复正常的生理功能。通过针刺扶正祛邪，从而调节疾病的发生发展及转归的过程，这一过程促进了人体自身的修复功能。针刺调和阴阳的作用是通过经络特性、经穴配伍和针刺手法共同作用来实现机体从阴阳失衡的状态向阴阳平衡的状态转化。

　　国内外学者对于针刺的作用机制展开了半个多世纪的研究和探索，形成了不同的理论和假说，主要包括局部机械传导理论、闸门控制理论、神经—体液理论、"神经—内分泌—免疫"网络理论、形态奇异性理论和神经节段理论等，但至今尚未有一种理论或假说能够完全解释针刺治疗的作用机制，因此针刺的原理目前被认为很有可能是多种生理过程的综合，其内在机制仍需进一步研究探索。

　　中药热敷疗法是采用药物和适当的辅料经过加热处理后，敷于患部或腧穴的一种方法。本法广泛应用于临床各科，具有操作简单、取材方便、费用低廉、疗效迅捷、安全无痛苦的特点。热敷疗法在我国具有悠久的历史，《史记·扁鹊仓公列传》有扁鹊"病情尚浅时，可用热敷疗法治之"的论述，并记载了用热敷疗法治疗虢太子昏迷的病案。中药热敷疗法是联合热力与中药药力作用于肌表，通过经络血脉输布全身，直达病所，以治疗疾病的一种传统方法，具有温经通络、镇痛消肿、祛湿散寒、调整脏腑阴阳的作用。中药热敷疗法可以促进血液循环，增加局部药物浓度，并改善周围组织营养代谢，从而达到治疗疾病的目的。

　　饮食与人类健康的关系密不可分。饮食进入人体后，转化为水谷精微而滋养人体的脏腑、经脉、筋骨、肌肤等。因此，大部分食物都能够有效地补充人体的气血、津液，保证身体健康。张仲景明确指出，"凡饮食滋味，以养于生，食之有妨，反能为害，所食之味，有与病相宜，有与身为害，若得宜则益体，害则成疾，以此致危，例皆难疗"，所以"服食节其冷热、苦酸辛甘"。饮食疗法是在中医理论指导下，有目的地选择有关饮食，或将食物与药物配制成药膳，来治疗或辅助治疗疾病，帮助患者康复的治疗方法。饮食疗法作用的基本原理是"药食同源"。饮食疗法的作用取决于食物本身的性、味、归经、升降浮沉等特性。饮食疗法具有滋养作用，中医学认为，饮食的滋养是人类维持生命的基础。人体最重要的物质基础是精、气、神，统称为"人体之三宝"。此三宝乃生命之所系，都离不开饮食的滋养，故《寿亲养老新书》曰："主身者神，养气者精，益精者气，资气者食。食者生民之天，活人之本也。"《难经》曰："人赖饮食以生，五谷之味，熏肤（滋养肌肤），充身，泽毛。"《素问·阴阳应象大论》曰："味为形，形归气，气归精，精归化。"有滋养作用的食物大多性平、味甘，能有效地提供人体所需的营养，如蛋白质、脂肪、糖类、维生素、微量元素等。中医学认为，人体要达到"阴平阳秘"的正常生理状态，必须保持机体阴阳协调平衡，这是养生最重要的法则。《素问·至真要大论》曰："谨察阴阳所在而调之，以平为期。"对于因阴阳失调所导致的病理状态，可以利用饮食的性味来进行调整。比如，偏寒体质或寒性疾病，可选择茴香、辣椒、生姜、胡椒、芫荽等性质属热的食物，用于温里散寒；偏热体质或热性疾病，可选择藕汁、西瓜、梨汁、绿茶、绿豆等性质属寒的食物，用于清热、生津、止渴、利尿；阴虚之人当清补，可选择甲鱼、银耳、百合、海参、荸荠等甘凉、咸寒类食物，用于养阴生津；阳虚之人当温补，可选择韭菜、狗肉、海虾、羊肉、干姜、鹿肉、牛肉等甘温、辛热类食物，用于补助阳气。饮食的调配能增加人体的抗病能力。《素问·刺法论》曰："正气存内，邪不可干。"中医提倡在日常生活中注意发挥某些食物的特异作用，直接用于某些疾病的预防。如生山楂、红茶、燕麦片能降血脂，可预防动脉硬化；玉米面粥预防心血管病等。在饮食疗法的应用中，要注意平衡阴阳，协调整体，对于康复期患者而言，需要补偏救弊，损有余而补不足，恢复整体阴阳的动态平衡。因此，饮食疗法必须围绕调整阴阳、协调整体平衡而合理配置膳食。脏腑功能失调则会产生疾病。因此饮食疗法要注重协调脏腑之间、整体与局部之间的关系，恢复机体的生理平衡。辨证辨病，相互结合，辨证施食与辨病施食相结合。在治疗疾病时要根据季节、地区和患者的体质、年龄等因素的不同来制订相应的治疗方法。

参考文献：

[1] Lipowski Z J. What does the word "psychosomatic" really mean ？ [M]// Psychosomatic Medicine and Liaison Psychiatry. Springer, Boston, MA, 1984: 119-137.

[2] Zilboorg G, Henry G W. A history of medical psychology[J]. 1941.

[3] Burton R. The anatomy of melancholy[M]. JW Moore, 1857.

[4] Dunbar F. Emotions and bodily changes; a survey of literature on psychosomatic inter-relationships 1910-1953[J]. 1954.

[5] Engel G L. The need for a new medical model: a challenge for biomedicine[J]. Science, 1977, 196 (4286): 129-136.

[6] 丁荣晶, 王桂莲, 傅媛媛, 等. 心内科处理心理障碍患者治疗方案的可行性分析 [J]. 医学与哲学 (临床决策论坛版), 2009, 30 (06): 73-74+78.

[7] 胡大一. 说说"双心医学"[J]. 慢性病学杂志, 2019, 20 (04): 479-480.

[8] 李光英, 张斌. 医学心理学. 北京: 中国中医药出版社, 2023.

[9] 中华医学会心身医学分会, 中国康复医学会心血管病预防与康复专委会, 丁荣晶, 等. 双心门诊建设规范中国专家共识 [J]. 中国全科医学, 2024, 27 (03): 253-261.

[10] 客蕊, 魏红玉. 心悸病中医论治概述 [J]. 江苏中医药, 2019, 51 (8): 7-9.

[11] 吴勉华, 石岩. 中医内科学 新世纪第 5 版 [M]. 北京: 中国中医药出版社, 2021.

[12] 郭智钰. 清火解郁安神颗粒治疗心脏神经症 (肝郁血虚、热扰心神证) 的临床研究 [D]. 北京: 北京中医药大学, 2021.

[13] 邱月清, 王振涛, 王冰, 等. 快速性心律失常的中医研究进展 [J]. 世界中医药, 2023, 18 (15): 2249-2255.

[14] 白一芩, 宫丽鸿. 心房颤动伴抑郁中西医治疗研究进展 [J]. 中国中医药图书情报杂志, 2024, 48 (01): 252-255.

[15] 包丞, 梁翠翠, 陈铁龙. 心律失常合并焦虑症研究进展 [J]. 新中医, 2019, 51 (6): 44-46.

[16] 朱俊秀, 闻永毅, 李亚军. 陈士铎辨治厥证学术思想探究 [J]. 中国中医急症, 2021, 30 (05): 892-893+927.

[17] 赵书军, 王海军, 张建英. 《伤寒论》厥阴病提纲证病机探析 [J]. 时珍国医国药, 2023, 34 (07): 1699-1701.

[18] 周雪, 张琦, 滕晶. 叶天士《临证指南医案》论治厥证经验 [J]. 中医药导报, 2021, 27 (01): 118-121.

[19] 石晓如, 宋雪莉, 刘亚楠, 等. 李郑生主任医师运用健脾疏肝法治疗脏躁经验 [J]. 中医研究, 2019, 32 (10): 35-36.

[20] 姜德友, 任鹏鹏, 李文昊, 等. 脏躁考辨 [J]. 吉林中医药, 2020, 40 (07): 880-884.

[21] 周燕红，王泓午.浅议《金匮要略》"妇人脏躁"[J].四川中医，2012，30（11）：19-20.

[22] 郭丽华，李翠萍."脏躁"辨析[J].河南中医，2009，29（02）：113.

[23] 孟彦，贾怡，武嫣斐，等.百合地黄汤在神经精神系统中的应用研究进展[J].中草药，2018（01）：251-255.

[24] 徐爽.百合病"病脉证并治"之文献研究[D].北京：北京中医药大学，2021.

[25] 叶进.中医古籍名家点评丛书 金匮要略心典 第2版[M].北京：中国医药科技出版社，2018.

[26] 高静.祝由术之沿革与应用探析[J].中医文献杂志，2021，39（01）：29-30+53.

[27] 曾珠，卜菲菲，陈佳慧，等.祝由疗法心理治疗内涵探究[J].心理月刊，2022，17（02）：226-227.

[28] 张勇，李莉，陈君，等.《黄帝内经》五音疗法思想探源[J].辽宁中医药大学学报，2024，26（01）：1-4.

[29] 王瑞辉，冯晓东.中医康复学[M].北京：中国中医药出版社，2023.

第二章 中西医对双心疾病发病机理的认识

<hr>

第一节 双心疾病病理机制与分类

一、双心疾病病理机制的现代医学认识

(一)神经内分泌学说

神经内分泌学说包括自主神经功能失调和下丘脑—垂体—肾上腺皮质轴（Hypothalamic-pituitary-adrenal axis，HPA 轴或 HTPA 轴）活跃表达。

冠心病合并抑郁症的自主神经系统紊乱可表现为副交感神经功能下降，交感神经活力提高，心率变异性（Heart rate variability，HRV）高低可反映交感—副交感神经平衡。当机体处于应激情绪状态下，交感神经系统兴奋性改变，释放大量儿茶酚胺，一方面使血小板系统反复激活，释放各种促凝及缩血管物质，引起冠状动脉痉挛，血流量减少；另一方面，大量儿茶酚胺的释放会增加心肌的兴奋性，致使心率加快，心肌耗氧量增加，诱发或加重机体心绞痛、心肌梗死、严重心律失常等一系列心血管疾病。

慢性应激会引起 HPA 轴的活跃表达而促使肾上腺皮质激素释放激素（CRH）、糖皮质激素受体（GR）、促肾上腺皮质激素（ACTH）、皮质醇（CORT）、5– 羟色胺（5-HT）、去甲肾上腺素（NE）、多巴胺（DA）等发生改变。HPA 轴是导致抑郁症与冠心病的中介因素，CORT 通过增加机体脂肪含量，形成高血压及高胆固醇血症，促进炎症反应，损伤内皮，导致冠状动脉粥样硬化。

(二)炎症反应学说

炎症反应在抑郁症以及心血管疾病中起着重要的作用，炎症参与动脉粥样硬化发生、发展全过程，且精神抑郁状态可能会维持并加重这种炎症反应。

临床研究显示，心血管疾病相关风险因素，如促炎细胞因子、趋化因子、黏附分子等炎症生物标志物水平升高与精神抑郁状态显著相关；C 反应蛋白

（C-reactive protein，CRP）、白细胞介素 –6（interleukin-6，IL-6）、肿瘤坏死因子 –α（tumor necrosis factor α，TNF-α）水平升高与抑郁症显著相关，提示抑郁可能通过某种潜在途径参与炎症反应过程。血浆髓过氧化物酶（myelopexoxidase，MPO）是一种主要由髓系合成的白细胞源性血红素辅基蛋白。MPO 作为氧化应激的介质，与急性冠脉综合征（Acute coronary syndrome，ACS）的发生独立相关。MPO 在体内能产生强氧化剂，氧化低密度脂蛋白和高密度脂蛋白，促进胆固醇沉积和泡沫细胞形成。MPO 还能降解细胞外基质，损伤血管内皮，促进血栓形成。血浆 MPO 水平与斑块的不稳定性有关，可作为不稳定型斑块的早期识别标志物，有助于 ACS 的早期识别，高浓度的 MPO 水平还与 ACS 患者的预后不良有关。

（三）内皮功能紊乱

血管内皮功能紊乱（endothelial dysfunction，ED）是动脉硬化的早期病理改变，血管内皮功能紊乱会引起动脉粥样硬化性改变，最终导致心血管疾病的发生。正常情况下，血管内皮细胞产生一氧化氮（nitric oxide，NO）来维持血管张力，抑制血管平滑肌细胞增殖、血小板黏附和组织因子的释放。血管内皮细胞损伤时，NO 合成 / 释放减少，从而导致内皮功能障碍、粥样斑块区域的血管收缩，继而形成血栓。抑郁症被认为是一种慢性疾病，可能引起血管内皮细胞损伤，研究发现，在无其他心血管疾病危险因素的情况下，抑郁症与血管内皮功能障碍也具有相关性。

（四）血小板功能障碍

血小板功能障碍是导致冠心病合并精神障碍的病理机制。5 – 羟色胺在抑郁症的发病机制中发挥重要作用，其机制是通过结合血小板上的 5 – 羟色胺受体。而在粥样硬化的动脉，内皮细胞不能在 5 – 羟色胺的作用下释放一氧化氮，从而导致血管收缩和血小板聚集。抑郁患者与抑郁状态合并冠心病的患者，其 β– 凝血球蛋白和血小板因子 4 等凝血和血小板活性标志物水平均升高；抑郁状态能引起血小板聚集、血液黏稠度增加，最终导致不良心血管事件的发生。

（五）雌激素撤退假说

青年女性在雌激素的保护作用下，心血管疾病的发病风险较男性晚 5 ~ 10 年。雌激素受体在血管内皮细胞和平滑肌细胞表达，对动脉壁损伤具有改善作用，抑制损伤血管的平滑肌细胞增殖和基质沉积。雌激素对心肌细胞凋亡和心肌细胞肥厚具有抑制作用，因此，女性绝经后患心血管疾病的风险将大大增加。此外，有研究发现，雌激素水平下降，也是绝经后女性常出现抑郁、焦虑的直接原因。雌激素能降低单胺氧化酶（monoamine oxidase，MAO）的活性，使 5– 羟色胺（5-hydroxy-tryptamine，5-HT）的分解减少，而 5-HT 具有催眠、调节情绪等作用，进入围绝经期的女性，雌激素分泌减少，血管舒缩功能失调，临床表现为情绪改变、失眠、多汗等诸多症状。

（六）行为因素

多种行为因素，包括吸烟、饮酒、缺乏锻炼、不健康饮食等参与了抑郁症和心脏疾病之间的关联。抑郁症患者不愿意参加一些有益身心健康的活动，比如保持科学饮食、规律运动、合理服用药物、缓解压力、加强心脏疾病康复的依从性。这些患者心脏病发病后很难控制其血脂水平，因此增加了复发风险。而服药的依从性差和身体健康状况差会增加心血管不良事件的发生，表明行为因素与抑郁症、冠心病和不良心血管事件有关。

（七）其他相关因素

目前临床上对于"双心疾病"发病机制的研究尚不全面，除上述分子生物学机制、雌激素撤退假说、行为因素等，还包括社会心理因素、遗传因素等众多因素。

二、常见的双心疾病的分类

1985 年美国《心身医学杂志》中一篇名为 *Psychocardiology: meeting place of heart and mind* 的文章，将心理心脏病学定义为心脏与心理相会的地方。1995 年，胡大一教授在朝阳医院首次赋予"双心医学"的命名。经数十年研究，双心医学从鲜为人知变为众人皆知，心血管医生将其应用于临床诊断，逐渐让心血管疾病患者接受"双心医学"的诊断与治疗。

（一）根据心理障碍与心血管疾病发生的相互关系将双心疾病分为四类

1. 器质性心脏病继发心理障碍

此类患者临床上的表现常常是原有的心脏病相关症状过度突出，对该疾病可能发生的并发症过度担心、恐惧。

器质性心脏病继发心理障碍是双心疾病常见典型类型，此类患者既往身体和心理健康或没有特殊不适症状，多因常规体检、或感冒、或过度劳累后出现不适就诊，确诊为器质性心脏病，患者对此诊断感觉震惊和不解。加之患者缺乏双心疾病医学知识背景，对所患的器质性心脏病发生、发展、治疗和预后不了解，从而产生对疾病的恐惧与担忧。如冠心病急性心肌梗死后，患者担心猝死以及心肌梗死再发，常有胸痛、胸闷症状反复发作等。

2. 以心血管疾病症状为主的单纯心理障碍

此类患者既往就有轻度的紧张情绪、情绪低落等焦虑或抑郁症状，临床上常常以反复胸闷、胸痛或心悸等心脏病相关症状反复就诊。患者经临床和多种客观检查，如超声心动图、心电图、冠状动脉 CT 等，甚至冠状动脉造影、心脏电生理检查等有创检查，均找不到支持器质性心脏病的证据。

单纯心理障碍导致心血管疾病症状为主的机制，目前认为是患者长期承受生活或精神压力，对内心冲突产生的不良情绪问题不愿向他人诉说，不良情绪缺乏缓解途径，导致体内神经内分泌系统及情感反应失调，继之出现循环、消化、内分泌等系统功能紊乱，从而引起包括心血管疾病症状等躯体不适。此类患者心脏病相关症状不典型，如反复胸闷、胸痛类似于心绞痛症状，但其症状与活动无关而与情绪相关；反复心悸发作与情绪有关，夜间或安静时频发；等等。

3. 心理障碍合并器质性心脏病

心理障碍本身就是心血管疾病发生发展的独立危险因素之一。

此类患者发生器质性心脏病前就有焦虑或抑郁等心理障碍，心脏病发生后其相关症状较单纯性心脏病严重。这些患者常要求医生给予更丰富的身心疗法。如部分初发高血压的年轻患者，头痛、头晕症状频发，患者常常过于关注血压变化，在家自测血压一天数次，伴有疲乏、精力下降、失眠等症状。患者感到惶惶不可终日，不能安心工作，唯恐病情随时加重等。

4. 单纯心理障碍导致心血管疾病

患者没有器质性心脏病基础，而是由单纯心理障碍引发的器质性心脏病。

目前，单纯心理障碍导致心血管疾病发生率不高，临床上相对少见。但是，现代社会中各种竞争带来更多的压力，随着社会—心理—生物医学模式在临床上的广泛实施与推广，将会诊察出更多的单纯心理障碍导致心血管疾病患者。

（二）根据心理障碍症状特点将双心疾病分为四类

1. 以抑郁症状为主的双心疾病

双心疾病抑郁情绪或状态多为轻中度，与心理专科就诊的抑郁症患者同样具有抑郁相关的核心症状，如心境低落、兴趣和愉快感丧失及劳累感增加、精力降低等，但患者通常对情绪相关的症状不太在意或不重视。部分双心疾病抑郁的突出临床症状主要体现在意志行为的变化，患者大多都能坚持工作和学习，但明显缺乏主动性和进取性，感到记忆力、注意力减退，思维反应变慢，日常工作感到吃力，感觉力不从心。部分双心疾病患者的抑郁症状还可表现为经常感到生活情趣索然，整日唉声叹气，或者感到委屈，时常流泪，甚至出现轻生的想法和行为。患者常以多种多样的躯体不适症状为突出表现，常见的有头痛、胸痛、胸闷、气短和心悸等心血管症状及严重失眠、早醒、消化不良、体重减轻等症状。

2. 以焦虑症状为主的双心疾病

临床常见的主要为广泛性（慢性）焦虑，部分是以惊恐发作（急性焦虑）就诊。双心疾病焦虑情绪或状态同样多为轻中度，与心理专科就诊的焦虑症患者也同样具有焦虑相关的核心症状，如过度担心、紧张情绪等。患者紧张时往往会有自主神经功能亢进的临床表现，如心慌、气短、口干、汗出、肢体震颤、面色潮红等，有时还会有濒死感，严重时会出现情绪失控。患者常坐立不安、心神不定、搓手顿足、踱来踱去、小动作增多、注意力无法集中和睡眠障碍。因过分敏感，患者常有社会功能受损，人际关系差。焦虑开始发作时进展缓慢，难以察觉，但可能会意识到一些微小的变化，如轻微视物模糊，无法专注于自己正在做的事情，同时可伴紧张不安的情绪。

3. 抑郁焦虑症状并存的双心疾病

此类患者往往是病程长达数月或数年，临床较多见。初期以焦虑症状为主，没有得到及时或有效的诊断与治疗，随之在焦虑基础上并发了抑郁症状。其临床表现是上述焦虑与抑郁症状并存，在两者症状并存的情况下，部分患者可能以焦虑症状为主，部分患者可能以抑郁症状为主。

4. 以躯体化症状为主要表现的双心疾病

躯体化症状是一种以多种多样、经常变化的躯体症状为主要特征的神经症。症状可以涉及身体至少2个系统和器官，而体格检查和实验室检查不能发现与这些症状相关的躯体疾病证据。使用常规焦虑/抑郁量表检测可能达不到焦虑或抑郁诊断标准，患者确有痛苦体验，不断求医，是综合医院最为常见的心理障碍，也是双心疾病最常见的临床表现。双心疾病躯体化症状患者常见临床表现多为反复出现胸闷、胸痛、心悸等心血管疾病相关症状，常常无明显诱因或情绪紧张时发作，持续时间不一，可持续2~3秒，亦可持续数小时或整天，发作症状多样且多变，常常伴有兴趣减退、紧张、急躁、睡眠障碍等焦虑抑郁症状。

第二节　中医对双心疾病病因病机的探讨

一、中医学对"双心疾病"的认识

中医学理论体系的两大特点包括整体观念和辨证论治。中医学认为人体是一个有机整体。而形神一体观进一步强调精神和形体是相互依存、不可分割的有机整体。在《黄帝内经》中早已有对身体疾病与情志病的相关记载，如《素问·举痛论》曰："悲则心系急，肺布叶举，而上焦不通，荣卫不散，热气在中，故气消矣"，指出因悲伤情绪而引起的心系疼痛，其症状表现与现代医学的急性冠脉综合征具有一定的相似性。在《素问·汤液醪醴论》中有"精神不进、志意不治、病乃不愈"的记载，充分体现出中医学整体观念，强调精神及情志活动对疾病发生、发展的影响。心脏疾患在中医学多归属于"心悸""怔忡""胸痹心痛""真心痛""心水"等范畴；而心理精神疾病多归属于中医学"郁证""不寐""脏躁""百合病""癫狂"等情志病范畴。

（一）中医学对"心"生理功能的认识

在《黄帝内经》中，前人就已阐述"心主神明"与"心主血脉"，此即"血脉之心"与"神明之心"，名为"双心"。《素问·灵兰秘典论》曰："心者，君主之官，神明出焉。"《素问·痿论》曰："心主身之血脉。"心主神明是指心具有统御人的精神、思维、意识等心理活动的功能。心主血脉是指心有推动血液运行于脉道之中的作用，血脉指的就是现代医学的血液循环系统。《灵枢·邪客》曰："心者，五脏六腑之大主也，精神之所舍也。"《素问·调经论》曰："神有余则笑不休，神不足则悲。"

中医学中的"神"有广义与狭义之分。广义的神是人体生命活动的主宰或人体外在总体表现的统称。心为五脏六腑之大主。心为君主之官，整个人体生命活动正常运行，必须要在心主神志前提之下完成。中医学认为有诸内必形之于外，心藏神，其外在的生命活动征象如目光、言语、表情、精神、声息、色脉等，神充则其人神采奕奕，皮色毛发光泽明亮，言语清晰有力，目光炯炯有神，精神振奋充实，声音洪亮有力，舌柔软灵活，脉柔和有力等。《医宗金鉴》云："躁身不静烦心扰，不躁难眠作热观。"在人体生命的后期，人体生命衰微的阶段都会出现身体的躁动不宁，这是人体虚阳外越的一种表现，表现为神志类疾病。狭义的神是指人的精神、意识、思维、认知、情志等心理活动。李时珍提出"脑为元神之府"，王清任提出"灵机记忆不在心而在脑"。脑为髓之海，髓是肾精所化，肾精来源于先天之精（父母之精）与后天之精（脾胃化生），先天之精与后天之精之所以能够正常化生，必须在心主神明、心为君主功能正常下完成。因此，"心主血脉"是"心主神明"的物质基础，如《素问·八正神明论》曰："血气者，人之神，不可不谨养。"李东垣认为"心所藏之神是人身之真气，附着于心脉，有赖于阴血的充养"。如《脾胃论·安养心神调治脾胃》曰："心之神，真气之别名也，得血则生，血生则脉旺。"双心功能同属于心之所主范畴，二者相依相用，相互为病。正常生理情况下，营卫和调，血脉通利，故血脉之心得以行使其生理功能。

（二）中医学对"心"病理功能的认识

在中医"形神合一"的整体观下，基于中医对"心主血脉"和"心主神明"的认识，心系疾病的表现主要与血脉运行障碍和情志活动异常关系最紧密，心之气血阴阳受损不但会引起心悸、胸痹等有形之心的变化，还会引起神的异常表现。《灵枢·本神》曰："所以任物者谓之心。"心能够接受外来刺激，并且根据刺激做出反应。唐容川在《血证论》中写道："血虚在神不安而怔忡，有瘀血亦怔忡。"当心主血脉功能异常时，心气不能推动和调节血液循行于脉管中，造成血行瘀滞，心失血养，就会出现心神失调的表现，因此冠心病患者常常伴有抑郁或焦虑症状。如张景岳在《类经·疾病类》指出："情志之伤，虽五脏各有所属，然求其所由，则无不从心而发。"《诸病源候论·五脏六腑病诸候》中亦载有："心气盛为神有余，心气不足善忧悲。"

反之，精神情志活动的异常又可影响心主血脉的功能。《灵枢·口问》曰："心者，五脏六腑之主也……悲哀愁忧则心动，心动则五脏六腑皆摇。"在《杂病源流犀烛·心病源流》中亦言："总之七情之由作心痛，七情失调可致气血耗散，心脉失畅，痹阻不通而发心痛"，说明古代医家已经认识到情志心理与心病的关系，且情志的异常，多先损伤心。情志调达，则气血和调，营卫通利；若情志异常，则可致心气郁结，气滞血瘀，耗伤气阴，发为心病。如心气（阳）虚、心神失养，可致神疲乏力，精神萎靡不振；心血虚可致失眠多梦、健忘；心阴虚火旺可致心烦不宁、惊悸不安、失眠多梦等。这些与双心疾病的临床表现具有高度的相似性。《类经·疾病类》云："心为五脏六腑之大主，而总统魂魄，并赅意志，故忧动于心则肺应，思动于心则脾应，怒动于心则肝应，恐动于心则肾应，此所以五志唯心所使也。"指出了心神能够调节脏腑生理功能，而情志过极则可伤及心神，进而导致其他脏腑功能的异常。这与现代医学所讲的过度或持续心理应激，通过神经—内分泌—免疫—代谢等机制，促进心身疾病的发生、发展相一致。

二、双心疾病的病因病机

（一）双心疾病的病因

《金匮要略》曰："邪哭使魂魄不安者，血气少也；血气少者属于心，心气虚者……而精神离散，魂魄妄行。"气、血、神是心脏维持正常生理状态的三个关键点。"气—血—神"紊乱是双心疾病的病理特点。《灵枢·本神》曰："心藏脉，脉舍神。"《灵枢·平人绝谷》曰："血脉和利，精神乃居。"心之气血阴阳平衡，情志和调，神守其位。神明之心与血脉之心，生理上息息相关，病理上互相影响，二者出现问题则表现为中医的"形神失调"类疾病，即现代医学的"双心疾病"。

脉道的完整、血液的充盈、心气的充足是心主血脉运行通畅的三要素。若气血阴阳亏虚、血脉不畅、邪扰心神致使心失所养，则为心悸；若寒凝、血瘀、气滞、痰浊等有形实邪阻滞心脉，胸阳不展，则为胸痹心痛；寒、痰、瘀等邪实痹阻心脉，气虚阳衰、血瘀水停，则为心衰；阳盛阴衰，阳不入阴，心肾不交则为不寐。双心疾病病位在心，与肝、脾、肺、肾密切相关，病性多属本虚标实。虚为气血阴阳不足，心神失养；实为气滞、寒凝、血瘀、痰浊。初起多实，病程日久则多发展为虚实夹杂或虚证。双心疾病的病因多归纳为五脏失和、情志失调、药食不节、久病体虚、体质易感性等。

1. 五脏失和

中医藏象理论是以五脏为中心，心作为五脏之一，其结构范围涵盖心脏、血脉、心经所属经络孔窍等，内经称之为心系。如《灵枢·经脉》曰："心手少阴之脉，起于心中，出属心系。"《灵枢·口问》曰："忧思则心系急，心系急则心道约。"明代医家张景岳与李梴认为心系与五脏相通，如《类经》言："心系有五，入上肺叶者二，下连肝脾肾。"《医学入门》亦言："五脏系通于心，心通五脏系，心之系与五脏之系相连，输其血气，渗灌骨髓，故五脏有病，先干于心。"心系通过心主血脉，通行气血以联络脏腑，营养四肢百骸，因此心是人体生命的主宰，调控五脏六腑的功能。

心主血脉，若心阳虚衰，阳虚生内寒，致脉道中的血液失于温煦推动而生瘀滞；肝主疏泄，若失其条达之性则易致气滞血瘀；脾主运化，为后天之本，若脾失健运，易致气血精津液生成障碍；肺主宣发肃降，朝百脉助心行血，若肺气郁闭则易导致血行不畅、瘀阻血脉，临床可见心慌胸闷、唇青舌紫等症状。肾主封藏，若肾虚或失于濡养易致心脉痹阻。

《素问·八正神明论篇》曰："血气者，人之神，不可不谨养。"心主血脉，心神赖血以滋养，心阳的温煦作用保证心脏正常搏动，使血液循行于脉中，水谷精微"奉心化赤"，血液化生有源，神明得血养而振奋。一方面，心阳不足，推动无力，血行失常，脉道失荣，发为胸痹心痛、心悸。如《素问·举痛论篇》曰："脉涩则血虚，血虚则痛，其俞注于心，故相引而痛"；《丹溪心法》曰："心血一虚，神气不守，此心悸之所肇端也。"另一方面，心阳推动无力，气血亏虚，神失血养，临床可发为焦虑、抑郁、不寐等神志病变。此外，肝藏血、脾统血、肝肾精血互生等脏腑功能的正常运行，必须依赖心主血脉功能的正常。心为五脏六腑之大主，对五脏六腑的生理功能起到调控作用。

肝主疏泄、调达气机。肝的疏泄功能是维持全身气机升降条达通畅的重要枢纽，"肝气通则心气和，肝气滞则心气乏"，说明肝的疏泄作用对于心气的充足和血流循环至关重要。肝心为母子之脏，心主血脉而藏神，肝主藏血而舍魂，神与魂共同主宰人的情志活动，气血则为人体情志活动的物质基础。因此肝心二脏与人体精神、心境及情志活动最为密切，病理状态下亦可相互传变。若肝失疏泄，或郁而化火，循经上炎，心火亢盛，表现为烦躁易怒、失眠心悸、胸胁灼痛、口苦咽干等；或肝郁脾虚，气滞湿阻，痰湿阻滞脉道，致使脉道不利，痰瘀互结，表现为心悸头晕、胸闷胁痛等。如《血证论》曰："肝属木，木气冲和调达，不致郁遏，则心脉得畅。"肝藏血，具有储存血液和调节血量的作用，但不能生血。心为火，肝为木，心为肝之子，心主血是主肝藏之血。肝有血可藏，心才有血可主，故临床常见心肝血虚、心肝火旺等证。很多养血的中药既入心经，又入肝经，如酸枣仁、当归既入肝经养肝血，又入心经养心血，所以说心肝是一家。

脾主运化，负责运化水谷精微。脾为后天之本，气血生化之源，脾运化吸收为血液的生成提供原材料，脾的脏腑气化功能直接影响心脏的气血运行，而心脏的生理功能又依赖于心气和心血的充足。中焦受气取汁，奉心化赤，"中焦出气如露，上注溪谷，而渗孙脉，津液和调，变化而赤为血"。心是血液生成的最后一步。脾统摄的血液、肾化生的血液，只有运输到心脏，经过心阳的气化作用，最后变成血液。《仁斋直指方》曰："人之所主者心，心之所养者血，心血一虚，神气不守，此惊悸之所肇端也。"若长期过度思虑或饮食不节，劳伤心脾，脾失运化，气血生化乏源，致心气血不足，血脉失于充盈、心神失于濡养。此外，若脾失健运，则内生痰湿，随气机上犯心胸，痹阻心脉，病久则痰瘀互结，表现为心胸憋闷、胸胁刺痛、咽中异物感、神志呆钝等；若痰浊阻滞气机，郁久化热，常出现胸闷胸痛、心悸难安、口苦心烦、情绪焦虑、失眠多梦等，因此脾与双心疾病密切相关。

肺为相傅之官，主司呼吸，朝百脉，能够助心行血，为心血主脉提供保障。肝气左升，肺气右降，以协调周身气机循环，维持气血的调达冲和。肺在志为忧，若悲伤过度、力小而任重、慢性病损耗等使肺气消散，致肺气郁闭、不能宣发，或宗气下陷，其贯心脉助心行血的功能受影响，导致心血亏虚、血行不畅，临床多表现为倦怠乏力、心悸伴喘促气短、心胸憋闷等心肺共病症状。

肾藏元阴元阳，藏先天之精是生命活动的物质基础。《景岳全书·命门余义》云："五脏之阴气，非此不能滋；五脏之阳气，非此不能发。"肾气是心脏活动的基础，而命门之火则是其中的推动力。若思虑劳神太过，或情志抑郁，郁而化火，耗伤肾阴致心肾不交；或年老体弱或久病耗伤，肾气不足，精气亏虚，肾中阴阳失调，肾阴不足，不能上奉于心，水不济火致阴虚火旺，临床常见心烦不宁、失眠多梦、胸闷烦躁、潮热盗汗、五心烦热、遗精等症状。

2. 情志失调

《青囊秘录》中记载"善医者先医其心，而后医其身，其次则医其病"，充分体现中医整体论，在治疗过程中注重精神、情志活动对疾病的影响。中医的"七情"与"五志"，包括怒、喜、忧、思、悲、恐、惊等情绪变化，当人体七情五志太过或不及时可引发脏腑气化功能的异常，即"情志致病"。心主血脉、主藏神，若情志调畅，则气血调和；反之，若情志不遂，则可能损伤心之气血阴阳，进而引发心系疾病。如长期的精神压力、焦虑、抑郁、紧张等负面情绪可导致气机郁结，心脉不畅，从而影响心脏的正常功能。

中医学主张保养心神的重要性，因为"主明则下安"，"主不明则十二官危"，而"今时之人，不知持满，不时御神，务快其心……故半百而衰也"，因而强调心神同治的理念。与此同时，注重生活方式的积极改善。王肯堂在《证治准绳》说："夫心统性情，始由怵惕思虑则伤神，神伤，脏乃应而心虚矣。"因此，情志因素在双心疾病的发病过程中起着重要作用，异常的情志活动会导致气机升降失常，进而影响血脉运行，出现心血管疾病的症状。

3. 药食不节

现代人或饮食偏颇，饮酒过多、嗜食辛辣油腻食物；或暴饮暴食、嗜食膏粱厚味；或饮食不节，饥饱不定；或用药不当及用药过量。这些均可导致脾胃功能失常。脾胃为后天之本，气血生化之源。脾主运化，能够运化水谷和运化水液，化生足够的气血精津液。若脾虚失于运化，脾不散精，聚湿生痰，痰无处不到，随气而行。痰湿与气滞、寒邪、瘀血等病邪相合，阻塞血脉，壅滞气机，导致胸阳不振，出现胸闷、胸痛、心悸等症状。

4. 久病体虚或劳逸失衡

心血管疾病人群大多年老久病，脏气渐亏，精血渐衰，如心肾阳虚，血脉失于温煦，阳虚寒凝，心脉痹阻，则发为胸痹。又因其反复发作，患者多伴有焦虑、抑郁等情志异常，导致心血暗耗而血脉不充，血瘀阻络，不通则痛；或血脉失于濡养，不荣则痛，加重其心系疾患，同时心主神明功能也受到影响。生活方式的失衡也可能是双心疾病的诱因之一。过度劳累可能导致心血耗损，心神失于滋养；而过度安逸使气机不畅，脏腑功能失调。

5. 体质易感性

个体的体质特点也是影响双心疾病发生发展的重要因素。中医认为，每个人的体质都有其特点，不同的体质对疾病的易感性也不同。生活中，气郁体质人群可能更容易出现情绪失调，从而增加双心疾病的风险。《丹溪心法·六郁》中提出："气血冲和，万病不生；一有怫郁，诸病生焉。故人身诸病，多生于郁。"精神情志活动需要大量的精血作为物质基础，若肝郁气滞日久出现气郁化火，耗伤阴血，则心肝血虚，心神失养，神志不宁，表现出各种精神心理活动异常的症状。

（二）双心疾病的病机

在中医学"形神合一"的整体观下，心主神明为"双心"关系提供了理论支撑，同时也为阐明双心疾病的发病机理提供了理论基础。基于神明之心和血脉之心的生理基础与病理联系，其关键病机是气血阴阳失和，神失所藏，脏腑功能受影响，故"双心"合病。有学者认为"心藏神"的生理特点是心血管患者伴发精神心理障碍的关键原因，心血管病合并精神心理障碍是"心藏神"功能受损后出现的病理变化。心藏神，为五脏六腑之大主，心主血而外合周身之脉。心脏阴阳调和，气血充足，则心神健旺，气血环流周身，洒陈于五脏六腑，灌溉于四肢九窍，保障人体各脏腑气化功能的生生不息，以维持正常的生命活动。心的主要生理功能是心主血脉和主神明。因此，心的任何病变均可导致血脉的运行异常和精神情志的变化。

双心疾病病位在心，与肝、脾、肾最为密切相关。病性为本虚标实，本虚是气血阴阳亏虚，心失所养；标实是气滞、血瘀、痰浊、寒凝。疾病初起多为实，迁延日久转虚或虚实夹杂。双心疾病的总体病机可概括为气机失调、气血失和、脏腑失调等。

1.气机失调

肝主疏泄，以气为用，喜条达而恶抑郁，能调畅一身气血，为气机之枢。林佩琴云："肝体阴用阳，具刚柔曲直之性，能斡旋敷布一身之阴阳气血。"气属阳，对血的运行畅达起统帅调节作用，气机调和畅达是心主血脉功能正常的必要条件。临床引起气机失调、肝气郁结的常见因素即是情志刺激。如《素问·举痛论》云："悲则心系急，……惊则心无所倚，神无所归，虑无所定，故气乱矣……思则心有所存，神有所归，正气留而不行，故气结矣。"忧思悲愁等负面情志刺激作用于心，心神受扰，导致气机升降出入失常，引起气、血、水的运行输布障碍，或形成气滞血瘀、气滞湿阻、气滞水停等病理状态，进而导致心脉受损、心体失用，出现胸痹心痛、心悸乏力等心系症状。如《医宗金鉴·删补名医方论四·逍遥散》集注引赵羽皇所言："盖肝性急善怒，其气上行则顺，下行则郁，郁则火动而诸病生矣……发于中，则胸满胁痛而或作吞酸。"因此，肝为起病之源，心为传病之所。若肝失疏泄，则肝郁气滞血瘀，脉道不利，心之脉络为瘀血阻滞。《血证论》云："肝属木，木气冲和条达，不致遏郁，则血脉得畅。"《石室秘录·论五行》云："肝旺则心亦旺。"故血行于脉中亦赖于肝之疏泄。肝藏魂，心藏神，心主宰着人体一切精神意识和思维活动，但亦与肝的疏泄功能密切相关。正如《薛氏医案·求脏病》曰："肝气通则心气和，肝气滞则心气乏。"《血证论》亦有"肝属木，木气冲和调达，不致郁遏，则心脉得畅"的论述。肝郁之病，亦有脾虚不能荣木，肾虚不能滋水涵木而成者；因肝为木气，赖脾土的滋培，肾水的灌溉，失之则违其木性，郁曲而不能伸。最终导致或肝木克土酿生湿热，抑或肝病动火劫阴。又因肝肾同源，皆内寄相火，肝郁必动火于肾，相火封藏不固，致使精血暗耗，则火旺血虚，扰动心神。临床常见心悸易惊、少寐心烦、夜热骨蒸、头晕目眩、眼干眼涩、食少痰多等表现。

人体气机的正常，除了有赖于肝主疏泄、调畅气机，还有赖于五脏六腑的功能和调，脏腑气化功能是气机运行的动力。脾主斡旋、其气宜升，肺主宣降、其气宜降，肾主封藏、其气宜秘；就六腑而言，六腑以通为用，气机多以降为和为顺。若脏腑气机功能异常，出现气滞、气逆、气陷等问题可引发心系病变。气滞表现为气机运行不畅，如肝失疏泄、脾胃升降失和、肺气失宣等均会出现气机郁滞不通的表现，在形则见胸闷不舒、胁肋胀满、胃胀等表现，在神则见情志抑郁、容易叹息、情绪低落等症状。气滞日久，进一步发展可出现气机上逆或气虚下陷的病机表现。气逆表现为气上冲或气不下降，如肺气上逆，则胸闷咳喘；胃气上逆，则呕恶、嗳气、反酸；肝气上逆，则头痛头晕、胸胁满闷；同时伴见急躁易怒、焦虑、燥扰不宁等表现。气虚下陷主要表现为气的上升不及或下降太过，如宗气亏虚、脾胃气虚、中气下陷，在形则见胸闷胸痛、神疲乏力、气短懒言、头晕、头昏沉、慢性腹泻等症状，在神则见善悲欲哭、忧郁低沉、无精打采等表现。

2. 气血失和

《灵枢·本神》曰："心藏脉，脉舍神。"《灵枢·经脉》曰："脉道以通，血气乃行。"血脉是气血运行的道路，对心脏结构与功能的正常起着重要的支撑作用。情志活动是神的外在功能表现，心体和血脉是神之宅，无宅则神无以生。人的情志心理活动以脏腑的气、血、精、津液为物质基础，因此血脉充盈完整和气血精津液的充足是影响双心功能的重要因素。《素问·痿论》曰："心主身之血脉。"说明心脏能主管和推动血液运行于脉中，以流注全身。若心气虚或心阳虚衰推动无力，血脉运行滞缓，则生痰浊、膏脂、瘀血等病理产物，进而淤滞脉道，导致冠脉硬化、冠脉斑块、冠心病等各种心血管疾病的发生发展。而血脉不利又可诱发或加重情志异常，如气血亏虚无法充盈血脉，或气虚推动无力而生血瘀，导致心神失养，则易出现情绪低落、悲伤、抑郁、失眠等表现；若心脉痹阻，邪气扰心则表现为烦躁易怒、焦虑、恐惧等，如《素问·痹论》曰："心痹者，脉不通，烦则心下鼓，暴上气而喘，嗌干善噫，厥气上则恐。"心在体合脉，心脉不通，郁火内扰故心烦；心气虚或心阳虚，水湿上逆乘心则惊悸不安。

《素问·本神》曰："故养神者，必知形之肥瘦。荣卫血气之盛衰。血气者，人之神，不可不谨养。"病理情况下，若阴血亏虚，血脉干涸，则心脉失养，心神亦失养。在形则见心悸怔忡、失眠、健忘、多梦易醒等；在神则见烦躁、惊悸，甚则神志恍惚等情志异常表现。中医学认为肝肾同源，精血同源，在一定条件下精血可以互生。而精气是充养神的重要物质之一，肾精化肾气，精气化神，肾精充盈、肾气充足则神明，肾精亏虚、肾气虚衰则神衰，故《素问·生气通天论》曰："阳气者，精则养神"，《景岳全书·血证》又说："人有阴阳，即为血气。阳主气，故气全则神旺；阴主血，故血盛则形强。"若精气虚、心气不足，则善恐易惊、心悸、乏力、易出汗。《灵枢·经脉》曰："气不足则善恐，心惕惕如人将捕之。"《沈氏尊生书·不寐》亦云："心胆俱怯，触事易惊，梦多不详，虚烦不眠。"因此，气血阴阳和调，则心脉调畅。

3. 脏腑失调

双心疾病病位在心，但与五脏六腑密切相关。因为心气的调畅、血脉的通利、气血阴阳等物质基础的充盈与五脏六腑息息相关。

心主血脉，心气虚、心阳虚不能帅血而行，故心悸气短，动则喘满。心藏神，心气、心阳不足，则心神不稳，故心慌。心阳气不足，则胸阳不振，故胸闷、气短、善太息。心为君火，心阳不足，心气亏虚，则全身功能衰退，故倦怠乏力。或心血不足，血不养心，心神失养，则易心悸、易惊、失眠、多梦等。或心火炽盛，内扰心神，致心悸失眠，烦躁不安等症状。或心阴虚，不能滋养心神，故心烦、惊悸、失眠、健忘。阴虚阳盛化热，易出现低热、躁扰、五心烦热、盗汗等症状。

肝主疏泄，若情志不遂，肝气疏泄不利，或气郁化火，火盛伤阴，扰动心神，可见胸闷胸痛、口苦反酸、烦躁易怒、失眠多梦等症状。若气机郁滞日久，气滞湿阻而生痰浊，或气滞血瘀阻塞脉道，可致心脉痹阻不通，不通则痛，出现胸痛胸闷、心悸不安等心失所养表现。或气郁化火日久，肝阴不足，肝阳上亢，而见心悸、头痛头晕、烦躁易怒、焦虑等。

脾主运化，为后天之本。思虑伤脾，脾失健运，既可导致气血生化乏源，气血亏虚，心神失养而致失眠多梦，又可因思则气结，脾不散精及脾失健运，致痰浊内生，痰气郁结，日久则痰瘀胶结，表现为心悸、失眠、胸闷胸痛、食欲减退、梅核气等症状，临床以心脾两虚证多见。

肺主治节，助心行血。若肺气不足，则心肺气虚，气虚无力行血，血行不畅致心肺痹阻，可见心胸憋闷、胸痛；肺气虚，宣发肃降功能减弱，则气机不展，气血不能外达，因此容易被忧思悲愤的负面情绪侵扰，出现胸闷、悲伤欲哭、失眠多梦、多疑善虑等情绪。

肾主藏精。若肾阴亏虚，阴不制阳，水火失济，致心阳独亢；或情志过极化火致心火内盛，心火不降，扰动神明，则可见胸闷心悸、心绪不宁、心烦失眠、五心烦热、多梦遗精等。若肾阳虚损，无法上助君火，则心阳不振，无力推动脉中气血，血行滞缓而生痰浊瘀血，致血脉瘀阻、心脉不畅；或肾阳虚衰，温煦不足，阳虚寒凝血脉，而见胸痛、心悸、畏寒、背冷等症状；阳气虚则神无以充，可见神疲、郁郁寡欢、恐惧、失眠寐差等表现。

李梴在《医学入门·脏腑》转引《五脏穿凿论》中的表述："心与胆相通，心病怔忡，宜温胆为主；胆病战栗癫狂，宜补心为主"，说明前人已经认识到心胆之间经脉联络、生理及病理相关。《素问·灵兰秘典论》云："胆者，中正之官，决断出焉。"胆主决断，说明胆与人体的神志活动有关。生理状态下，心胆各自气机调畅，相须为用，如《重订严氏济生方》中云："心气安逸，胆气不怯，决断思虑，得其所也。"若心胆失司，胆主决断不利，则心主神明功能不能正常发挥，可导致情志的异常变化。如《金匮玉函经》云："烦惊虽系乎心，未有不因于胆，何者？胆为将军之官，失荣则多畏也。"清代医家程国彭亦言："心惊然后胆怯，乃一定之理。"病理状态下，若胆气郁滞，枢机不利，病久由气及血，气血运行不畅，痹阻心脉而出现胸痛胸闷、口苦、胁胀；或气郁化火，炼液生痰瘀，痰瘀热相互胶结，痹阻心脉，心脉闭而不通则胸闷胸痛、心烦心悸、失眠多梦、甚则惊悸不寐、烦躁易怒；或胆气亏虚，则受惊易恐、虚怯惊悸。《沈氏尊生书·不寐》云："心胆俱怯，触事易惊，梦多不详，虚烦不眠。"

肺脾气虚，土不生金，致宗气亏虚。《灵枢·邪客》曰："宗气积于胸中，出于喉咙，以贯心脉而行呼吸焉。"因此，宗气具有贯注心脉，帮助心脏推动血液循环，即"助心行血"的作用。清代张锡纯的《医学衷中参西录·论脑贫血痿废治法》载有："夫上气者何？胸中大气也。其气能主宰全身，斡施胸部，流通血脉。"病理状态下，若脾气虚，土不生金，致宗气不足，无力推动营血运行，则血脉瘀阻，心脉不畅，可见胸闷气短。《素问·灵兰秘典论》曰："膻中者，臣使之官，喜乐出焉。"宗气积于膻中，胸中气海汇聚于膻中，气足则神充，气虚则神弱，宗气虚则易出现胸闷心悸、情绪低落、消极悲观等状况。

脾胃气虚，脾胃气机升降失司。生理情况下，脾升胃降维持气机升降的运行。若脾虚清阳不升，胃虚浊阴不降，气机郁滞中焦，导致肝郁脾虚，气虚气郁，久则由气及血，血脉不畅，终成气虚血瘀，故见心胸满闷、隐痛或胀痛或刺痛、喜太息、纳差、气短乏力等症状。

（三）小结

双心疾病是"双心"功能异常的形神失调类疾病，情志精神思维活动是神的主要功能表现，心脏功能和结构是形的体现。双心疾病的病机关键在于虚实两端，虚则心失所养，心神不安；实则血脉瘀阻、心神被扰。虚则多为五脏气血阴阳不足，实则多因气滞、血瘀、痰浊、寒凝。临床上，双心疾病多因情志不舒或思虑劳神过度而起，往往以气郁为先，而后出现气血阴阳亏虚或逆乱，进而影响各脏腑气化功能，病程日久，渐生痰饮水湿瘀血阻滞脉络，血脉瘀阻，扰乱心神或心失所养，出现"神明之心"与"血脉之心"同病的复合疾病。

第三节　常见双心疾病的中医科学内涵阐释

一、下丘脑—垂体—肾上腺轴（HPA 轴）

HPA 轴是神经内分泌系统的重要部分，涉及心理应激和许多身体活动的调节，如消化、免疫系统、心情和情绪等。当身体面临压力或其他应激刺激时，HPA 轴会被激活，从而调节肾上腺素的分泌，帮助身体应对这些挑战。

然而，在双心疾病中，由于心血管疾病与情绪障碍的相互作用，HPA 轴的功能可能会受到影响。长期的情绪压力、焦虑、抑郁等心理状态可能激活 HPA 轴，导致肾上腺素过度分泌，这种持续的应激状态可能对心血管系统产生负面影响，如加重心脏负担、促进动脉粥样硬化的形成等。同时心血管疾病本身也可能通过影响 HPA 轴的功能而加重情绪障碍。例如，心血管疾病患者常常伴有胸痛、呼吸困难等症状，这些症状可能进一步加剧焦虑、抑郁等情绪问题，从而形成恶性循环。

HPA 轴是一个重要的生理机制，负责协调激素、腺体和部分中脑区域的相互作用，它在应激反应和机体活动调节中发挥着关键作用。在机体应激状态下，HPA 轴会亢进，促进肾上腺皮质激素的分泌，这可能导致内皮功能紊乱，进而增加动脉粥样硬化的风险。此外，皮质醇的升高会对前额叶和海马区造成损害，进一步加剧 HPA 轴的亢进，形成恶性循环。最新研究表明，在抑郁症中，HPA

轴亢进导致糖皮质激素受体的敏感性受损（GRP），GRP异常表达通过相互作用蛋白2（TNIP2）介导激活TNF-α，可诱导抑郁患者的炎症反应，GRP还介导了HPA轴对炎症应答中的关键转录因子NF-κB的抑制作用，导致抑郁样行为发生。

抑郁症患者表现为HPA轴负反馈抑制功能减弱，进而导致HPA轴亢进，体内促肾上腺皮质激素（ACTH）水平及皮质醇明显升高。HPA轴亢进可能与抑郁互为因果，与心血管疾病风险和死亡率增加也有关。实验研究表明，与动脉粥样硬化造模组相比，给予慢性温和刺激干预的小鼠，其皮质激素分泌显著增加。皮质醇不仅能增强心血管系统对儿茶酚胺的敏感性，还能刺激大量炎症因子的产生，从而加剧心血管疾病的发生与发展，持续的HPA轴亢进和高皮质醇水平也是导致抑郁症的主要原因。

王晓滨等运用柴胡加龙骨牡蛎汤干预慢性应激抑郁模型大鼠的研究显示，相比于模型组，中药组大鼠能够缩短强迫游泳实验不动时间，降低下丘脑促肾上腺皮质激素释放激素和血清皮质酮水平，并且增加海马BDNF的表达，表明柴胡加龙骨牡蛎汤可能通过调节HPA轴和BDNF表达来改善大鼠的抑郁状态。一项纳入361项研究（包括18454例受试者）的Meta分析显示，抑郁症患者表现出了明显HPA轴功能亢进的倾向；与健康受试者相比，抑郁症患者体内皮质醇及ACTH水平明显升高，但CRH水平没有明显差异，而且这种差异并未因性别而有所改变。

二、炎症反应

在双心疾病中，心血管疾病本身就可以引发炎症反应。例如，动脉粥样硬化作为心血管疾病的重要病理过程，其发生和发展就与炎症反应密切相关。同时，情绪障碍也可能通过影响神经内分泌系统，进一步加剧炎症反应，焦虑和抑郁等情绪状态可能导致机体应激反应增强，从而激活炎症反应。

炎症反应在双心疾病中的作用是多方面的。一方面，炎症反应可能直接损害心血管系统，导致血管损伤、内皮功能障碍等问题，进而加重心血管疾病的症状。另一方面，炎症反应还可能影响神经系统的功能，加剧情绪障碍的程度。此外，炎症反应还可能与其他病理过程相互作用，形成恶性循环，进一步加剧双心疾病的病情。研究显示，冠状动脉粥样硬化性心脏病合并抑郁患者的促炎因子水平较高，炎症反应在冠心病的发生中起到了关键作用，同时抑郁情绪可能进一步加剧这种炎症反应形成恶性循环。越来越多的证据表明，抑郁症病人中存在促炎细胞因子表达升高及抗炎细胞因子表达降低的情况，这种炎症反应的变化不仅影响神经系统的功能，还可能导致血管内皮功能受损，加剧动脉粥样硬化的发生和发展。加味柴胡桂枝汤能改善冠心病稳定性心绞痛伴焦虑 / 抑郁患者中医证候，其机制可能与降低血脂及 IL-6 相关。

炎症反应作为一条经典的作用途径，已被大量的证据证实其存在于多种心脉病证中并贯穿疾病的始终。与此同时，抑郁症也会导致炎症反应的过度激活。一项关于冠心病与抑郁症的研究发现，在基线水平时，hs-CRP 水平越高，患者的抑郁程度越严重，且在随后的 3 年随访期间，出现临床显著抑郁的冠心病患者 hs-CRP 水平较高。结果表明，hs-CRP 水平对冠心病患者以后出现临床抑郁症状具有预测意义。Charles 等通过给抑郁症患者输注肿瘤坏死因子 -α 受体拮抗剂——英夫利昔单抗，结果发现，其可通过抑制患者体内过度激活的炎症反应起到改善患者抑郁症状的效果。

抑郁症引起炎症过度激活的途径可能有以下几条：①抑郁引起下丘脑 CRH 系统的激活，导致大量的去甲肾上腺素释放到体循环中，去甲肾上腺素刺激 -6、CRP 等炎症因子的产生。②抑郁症引起 CRH 介导的 bypercor-IL-6 的间接作用会激活炎症反应。③许多抑郁症患者都伴有胰岛素抵抗，并且有高胰岛素血症，而胰岛素本身就是一种高度促炎的化合物。④除了直接促进促炎物质的分泌，胰岛素还能激活交感神经系统，进一步促进炎症反应。⑤副炎症的存在。副炎症发生是对压力因素的反应，如过度进食和衰老等。经典炎症和副炎症之间的不同之处在于，后者不是对病原体或组织损伤作出反应，而是在特定组织中因应激源（如涉及营养感知能量的应激源）而发生的动态平衡设定点的改变。副炎症性疾病最突出的标志是急性时相蛋白、C 反应蛋白和血清淀粉样蛋白 A 浓度的低水平升高。⑥在一些不典型抑郁症患者中，下丘脑 CRH 神经元活性低下是抑郁症导致炎症反应过度激活的潜在原因。

益气活血方通过抑制脱乙酰化酶 /Tol 样受体 4/ 核因子 κB（Sirt1/TLR4/NF-κB）信号通路，有效地降低 IL-6 等促炎因子的表达水平。这一作用机制不仅有助于减轻心肌细胞的损伤，还能改善心脏功能，提高患者的生活质量。同时益气活血方还能调节神经系统的功能，防止抑郁的发生，实现了"心神同调"的治疗目标。柴胡疏肝散合半夏厚朴汤联合五行针灸治疗脑卒中后焦虑抑郁患者，可减少炎症反应，改善焦虑及抑郁情绪。

三、5- 羟色胺（5-HT）

5- 羟色胺，又称血清素，是一种重要的神经递质，广泛存在于哺乳动物的组织中，特别是在大脑皮层质及神经突触内含量丰富。它参与调节情绪、睡眠、食欲等多种生理功能，对于维持人体的心理健康起着至关重要的作用。5-HT 作为调控情绪的重要神经递质，其水平低下与抑郁情绪的发生有直接关系。有学者指出，抑郁不仅表现为神经递质功能低下，亦有神经递质功能亢进者。一项基因研究指出，5-HT 启动因子区域携带等位 G 基因的冠心病病人，抑郁症状普遍更严重。多项研究显示，血液 5-HT 水平及波动幅度可一定程度反映抑郁程度和状态，作为诊断抑郁症及评价疗效的临床指标。从上游产物角度阐明了心血管疾病与抑郁的关系。

在双心疾病中，5-HT 的水平变化可能起到关键作用。一方面心血管疾病本身可能导致 5-HT 的减少，这种减少可能引发心脏缺血，导致心血管痉挛，从而引发胸痛等症状。另一方面，情绪障碍特别是焦虑和抑郁，也与 5-HT 的水平密切相关。焦虑抑郁的情绪状态可能导致 5-HT 的降低，进一步加重心血管疾病的症状，形成恶性循环。

值得注意的是，女性和老年人可能更容易出现 5-HT 的减少。研究显示男性体内的五羟色胺水平通常是女性的 2.5 倍，女性大脑合成 5-HT 的速率仅是男性的一半。随着年龄的增长，5-HT 作用通路的工作效率也会下降。这些因素可能增加了女性和老年人患双心疾病的风险。

研究发现，高水平的 5-HT 可促使血小板聚集，增加血液黏稠度，从而损伤血管壁形成血栓。这种病理过程不仅影响血管的收缩功能，还加大了患心血管疾病的风险。此外 5-HT 的降低幅度与抑郁的严重程度呈正相关，这进一步证明了其在精神健康与生理健康之间的桥梁作用。柴胡加龙骨牡蛎汤显示出抗焦虑抑郁的作用，它能拮抗利血平降低小鼠体温的效应，增加小鼠 5-HT 诱导的甩头次数，并缩短小鼠在强迫游泳和悬尾实验中的不动时间。这些作用机制可能与该方剂能够阻断中枢 5-HT、NE 等单胺类递质的重摄取有关。

四、内皮功能障碍

内皮功能障碍是指内皮细胞功能异常，导致血管舒缩失衡、炎症反应增加、血栓形成等病理过程。在双心疾病中，心血管疾病与情绪障碍的相互作用可能导致内皮功能障碍的发生和加重。

一方面，心血管疾病本身就可以导致内皮功能障碍。心血管疾病通常伴随着血管壁的炎症反应、氧化应激等病理过程，这些过程会损害内皮细胞的功能，使其失去正常的调节血管舒缩、抑制血小板活化等能力。内皮功能障碍进一步加剧了心血管疾病的发展，促进了动脉粥样硬化、血栓形成等病理过程。

另一方面，情绪障碍也是导致内皮功能障碍的重要因素。长期的焦虑、抑郁等情绪压力会导致交感神经的过度兴奋，释放大量的儿茶酚胺等神经递质，这些递质会损害内皮细胞的功能，导致内皮功能障碍。此外，情绪障碍还可能影响免疫系统的功能，促进炎症反应的发生，进一步加重内皮细胞的损伤。

内皮功能障碍在双心疾病中的作用机制是多方面的。首先，内皮功能障碍会导致血管收缩增强、外周阻力增加，进而引起血压升高，加重心脏负担。其次，内皮细胞受损后无法有效地抑制血小板活化和黏附，易形成血栓，进一步加重心血管疾病的症状。此外，内皮功能障碍还会影响血管壁的通透性，导致液体渗漏和组织水肿，进一步加剧双心疾病的临床表现。

长期焦虑抑郁状态会导致血管内皮细胞功能紊乱，进而引发活性物质分泌失调，促进心血管疾病的发生和发展。抑郁作为一种常见的情感障碍，其对身体健康的潜在影响不容忽视。通过对比抑郁患者与一般人群的血流介导的肱动脉扩张（FMD）值，发现抑郁情绪越重，FMD 值越低，这意味着抑郁导致内皮舒张功能受损的可能性更大。

研究者们建立了抑郁症的动物模型，如慢性轻度不可预知应激（CUMS）大鼠模型。通过对这些模型进行持续应激干预，科学家们发现 CUMS 大鼠的内皮型一氧化氮合酶（eNOS）表达下降，一氧化氮（NO）合成减少，这直接影响了血管舒张功能。NO 作为内皮细胞释放的重要舒张因子，其合成减少必然导致血管舒张能力下降。另一方面，抑郁患者体内内皮素水平较高。内皮素作为一种强大的缩血管物质，对冠脉产生强烈而持久的缩血管效应，这种效应与 NO 合成的减少共同作用，打破了血管内的平衡状态，加剧了内皮功能障碍。

五、脑—肠轴

脑—肠轴是一个双向神经系统，连接了中枢神经系统和肠神经系统，涉及神经、内分泌、免疫等多个方面。它负责传递来自大脑的信号到肠道，并接收来自肠道的信息，从而调节肠道的感觉运动、分泌功能，以及情绪、认知等方面的功能。

在双心疾病中，心血管疾病与情绪障碍的并存可能导致脑—肠轴的功能异常。长期的情绪压力、焦虑、抑郁等心理状态可能通过脑—肠轴的调节机制影响肠道功能，导致肠道微生物多样性失衡、肠道炎症等问题。反过来，肠道功能异常也可能通过脑—肠轴传递信号至中枢神经系统，进一步加重情绪障碍和心血管疾病的症状。

脑—肠轴在双心疾病中的作用机制可能涉及多个方面。首先，肠道微生物与心身疾病的发生、发展关系密切。通过脑—肠轴的调节，肠道微生物可能影响大脑功能，参与情绪、认知等方面的调节。其次，迷走传入神经作为脑—肠轴的一部分，能够感受肠道内的机械运动和代谢产物的变化，并将这些信息传递至中枢神经系统，影响情绪和行为。此外，免疫系统和内分泌系统也参与脑—肠轴的调节过程，通过释放炎症因子和激素等信号分子，影响肠道和大脑之间的相互作用。

当肠道菌群出现紊乱时，不仅可能增加患心血管疾病的风险，还可能激活交感神经和 HPA 轴，导致促炎因子的产生。这一系列的连锁反应，可能使心血管疾病患者陷入心理障碍的困境。这种紊乱还可能影响大脑，通过干扰神经递质如 5-HT 的稳定性和多样性，进而对大脑功能产生深远影响。

对于精神心理障碍患者来说，情况则更为复杂。他们的 HPA 轴往往处于亢进状态，这促进了促肾上腺皮质激素释放激素的释放，从而激活了"脑—肠轴"。这一激活过程使得肠道菌群得以进入外周血液循环，其代谢产物如短链脂肪酸、胆汁酸和肉毒素等可能引发高水平的炎症。这种炎症状态对心脏来说无疑是一个巨大的负担，可能导致心脏器质性损伤，进一步加剧损害了患者的健康状况。

缺乏肠道微生物的小鼠可能表现为运动增加、焦虑行为减少，菌群的聚集有助于小鼠应对环境压力和紧急状态，但 Desbonnet 等研究发现，肠道微生物对 5-HT 等神经递质存在功能调控作用，缺乏肠道微生物的小鼠焦虑增加，色氨酸 –5-HT 代谢受损，社会交互行为受损，且雄性小鼠症状较雌性小鼠更明显。通过重建可视化的脑片神经环路可知，机体中存在脑—肠生物轴，移植了双相情感障碍患者菌群的无菌小鼠表现出抑郁样行为，且内侧前额叶到杏仁核神经通路上的神经可塑性下降，神经元蘑菇样树突体减少，神经发生下降。一项动物研究显示，移植了存在消极行为大鼠的粪便菌群后，受试大鼠表现出抑郁样症状。

六、心理应激与冠状动脉微血管结构异常

心理应激是双心疾病的重要触发因素之一，当个体面临各种内外环境因素的挑战时，如生活压力、工作压力、人际关系问题等，可能导致心理应激的产生。这种心理应激状态会引起机体的生理和心理功能发生异常，如心跳加速、血压升高、呼吸急促等。长期的心理应激状态还可能导致交感神经的过度兴奋，进一步影响心血管系统的正常功能。

在心理应激的影响下，冠状动脉微血管结构可能发生异常。冠状动脉微血管是指心脏表面的微小血管，它们负责为心肌提供血液和氧气。当心理应激导致交感神经兴奋时，会导致神经内分泌系统的肾上腺分泌儿茶酚胺。肾上腺素通过激活刺激性 G 蛋白信号通路与心肌 β2 受体结合来诱导心肌松弛。β1- 肾上腺素能

受体在激活腺苷酸环化酶后，激活心肌膜的钙通道，导致心肌收缩力增强和心率加快，最终因冠状动脉舒张期不足导致缺血。去甲肾上腺素可以通过激活 $\alpha-1$ 肾上腺素能受体诱导微血管动脉痉挛或收缩，内皮素 ET-1 依赖性通路也可能参与其中。因此冠状动脉微血管可能出现收缩、痉挛等现象，导致血液流动受阻。

长期的心理应激还可能促进冠状动脉微血管的内膜增厚、平滑肌细胞增生等病理改变，进一步加剧微血管结构的异常。冠状动脉微血管结构异常与双心疾病的症状和进展密切相关。这种异常可能导致心肌的血液供应不足，引发心绞痛、心律失常等症状。同时由于心肌缺氧和能量代谢障碍，还可能进一步加重心脏的负担，促进心血管疾病的发展。急性心理应激会诱发机体内炎症因子的大量释放，导致"炎症风暴"的发生。同时神经内分泌功能的紊乱会引起血流动力学改变，如血压升高和心率加快，这些变化与组织水肿和内皮细胞损伤共同作用，破坏微血管结构，影响心肌细胞的血流灌注。

动物研究表明，抑郁大鼠交感神经系统兴奋，儿茶酚胺释放明显增多，通过正性肌力、升高血压、增加心肌耗氧量等对心肌及血管造成不良影响，引起心肌重构，还可造成心电不稳定，出现电重构，从而发生快速性心律失常。武剑等对冠心病 PCI 术后伴焦虑的患者运用温胆汤联合氟哌噻吨美利曲辛来治疗，认为温胆汤可上调血清中神经营养因子 BDNF 的水平，降低血清 WMSI 水平，保护心肌，抑制心室重构，从而改善患者临床症状。

七、小胶质细胞和星形胶质细胞的激活

小胶质细胞和星形胶质细胞是中枢神经系统中的两类重要胶质细胞，它们在维持神经系统的稳定和调节神经炎症反应中发挥着关键作用。在双心疾病的病理过程中，由于心血管疾病与情绪障碍的并存，患者常常经历长期的压力、焦虑和抑郁等情绪状态。这些情绪因素可能通过神经内分泌系统的调节，影响小胶质细胞和星形胶质细胞的功能状态，导致它们的激活。

小胶质细胞的激活是神经炎症反应的重要标志之一。当受到外界刺激或损伤时，小胶质细胞会迅速反应，释放一系列炎症介质和细胞因子，参与神经系统的修复和再生过程。然而，在双心疾病中，过度的或长期的小胶质细胞激活可能导致神经炎症的持续存在，进而加重神经系统的损伤。

星形胶质细胞在维持神经系统稳态和调节神经递质平衡中发挥着重要作用。它们通过调节突触间隙的神经递质浓度，参与神经信号传导的调节。在双心疾病中，星形胶质细胞的激活可能改变神经递质的平衡，影响神经信号的传递，进一步加剧情绪障碍和心血管疾病的症状。此外，小胶质细胞和星形胶质细胞的激活

还可能通过影响神经元的代谢和功能，进一步加重双心疾病的病理过程。例如，它们可能干扰神经元的能量代谢，导致神经元功能受损，进而加重心脏和情绪障碍的症状。

心血管疾病后外周激增的炎症因子穿越血脑屏障，与心血管病变产生的三磷酸腺苷（ATP）共同激活脑内的小胶质细胞。这些活化的小胶质细胞释放的炎症细胞因子进一步深入丘脑室旁核内，刺激巨噬细胞，使巨噬细胞释放大小胶质细胞的促炎能力。同时，星形胶质细胞也被炎症因子激活，参与心脏交感神经的过度兴奋与神经炎症过程。这种炎性激活不仅加剧了脑内的神经炎症和氧化应激，还介导了自身结构的重塑，引起神经元死亡和突触丢失。此外部分小胶质细胞和星形胶质细胞具有神经毒性，它们成为心血管疾病后慢性期焦虑抑郁样行为发展的关键。

陆洁等运用柴胡加龙骨牡蛎汤干预抑郁模型大鼠，结果显示，这一中药方剂能够改善大鼠的抑郁样行为，增加星形胶质细胞的表达，并改善海马神经元的形态。温胆汤有保护神经细胞的作用，谷氨酸能推进细胞凋亡，田真真等研究发现温胆汤可有效减少谷氨酸环境下星形胶质细胞的凋亡，可能是通过提高细胞 PI3K，Akt，GSK3β 蛋白的表达，影响 PI3K/Akt/GSK3 信号通路，从而减少星形胶质细胞凋亡达到保护神经细胞的功能。

八、脂代谢异常

脂代谢异常，特别是高胆固醇血症和高甘油三酯血症，是心血管疾病的重要危险因素之一。而在双心疾病中，心血管疾病与情绪障碍常常并存，这种病理状态可能进一步影响脂代谢，导致或加重脂代谢异常。

首先，情绪障碍如焦虑、抑郁等可能导致神经内分泌系统的紊乱，进而影响脂代谢的调节。例如，长期的压力状态可能刺激肾上腺素的分泌，促进脂肪分解，但同时也可能导致血脂水平升高。此外情绪障碍还可能影响患者的饮食习惯和生活方式，如过度摄入高脂食物、缺乏运动等，进一步加剧脂代谢异常。

另一方面，脂代谢异常也会对双心疾病产生负面影响，高胆固醇血症和高甘油三酯血症可导致动脉粥样硬化等心血管疾病的发生和发展，进而加重心脏的负担，影响心脏功能。同时，心血管疾病的症状和进展又可能进一步加重患者的情绪障碍，形成恶性循环。

动脉粥样硬化的核心病变在于动脉内膜的脂质沉积，这一过程在冠心病患者中尤为显著。临床试验揭示，冠心病患者中合并抑郁者的平均血脂水平相对较高，在这种状态下，皮质醇和儿茶酚胺水平上升，它们不仅增强了脂肪酶活性，促使脂肪分解使血中游离脂肪酸增多，还通过影响糖代谢相关途径加剧脂质沉积。这一系列变化最终扰乱了脂代谢系统的平衡，进而促进了动脉粥样硬化的进展。

杨海燕等通过实验认为，温胆汤可促进脂质的利用，减少脂肪在腹部的堆积，从而降低血脂。杨金果等在实验中发现，黄连温胆汤能降低高脂饲料喂养小鼠的血脂，能调节脂质代谢，降低血清 TG、TC、LDL-C 水平，调节脂肪细胞自噬活性。喻松仁等通过实验认为温胆汤有较好的降脂作用，其可能通过改变自噬活性，降低细胞炎症因子 TNF-α、IL-6、IL-1β、MCP-1 的水平，以调节脂肪细胞炎症状态达到降脂的效果。

九、胰岛素抵抗（IR）

双心疾病与胰岛素抵抗之间存在复杂的相互作用关系。双心疾病是心血管疾病合并情绪障碍的一种状态，其症状包括疲劳、乏力感、胸痛、呼吸困难或气短以及水肿等。而胰岛素抵抗则是机体对胰岛素的生理反应减弱，可能导致一系列代谢性疾病的发生。在双心疾病中，由于心血管疾病的存在，患者常常伴随有情绪障碍，如焦虑、抑郁等。这些情绪问题可能导致患者的心理压力增加，进而影响神经内分泌系统的平衡，使得胰岛素敏感性下降，进而引发胰岛素抵抗。同时，胰岛素抵抗也可能反过来加重双心疾病的症状，因为胰岛素抵抗通常与代谢异常相关，如肥胖、血脂异常等，这些因素可能加重心血管的负担，影响心脏的功能。

研究发现，脑内广泛分布着胰岛素受体，胰岛素受体蛋白密集在海马区的锥体细胞轴突等细胞膜表面，在与认知密切相关的皮层脑区表达丰富，如海马、下丘脑等。而抑郁、焦虑情绪对海马功能有一定的损伤作用，诱导炎症因子如肿瘤坏死因子（Tumor necrosis，TNF）、白细胞介素（Interleukin，IL）和干扰素（Interferom，INF）等的分泌，炎症因子可以在细胞中引发炎症反应，而损伤细胞，在多种免疫疾病中发挥重要作用。例如其中 INF 的作用具有增强 TL 淋巴细胞、巨噬细胞和自然杀伤细胞的活力。

Pearson 等研究得出，男性抑郁障碍患者 IR 的发生率较对照组高 17.2%，而这一数值在女性抑郁障碍患者中为 11.4%。在纠正生活方式及饮食等因素后，抑郁障碍患者 IR 发生率仍升高（男性升高 13.2%，女性升高 6.1%）。抑郁症患者血浆皮质激素释放激素（CRH）、促肾上腺皮质激素（ACTH）和皮质醇（CORT）浓度明显升高。CORT 分泌增加导致葡萄糖利用降低、糖异生增加，同时上述激素具有拮抗胰岛素抑制血糖的作用，从而增加 IR。循环中 CORT 过量及其血糖管理机制中断可导致高胰岛素血症及 IR，最终导致糖尿病的发生。HPA 轴功能紊乱与抑郁症患者 IR 以及糖尿病的发生有关的假说同样也被国内的研究证实。抑郁症患者存在糖皮质激素水平调节异常，抗糖皮质激素具有抗抑郁疗效。HPA 轴受损导致的糖皮质激素受体（GR）功能低下与非典型抑郁症相关。GR 功能受损机制之一是环腺苷酸（cAMP）依赖的蛋白激酶 A（PKA）活性降低。增加 cAMP 依赖的 PKA 活性已被作为中介机制用于抗抑郁药物的研究中。至今，胰岛素仍被认为能降低胞内 cAMP 及 PKA 活性。因此，胰岛素水平增加可能通过降低 PKA 活性，对 GR 功能造成损害，从而导致抑郁的假设是合理的。

有学者研究发现，抑郁、焦虑患者一氧化氮合成酶（NOS）活性增强，一氧化氮（NO）产生增多，而抑制 NOS 活性可以减少 NO 的产生，减轻抑郁、焦虑患者的相关症状。NO 由胰岛细胞产生，NO 可以正向调节 HPA 轴功能，促使调节肾上腺皮质激素释放激素影响 HPA 系统。NO 具有毒性作用和生理作用，在免疫系统、神经系统和心血管等疾病中发挥重要作用。有实验表明，高浓度的 NO 是胰岛细胞 β 细胞损伤的启动因子，参与胰岛细胞的损伤。

精神心理障碍患者常伴随胰岛素抵抗和高胰岛素血症，这些状况不仅使胰岛素本身发挥促炎作用，还通过激活交感神经系统间接加剧炎症反应。这种持续的炎症状态不仅对患者健康造成负面影响，还显著增加心血管疾病的发生风险及不良预后。因此，对于精神心理障碍患者，除了关注其心理问题外，还需重视胰岛素抵抗和高胰岛素血症的调控，以降低心血管疾病的风险。同时，也应关注炎症反应的干预措施，以维护患者的整体健康。

十、自主神经功能障碍

由抑郁引起的自主神经功能障碍会导致交感神经系统以及副交感神经功能的改变并伴有迷走神经控制的紊乱。这种自主神经失调反过来又与心血管疾病风险的增加有关，抑郁症患者交感神经活动增强，静息心率增加，对物理应激源的心率反应增加，压力反射敏感性受损，心室复极变异性增高，心率变异性（HRV）降低。而 HRV 的降低又是不良心血管事件的强有力的预测因子。Shi 等研究发现，抑郁症可使心肌梗死模型大鼠左室收缩功能严重受损，左室短轴缩短率（FS）明显降低，左心室内径增大，心肌壁变薄，胶原修复减少，容易出现致命的恶性心律失常，表明交感神经过度激活和心肌重构加剧可能是心梗后抑郁与不良预后之间联系的一种可能机制。

HRV 受交感神经系统和副交感神经系统双重控制，是心脏功能自主调节的关键指标，是由于两系统的共同激活或共同抑制，或者其中一个系统的激活和另一个系统的抑制而发生的。抑郁症和冠心病可以扰乱自主神经控制反馈环，导致心率变异性降低。低心率变异性反映心脏交感神经调节不足和 / 或交感神经调节过度，是心肌梗死患者近期死亡的有力预测因子。在稳定性冠心病患者中，低心率变异性也对患者的发病和死亡有着重要的预测意义。研究发现，在冠心病患者中，伴有抑郁的患者与没有抑郁的患者相比，有着更高的心率与更低的心率变异性。

迷走神经在心脏自主调节功能中起着主导作用，迷走神经张力的减退是冠心病与抑郁症共病的关键因素。抑郁会导致心脏迷走神经控制力降低，导致心率变异性降低。HRV 降低是冠心病患者猝死和室性心律失常的已知危险因素，HRV 的下降增加了心肌梗死和冠状动脉功能不全的风险，增加了心血管疾病死亡的相对风险，增加了心源性猝死的风险。即使在没有高血压、糖尿病、癌症或症状性心脏病的患者中，低 HRV 也与死亡风险增加相关。VAN DER KOOY 等学者对老年抑郁症患者的 HRV 特征进行分析，发现抑郁症患者的全部心搏间期的标准差（SDNN）、全程相邻心搏间期之差的均方根值（rMSSD）及低频段（LF）显著降低，而且高频段（HF）也比对照组更低，这意味着老年抑郁症患者的总体 HRV（SDNN）更低，而且迷走神经张力也受到明显抑制。

十一、Omega-3 多不饱和脂肪酸缺乏

冠心病患者血清中的 Omega-3 多不饱和脂肪酸（PUFAS）水平与抑郁症相关。即使在没有其他内科疾病的情况下，Omega-3 脂肪酸缺乏也与抑郁症有关。相反，食用含有多不饱和脂肪酸（EPA、DHA）的食物，已被证明可以逆转抑郁并增强抗抑郁效果。Omega-3 多不饱和脂肪酸，特别是 DHA，是保证细胞膜完整性和流动性不可或缺的成分。增加 Omega-3 多不饱和脂肪酸的浓度可以产生流动性更好、生化效率更高的细胞膜。相反，低水平的 PUFAS 会导致 SFAs 和胆固醇进入细胞膜磷脂的增加，从而导致细胞膜变得更加坚硬，细胞膜的流动性严重受损，细胞膜受体的结合力大幅度减弱导致神经递质传导功能发生障碍，从而影响神经可塑性，这可能代表了 Omega-3 多不饱和脂肪酸缺乏导致抑郁症的直接机制。

研究发现，与安慰剂相比，EPA 无论是在强化治疗还是单一治疗方面，都有明显的疗效，且 EPA 可以增强抗抑郁药物的作用。一项荟萃分析发现，Omega-3 多不饱和脂肪酸对改善抑郁症有显著的效果。另外一项关于心血管疾病合并抑郁的随机对照临床试验发现，与安慰剂相比，Omega-3 多不饱和脂肪酸改善了非常严重的抑郁症患者的核心抑郁症状。研究还发现通过增加大鼠饮食中的

Omega-3 多不饱和脂肪酸不仅能改善抑郁大鼠的蔗糖偏嗜试验、矿场试验、强迫游泳试验等行为学评价指标，而且还能改善抑郁大鼠海马区、前额叶皮质神经递质及其代谢物的水平。

十二、行为学异常

抑郁症患者由于其特殊的心理境遇，往往会寻求一种发泄的方式，从而更容易沾染不健康的生活习惯，如吸烟、酗酒、久坐和不良的饮食习惯等，因此，他们增加了糖尿病和肥胖的发病率，而这又是冠心病的高危因素。抑郁症患者的日常吸烟率和尼古丁依赖率较高，而且戒烟的可能性较小。与不吸烟者相比，吸烟者急性心肌梗死的发病率几乎是不吸烟者的 3 倍，这可能建立了抑郁症患者吸烟行为增加与心血管疾病发病率增加之间的因果联系。

抑郁症患者的久坐行为增加了心脏事件的风险。在一项心血管健康研究中，对 5888 名老年人每年评估其抑郁症状，并在基线、3 年和 7 年评估自我报告的体力活动，结果表明，平均 10.3 年后，体力活动和抑郁症状都是心血管死亡率的独立预测因子，并且彼此之间存在很强的相关性。除此之外，一旦当冠心病患者伴发抑郁之后，其对治疗方案的依从性往往大大降低。对医生开具的医嘱往往心存怀疑、抵抗的心理，不能按时按量地服用治疗药物以及参加心脏康复等辅助治疗。这些行为往往与冠心病的复发率、住院率以及远期死亡率升高有关。

参考文献：

[1] PINTER A, SZATMARI S Jr, HORVATH T, et al . Cardiac dysautonomia in depression-heart rate variability biofeedback as a potential add-on therapy. Neuropsychiatr Dis Treat. 2019 May 17;15:1287−1310.

[2] 苏瑞，肖践明，张敏 . 精神心理障碍及下丘脑—垂体—肾上腺轴对冠心病的影响 [J]. 心血管病学进展，2018，39（03）：370−374.

[3] BALDUS S, HEESCHEN C, MEINERTZ T, et al. Myeloperoxidase serum levels predict risk in patients with acute coronary syndromes. Circulation. 2003 Sep 23;108（12）:1440−5.

[4] COOPER DC, TOMFOHR LM, MILIC MS, et al. Depressed mood and flow-mediated dilation: a systematic review and meta-analysis. Psychosom Med. 2011 Jun;73（5）:360−9.

[5] 胡丽，张雅丽 . 抑郁症与冠心病关联研究的进展 [J]. 解放军护理杂志，2014，31（21）：27−30.

[6] 杜敏，王怡茹，冯骁腾，等 . 基于"双心理论"的女性冠心病合并精神心理障碍发病机制及临床研究概况 [J]. 山东中医药大学学报，2022，46（06）：782−787.

[7] 余国龙 . 双心疾病诊断与治疗 [M]. 长沙：湖南科学技术出版社，2018.

[8] 祝宛新，曹宝国，李文娟，等 . 双心疾病的中医药治疗进展 [J]. 中医临床研究，2023，15（29）：68−72.

[9] 黄晓蓉，白春林 . 双心医学的研究现状 [J]. 中西医结合心脑血管病杂志，2024，22（02）：313−315.

[10] 张可欣，赵翠萍 . 双心医学：冠心病合并抑郁的机制与治疗研究的进展 [J]. 心血管康复医学杂志，2023，32（02）：194−197.

[11] 夏子文，张欢，梁健，等 . 双心疾病发病的相关机制探讨 [J]. 辽宁中医药大学学报，2023，25（11）：157−161.

[12] 王晟楠，袁宏伟 . 基于双心医学理论冠心病合并焦虑的中西医研究进展 [J]. 河北中医，2023，45（06）：1044−1047.

[13] 史青博，张智文，郭权，等 . 心理应激与冠状动脉微血管疾病的相关性研究进展 [J]. 心血管病学进展，2023，44（06）：510−514.

[14] 潘姿钢，陈品良，吴辉，等 . 从免疫炎症调控探讨益气活血疏肝法治疗双心疾病的作用机制 [J]. 中医杂志，2023，64（12）：1211−1217.

[15] 樊英迪，王世钦 . 柴胡加龙骨牡蛎汤治疗双心疾病探析 [J]. 中国中医药现代远程教育，2021，19（16）：145−147.

[16] 皇甫海全，黄慧春，于海睿，等 . 加味柴胡桂枝汤治疗气滞血瘀型冠心病稳定性心绞痛伴焦虑／抑郁的临床研究 [J]. 南京中医药大学学报，2023，39（11）：1122−1128.

[17] 陈安琪，吴云 . 双心疾病的研究进展 [J]. 内蒙古医学杂志，2021，53（06）：

712-714.

[18] 王珊珊, 薛秀娟, 王文刚, 等. 柴胡疏肝散合半夏厚朴汤联合五行针灸对脑卒中后焦虑抑郁的神经调控作用及对免疫炎症反应、认知功能损害和HPG、HPT的影响[J]. 中国医院用药评价与分析, 2024, 24(03): 303-307.

[19] 赵宏高, 王晶, 王朋辉, 等. 半夏厚朴汤加味联合盐酸氟西汀治疗冠心病心绞痛伴抑郁患者有效性临床研究[J]. 现代中医药, 2023, 43(06): 59-63.

[20] 费国娟, 杨芙蓉, 汪鸣, 等. 加味甘麦大枣汤对气血两虚型产后抑郁症患者肠道菌群和血清5-HT的影响[J]. 中国微生态学杂志, 2024, 36(02): 211-217.

[21] 罗玉梅. 血府逐瘀汤联合解郁安神法治疗稳定型冠心病伴焦虑气滞血瘀型的临床观察[J]. 医学理论与实践, 2023, 36(03): 404-406.

[22] 谢光璟, 黄攀攀, 王平. 天王补心丹加减改善PCPA失眠大鼠Trx系统氧化损伤的机制探讨[J]. 中国实验方剂学杂志, 2019, 25(06): 32-38.

[23] 杨雪静, 许二平, 尚立芝. 甘麦大枣汤及其合方治疗抑郁症研究新进展[J]. 中国实验方剂学杂志, 2021, 27(24): 55-60.

[24] 许一凡, 张雨恒, 余雪瑞, 等. 甘麦大枣汤通过调控炎症改善LPS诱导的小鼠急性抑郁样行为[J]. 中药药理与临床, 2019, 35(05): 6-11.

[25] 陈全萍, 谢春毅, 张家美, 等. 逍遥散对慢性心力衰竭合并抑郁患者心功能、炎症介质和血清5-HT、NE、CORT的影响[J]. 现代生物医学进展, 2020, 20(21): 4063-4067.

[26] AMADIO P, ZARA M, SANDRINI L, et al. Depression and Cardiovascular Disease: The Viewpoint of Platelets[J]. Int J Mol Sci, 2020, 21(20).

[27] SHAO M, LIN X, JIANG D, et al. Depression and cardiovascular disease: Shared molecular mechanisms and clinical implications[J]. Psychiatry Res, 2020(285): 112.

[28] Gold PW, The organization of the stress system and its dysregulation in depressive illness[J].Mol Psychiatry, 2015, 20(1): 32-47.

[29] Aydin Sunbul E, Sunbul M, Gulec H. The impact of major depression on heart ratevariability and endothelial dysfunction in patients with stable coronaryartery disease[J].Gen Hosp Psychiatry, 2017, 44(10): 4-9.

[30] Demirtas T, Utkan T, Karson A, et al. The link between unpredictable chronic mild stress model for depression and vascular inflammation? [J].Inflammation, 2014, 37(5):1432-1438.

[31] Harris KF, Mathews KA, Sutton-Tyrrell K, et al. Associations between psychologicaltraits and endothelial function in postmenopausal women[J]. Psychosom Med, 2003, 65(3): 402-409.

[32] Savoy C, Van Lieshout RI, Steiner M.Is plasminogen activator inhibitor-1 a physiological bottleneck bridging major depressive disorder and cardiovascular disease？[J].Acta Physiol（Oxf）, 2017, 219(4): 715-727.

[33] Taylor WD, Aizenstein HJ, Alexopoulos GS. The vascular depression hypothesis:mechanisms linking vascular disease with depression[J].Mol Psychiatry,

2013，18（9）：963-974.

[34] Williams MS，Ziegelstein RC，McCann UD，et al. Platelet Serotonin Signaling in Patients With Cardiovascular Disease and Comorbid Depression[J]. Psychosom Med，2019，81（4）:352-362.

[35] Yang R，Zhang MQ，Xue Y，et al. Dietary of n-3 polyunsaturated fatty acids influence neurotransmitter systems of rats exposed to unpredictable chronic mild stress[J].Behav Brain Res，2019，376（12）:112-172.

[36] Mykletun A，Overland S，Aarg LE，et al. Smoking in relation to anxiety and depression: evidence from a large population survey: the HUNT study[J].Eur Psychiatry，2008，23（2）:77-84.

[37] Petri E，Bacci O，Barbuti M，et al. Obesity in patients with major depression is related tobipolarity and mixed features: evidence from the BRIDGE-II-Mix study[J].BipolarDisord，2017，19（6）:458-464.

第三章　常见双心疾病的中西医结合临床诊疗

第一节　高血压伴焦虑抑郁状态

一、理论渊源

高血压伴焦虑抑郁患病率逐年升高，已成为一种常见的双心疾病。高血压伴焦虑抑郁状态在现代社会中普遍存在，这可能与现代生活方式的改变、压力增加以及社会心理因素的复杂变化有关。在古代医学理论中，中医对高血压及其相关情绪状态的理解是深刻而独特的。中医强调整体观念和辨证论治，认为人体的生理病理变化与自然界的阴阳五行息息相关，同时，情志因素在疾病的发生发展过程中也扮演着至关重要的角色。

（一）高血压理论溯源

1. 高血压病的提出与发展

高血压是以体循环动脉压升高为主要临床表现的心血管综合征，可分为原发性高血压（essential hypertension）和继发性高血压（secondary hypertension）。原发性高血压，又称高血压病，是心血管疾病最重要的危险因素，常与其他心血管危险因素共存，可损伤重要脏器，如心、脑、肾的结构和功能，最终导致这些器官的功能衰竭。

罗马医学家塞尔苏斯（Cornelius Celsus）写道："脉搏的频率和压力在人们运动、激动，甚至医生到来时会增加。"这就是最早对"白大衣高血压"的认识。

957 年，Framingham 心脏研究（Framingham Heart Study）首次定义高血压为血压 ≥ 160/95mmHg，把高血压带进了数值时代，高血压正式成为一种疾病。

近代生理学之父威廉·哈维（William Harvey，1578—1657）在 1628 年出版的《心血运动论》，在人类历史上第一次对循环系统作了比较系统的描述。从而推翻了"血液潮汐论"，建立了"血液循环学说"。他在实验中发现当动脉被割破时，血液会像被压力驱使一样从血管里喷涌而出，这种力在触摸脉搏时也可以感受到。

1733 年英国皇家学会斯蒂芬·黑尔斯（Stephen Hales，1677—1761）首次测量了动物的血压。他用尾端接有小金属管的长 9 英尺（约 274cm）、直径 1/6 英寸（约 2.54cm）的玻璃管插入一匹马的颈动脉维持 270cm 的柱高，此时血液立即涌入玻璃管内，高达 8.3 英尺（约 253cm）。

此后，法国医生普赛利（Jean Louis Marie Poiseuille，1797—1869）采用内装水银的玻璃管来测量血压，这不仅使血压测量方法前进一小步，还开始对血压对于人体生理的意义进行了一些初步探索。

1896 年，意大利医生里瓦罗基（Scipione Riva-Rocci，1863—1937），终于改制成了一种真正意义上的袖带血压计，但是它只能测量动脉的收缩压，而且测量出的数值也只是一个推测性的约数，欠准确性。

俄国外科医生尼古拉柯洛特（Korotkoff，1874—1920）对其进行了改进，在测血压时，加上了听诊器。这一点改进使血压测量飞跃到一个全新的水平，一直到现在仍然是血压测量的基本方法。从此，人们对高血压的认识进入快车道。值得一提的是，在高血压的西医理论溯源中，一座重要的里程碑是血压计的发明和应用。这使得医生能够精确地测量血压，从而更准确地诊断高血压病。随着医学界对高血压病的研究不断深入，人们逐渐认识到高血压病的严重性和危害性，开始将高血压作为一种疾病来对待，而不再仅仅是身体的代偿性反应。

1977 年，美国 JNC（Joint National Committee）发布了世界上首部完整描述高血压预防、发现、评估与治疗的指南。截至 2015 年，JNC 共制定了 8 部指南。蓬勃发展的随机对照临床试验不断产生新的临床证据，推动着指南的变化。

2017 年，美国心脏病学会等 11 个学会提出了新的高血压诊断（≥ 130/80mmHg）和治疗目标值（< 130/80mmHg），这对高血压的早防早治具有积极意义。

我国在 2018 年修订的《中国高血压防治指南》指出，在未使用降压药物的情况下，有 3 次诊室血压值均高于正常，即诊室收缩压（俗称高压）≥ 140mmHg 和 / 或舒张压（俗称低压）≥ 90mmHg，而且这 3 次血压测量不在同一天内，此时可诊断为高血压。

2022 年颁布的《中国高血压临床实践指南》推荐将中国成人高血压诊断界值下调为收缩压 ≥ 130mmHg 和 / 或舒张压 ≥ 80mmHg，并且说明高血压的诊断可依据诊室血压测量、24 小时动态血压监测或家庭血压监测，如有条件优先选择 24 小时动态血压监测，但目前还没有全面推行。

2. 流行病学和临床研究

高血压患病率在不同国家、地区或种族之间有差别，工业化国家较发展中国家高，美国黑种人约为白种人的 2 倍。高血压的患病率、发病率及血压水平随年龄增长而升高。高血压在老年人中较为常见，尤以单纯收缩期高血压居多。

我国自 20 世纪 50 年代以来进行了 4 次（1959 年、1979 年、1991 年、2002年）较大规模的成人血压普查，高血压患病率分别为 5.11%、7.73%、13.58% 和18.80%，总体呈明显上升趋势。然而依据 2002 年的调查，我国人群高血压知晓率、治疗率和控制率分别为 30.2%、24.7% 和 6.1%，依然很低。

我国高血压患病率和流行存在地区、城乡和民族差别，随年龄增长而升高。北方高于南方、华北和东北属于高发区；沿海地区高于内地；城市高于农村；高原少数民族地区患病率较高。男、女性高血压总体患病率差别不大，青年期男性略高于女性，中年期女性稍高于男性。

研究发现，高血压与多种因素有关，包括遗传因素、环境因素、精神因素、饮食因素、药物因素以及其他疾病因素。例如，精神长时间处于高度紧张状态，或长期生活在噪声污染严重的环境中，都可能导致血压升高。此外，不合理的膳食结构，如高盐饮食和过多摄入饱和脂肪酸，也是引起高血压的常见原因。

3. 古代医籍记载

在中医理论的历史长河中，虽没有关于高血压病的明确记载，但根据高血压的症状表现，其可以被归类为中医学中的"眩冒"、"头痛"等范畴。世界上最早有关动脉压力升高的文献是成书于 2000 多年前的《黄帝内经》，"按尺寸，观浮沉滑数，而知病所生；以治无过，以诊则不失矣。审其阴阳，以别柔刚……心者，生之本，神之变也，其华在面，其充在血脉，是故多食咸则脉凝泣而变色。"同时还描述了一个极像高血压性心力衰竭的综合征："盛而紧曰胀。"

中国晋代医家王叔和在《脉经》中这样描述："卒中恶，腹大，四肢满，脉大而缓者，生；紧大而浮者，死。"就是说卒中者的脉象表浅而缓慢，如果脉象坚实、快速和洪大是有危险的。

眩冒首载于《素问》，虽未提及此名，却有"目眩""掉眩""头眩"等诸多称谓。先秦时期《内经》就认识到眩冒证可从虚论治，认为虚证眩冒由上气不足、髓海空虚、血亏精伤、体虚邪侵所致。《灵枢·口问》中有："上气不足，脑为之不满，耳为之苦鸣，头为之苦倾，目为之眩。"即清阳之气不足则脑中空虚，则易出现耳鸣、头晕、目眩等眩冒症状，此为上气不足所致。《灵枢·海论》中有："髓海不足，则脑转耳鸣，胫酸眩冒，目无所见。"即脑髓不充，则出现头晕眼花眩冒症状，此为髓海空虚所致。《灵枢·经脉》曰："五阴气俱绝，则目系转，转则目运。"其中"五阴气俱绝"指阴精亏虚、血虚气脱，无以上注头目，导致头目失养而发眩冒，此为血亏精伤所致。《灵枢·大惑论》曰："邪中于项，因逢其身之虚，其入深，则随眼系以入于脑。……入于脑则脑转，脑转则引目系急。目系急则目眩以转矣。"可见，邪气入侵，而正气正虚，故邪气入里，易随目系入脑则脑转目眩，此为体虚邪侵所致。先秦时期已经认识到眩冒证病位主要在肝与肾。

（二）高血压合并焦虑 / 抑郁理论溯源

焦虑与抑郁，这两个看似不同的词汇，如今却像一对形影不离的孪生兄弟，成了精神病学界的焦点。国际诊断标准 DSM-IV 和 ICD-10，虽然将抑郁障碍和焦虑障碍分开，将其判为两种独立的疾病，但现实生活中的患者们，却常常同时被这两种精神心理疾病困扰。已有大量研究表明，焦虑与抑郁既可以独立发生，也可以相伴存在，他们在症状学和疾病的层面，就像一对默契十足的舞者，步调一致，难以分割。另一方面，我国高血压的患病率还在逐年攀升。值得一提的是，精神心理因素作为高血压发病的重要危险因素，近年来也受到大量学者的关注。关于精神压力与高血压的相关性研究由来已久，焦虑 / 抑郁与高血压发病之间有着千丝万缕的联系，以下将对高血压合并焦虑 / 抑郁之间的理论渊源展开详细论述。

1. 流行病学和临床研究

流行病学和临床研究的不断积累，使得高血压与心理状态之间的紧密联系越发明显。特别是那些被压抑的敌对情绪，很可能在高血压的发病过程中起到了重要的推动作用。对于非裔美国人来说，他们所承受的心理社会压力更大，同时可能还遗传了肾脏钠潴留的体质，这两个因素相互作用，使得他们患高血压的风险显著增加。而肾脏钠潴留的现象，其历史渊源甚至可以追溯至奴隶船远洋航行时期。那时，由于膳食中钠的摄入不足，可能为非裔美国人高血压的高发埋下了伏笔。因此，对于高血压的防控，我们不仅要关注生理因素，还需重视心理因素和社会历史背景的影响。

精神压力与高血压之间的关系，其实早已是医学界关注的热点。回溯到二战时期，那些身处战火硝烟中的士兵，他们的血压异常升高，而当战事平息、得以休养后，他们的血压又逐渐恢复了正常。这一现象引发了医学家们的深思。从 20 世纪 40 年代开始，关于精神心理因素与高血压之间关系的报道逐渐增多。无论是临床研究还是动物实验，都纷纷提出了精神压力相关高血压的概念。这一概念的提出，让我们更加深入地认识到精神压力对高血压发病的重要影响。在我国，《中国高血压防治指南 2010》及《中国高血压防治指南（2018 年修订版）》

均明确指出，"精神紧张"是高血压发病的重要危险因素之一。并且，这些指南还将"减轻精神压力，保持心理平衡"纳入治疗策略，强调了心理治疗在高血压治疗中的重要性。国际高血压学会发布的最新实践指南也明确指出精神压力与高血压的相关性，并建议高血压患者通过冥想等方式来减轻精神压力。此外，《难治性高血压诊断治疗中国专家共识》和《中国老年高血压管理指南》等权威指南，均将精神心理因素列为高血压发病的危险因素，并制订了相应的诊疗方案。这些方案的制订，不仅为高血压的治疗提供了更全面的指导，也为我们更好地理解和应对高血压提供了有力的支持。

国内外的多项临床研究和 Meta 分析均明确指出，精神压力与高血压之间存在显著的关联。深入的精神心理因素与高血压的 Meta 分析显示，精神心理因素的存在会使高血压的发生风险大幅度提升（OR=2.40，95%CI 1.65～3.49），而高血压患者更容易伴发精神心理问题，为非高血压患者的 2.69 倍。男性和女性在面临精神压力时，高血压的发生风险均会有所增加。特别是那些伴有焦虑的中年男性，他们患高血压的风险是那些没有焦虑的男性的 2.19 倍。而对于女性来说，其精神紧张的程度越高，高血压的发生风险也就越高，这一风险比例高达 3.27 倍，且结果具有高度的统计显著性（OR=3.27，95%CI 1.57～8.81，P=0.003）。

在临床上，心血管系统疾病合并焦虑、抑郁等情绪障碍十分常见。一项横断面调查发现，心脏病患者合并焦虑症和抑郁症的风险比例分别为 2.2、2.1，明显高于正常人群患心脏病的比例。

国内外多项调查均表明，高血压患者中焦虑抑郁的发生率较为一致，且多数前瞻性研究也进一步证实了这两者之间的紧密关系。荷兰的一项前瞻性队列研究，通过对 455 名参与者进行长达 5 年的跟踪观察与焦虑抑郁症状评估，发现了焦虑抑郁症状与高血压之间的明确联系。一项荟萃分析综合了 13 篇横断面研究和 8 篇前瞻性队列研究的大量数据，结果显示焦虑与高血压之间存在密切关系。另一项荟萃分析则纳入了 41 个与高血压和抑郁相关的临床研究，发现高血压患者中抑郁的发生率达到了 26.8%，而在我国，这一比例更是高达 28.5%。

此外，焦虑抑郁与高血压的相关性还可能受到年龄的影响。一项长期随访研究发现，35～39 岁时，抑郁症状较重的人群高血压风险相对较低，但随着年龄的增长，每增加 5 岁，抑郁患者的高血压风险就会上升 8%。

生活工作压力也是高血压的一个重要诱因，这些压力可能来源于家庭、社会和经济状态等多个方面。研究发现，社会支持度较低的高血压患者，其收缩压和舒张压往往更高。同时，工作压力的应对方式也与高血压风险密切相关，收缩压升高越明显的人群，患高血压的风险越高，且风险程度与工作紧急程度呈正相关。

值得注意的是，有一种特殊的高血压类型被称为"白大衣高血压"。这类患者在医院诊室内测量的血压会升高，但在家中自测或进行 24 小时动态血压监测时，血压却处于正常范围。据统计，被诊断为轻中度高血压的患者中，有 20% ~ 30% 实际上是"白大衣高血压"。与血压正常的人群相比，"白大衣高血压"患者的心血管预后较差，因此，对于这类患者，要更加细致地监测和制定治疗策略。

2. 古代医籍记载

在中医理论中，焦虑抑郁状态通常与情志失调、脏腑功能失调有关，其在古代医籍中的描述并非完全等同于现代医学中所描述的"焦虑症"及"抑郁症"。然而，在中国古代医籍中，关于情志病的描述相当丰富，情志病涉及的病名亦有多种，包括但不限于郁证、百合病、脏躁、奔豚病、梅核气等。

郁证，犹如心湖波澜起伏，是由气机郁滞，脏腑功能失调所致的一类病症，主要临床表现有：心情抑郁，情绪不宁，胸部满闷，胁肋胀痛，或易怒欲哭，或咽中有异物感等。在古代医籍中，郁证的描述与现代医学所述的焦虑抑郁状态如出一辙。

百合病，则像是一场心灵的迷雾。它往往因神志不遂，或热病之后，或心肺阴虚所致。患者精神恍惚，欲卧不能卧，欲行不能行，食欲时好时坏，口苦尿黄，脉象微数。这些症状与现代医学中的某些神经症或心身疾病状态颇为相似，都体现了身体与心灵之间的微妙联系。

脏躁，如同狂风骤雨中的小船，飘摇不定，这一病名主要描述因情志失调导致的脏腑功能亢进或减退。患者情绪波动大，烦躁不安。虽然脏躁在古今医籍中多归属妇科或内科杂病，但对其病因病机的认识却是一致的，都与情志因素密切相关。

此外，中医可能还会用其他术语来描述情志病，如"卑慄"指的是因心气亏损、气虚胆怯、瘀血内阻所致，以自卑愧疚、惊恐胆怯、神情疑惑、精神惶惑、不能自主为主要表现的神志疾病。卑慄，亦称卑怯。"卑"为自卑愧疚之感，"慄"即恐惧怯懦之貌，以卑慄命其病名，揭示了本病的临床表现及精神状态。

综上所述，在笔者看来，现代医学所描述的焦虑抑郁状态与中医理论中的郁证有着高度的契合性。而提及高血压，中国古代医籍中关于"眩冒"的论述与之颇为相似。因此，本篇将深入探索郁证与眩冒之间的理论联系，以期更全面地理解这两种病症的内在关联。

中医郁证与高血压之间存在一定的关联，但具体的证型分类和相关性因个体差异而异。在中医理论中，郁证主要指由情志不舒引起的、以气机郁结为主要表现的一类病症。这类病症可能表现为烦躁不安、心情抑郁、胁肋胀痛、食欲不振、二便失调、头昏眩冒等症状。郁证的发生与脏腑气机郁滞、气血津液运行紊乱有关。高血压在中医中并没有直接的对应病名，但可以根据其临床表现归入"眩冒""头痛"等范畴。高血压的发生与多种因素相关，包括脏腑功能失调、气血运行不畅等。在中医看来，情志因素如焦虑、抑郁等，也可能影响气血运行，从而加重或诱发高血压。以下是一些与郁证合并眩冒相关的中医经典文献及其主要内容：

（1）《素问·六元正纪大论》 此篇提到了五运之气的变化与郁证的关系。文中指出，"木郁达之，火郁发之，土郁夺之，金郁泄之，水郁折之"。这意味着不同类型的郁证需要采用不同的治疗方法来调和气机。其中，"木郁"可能涉及肝气的郁结，与眩冒的发生有密切关系。

（2）《素问·举痛论》 此篇详细描述了情志失调对气机的影响，指出"思则心有所存，神有所归，正气留而不行，故气结矣"。这种气机郁结的状态，可能进一步导致眩冒等症状的出现。

（3）《金匮要略·妇人杂病脉证并治》 东汉张仲景在此篇中描述了妇人因情志因素导致的郁证，并伴随眩冒等症状。文中提到"妇人脏躁，喜悲伤欲哭，像如神灵所作，数欠伸，甘麦大枣汤主之"。这提示我们郁证合并眩冒的治疗需要关注患者的情志状态。

（4）《灵枢·卫气》与《灵枢·口问》 均强调了上虚（即脑部气血不足）与眩冒的关系。文中提到"上虚则眩"和"上气不足，脑为之不满"，这为我们理解郁证导致气机失调，进而引起脑部气血不足、眩冒等症状提供了理论依据。

（5）《丹溪心法·头眩》 元代的朱丹溪在此篇中强调了痰浊与眩冒的关系，指出"无痰则不作眩"。这一观点在郁证合并眩冒的治疗中具有重要意义，因为郁证往往伴随气机不畅，可能导致痰浊内生。

二、发病机制

高血压是一种常见的心血管疾病，其分类与发病机制多种多样，涉及遗传、环境、生活习惯等多个方面。从分类上看，高血压主要分为原发性高血压和继发性高血压。原发性高血压，即高血压病，大多没有明确的病因，其发病机制较为复杂，与遗传、环境因素密切相关。而继发性高血压则是由特定疾病或病因引起的，如肾性高血压、内分泌性高血压等。这些疾病直接或间接地影响血压调节机制，导致血压升高。在发病机制方面，高血压涉及血管、神经、肾脏以及激素等多个环节。血管壁的结构和功能变化、血管内皮细胞功能异常等，都可能引起血压升高。同时，神经系统的调节也起着关键作用，交感神经的过度兴奋会导致心率加快、血管收缩，进而使血压升高。此外，肾脏的水钠代谢、激素的分泌等也对血压调节产生影响。当这些因素发生异常时，就可能引发高血压。

值得注意的是，情绪因素在高血压的发病中也扮演着重要角色。长期的情绪紧张、焦虑等负面情绪会导致交感神经兴奋，进而引起血压升高。高血压伴焦虑抑郁状态的发病机制涉及多个方面，包括生理、心理和环境因素等。

（一）高血压合并焦虑/抑郁的发病机制

高血压合并焦虑/抑郁的发病机制错综复杂，目前研究认为其涉及多个关键因素。其中，下丘脑—垂体—肾上腺轴（hypothalamic-pituitary-adrenal axis，HPA轴）的激活起着关键作用，它会导致激素分泌失衡，进而引发血压升高。此外，自主神经功能的紊乱也是重要的一环，它可能导致血管收缩和舒张失调。炎症反应、5-羟色胺（5-hydroxytryptaphane，5-HT）水平的变化、氧化应激反应、基因遗传以及一氧化氮（nitric oxide，NO）调节异常等因素也相互交织，共同影响着高血压的发生。这些发病机制并非孤立存在，而是相互联系、相互作用的，共同构成了高血压合并焦虑/抑郁的复杂病理过程。

1. HPA轴及交感神经系统调节异常

急性精神压力应激时，人体会迅速做出反应。下丘脑作为调节中心，通过传出纤维激活交感和副交感神经，使身体进入高度紧张状态。同时，血管紧张素（angiotensin，Ang）Ⅱ大量生成，这种激素与血管紧张素Ⅱ受体1（angiotensin Ⅱ receptor 1，AT1）结合，进一步增强自主神经的活性。这种活跃状态导致外周血中的儿茶酚胺水平迅速上升，儿茶酚胺是一种能够引起血管收缩的物质，它的增加会直接导致血压升高。与此同时，下丘脑还激活了HPA轴，导致糖皮质激素的大量释放。糖皮质激素不仅本身具有升高血压的作用，还能加强儿茶酚胺的血管收缩效应，进一步推高血压水平。然而，在长期慢性精神压力应激下，HPA轴的负反馈调节机制可能会出现异常。中枢糖皮质激素的过量释放会抑制神经再生，损害自主神经功能。此外，外周糖皮质激素的升高还会引起水钠潴留，或作用于血管平滑肌使其异常增生，导致血流调节能力降低，血压因此持续升高。这种长期的压力应激不仅对身体健康造成严重影响，还可能增加心血管疾病的风险。

2. 炎症反应

精神压力应激时，人体内的生理平衡会受到严重影响。在这种状态下，中枢的促炎症介质，如C反应蛋白、炎症细胞因子以及金属蛋白酶等，会大量释放。这些介质的增加会进一步刺激下丘脑室旁核，使其上调促肾上腺皮质激素释放激素的水平，进而激活 HPA 轴。HPA 轴的激活会导致糖皮质激素的分泌增加，进而引发血压升高。同时，在外周组织，交感神经的活性也会因精神压力应激而增高。这种增高会促使免疫细胞被激活，并释放大量的炎症介质，如白细胞介素（interleukin，IL）-1α、IL-1β。这些炎症介质通过作用于相应的受体，能够加强血管紧张素Ⅱ的作用，进一步升高血压。此外，精神压力应激还会导致中枢血管紧张素Ⅱ的含量增加。这些增加的血管紧张素Ⅱ会作用于血脑屏障（blood brain barrier，BBB）的 AT1 受体，使血脑屏障的通透性增加。这会导致外周的炎症介质和免疫细胞更容易进入中枢，进一步增加自主神经功能的活性，导致血管收缩和血压升高。

3. 5-HT 系统

精神压力应激时，人体内的生理平衡受到挑战，其中 Ang Ⅱ 的增加尤为显著。这种增加激活了色氨酸羟化酶，进而促进了 5-HT 的合成。在中枢神经系统中，5-HT 扮演着神经递质的角色，其作用依赖于与不同受体的相互作用。

当中枢的 5-HT1A 受体被激活时，会产生交感神经的抑制效应，有助于维持血压的稳定。然而，当 5-HT2A 受体被激活时，却会引发交感神经的兴奋，可能导致血压升高。此外，5-HT3 受体分布于交感神经节，当精神压力应激时，5-HT 作用于这些受体，导致交感神经节的长期增益效应持续增强。这使得交感神经的紧张性增高，外周阻力增加，从而推高了血压。

而在外周组织中，5-HT 作为一种血管收缩物质，尤其在血管内皮受损时，会起到收缩血管的作用。这种作用与其他收缩血管物质协同作用，进一步导致血压升高。因此，在精神压力应激下，5-HT 的合成与作用机制对血压的调节起着重要作用。

4. 其他相关机制

此外，精神压力相关高血压的发病过程中，氧化应激、基因及一氧化氮（NO）调节异常等因素同样扮演关键角色。这些复杂的机制相互交织，共同影响着血压的调节，使精神压力与高血压之间的关联更为复杂和微妙。

三、病因病机

情志所伤是郁证的主要致病原因，情志所伤是否发病，除了与这种情志刺激的强度及持续时间的长短有关外，脏器虚弱是郁证发病的内在因素。而眩冒的病因病机却相当复杂，郁证合并眩冒的病因病机可能涉及多方面的因素。

（一）气郁化火，肝阳上亢

忧思郁虑、愤懑恼怒等情志刺激，均可使肝失条达，气机不畅，以致肝气郁结，而成气郁，这是郁证的主要病机。因气为血帅，气行则血行，气滞则血行不畅，故气郁日久而成血郁。若气郁日久化火，则发生肝火上炎等病变而形成火郁。气郁则津液运行不畅，停聚于脏腑、经络，凝聚成痰，形成痰郁。若火郁日久，耗伤阴血，则可导致肝阴不足。当肝气郁结不舒，情绪不宁，肝失调达时，风阳可能无所致而上动于脑，从而引发眩冒。

（二）脾失健运，痰湿中阻

忧愁思虑，精神紧张，或长期伏案思虑，导致脾气郁结，或肝气郁结之后，横逆侮脾，均可使脾失健运，使脾消谷和运化水湿功能受到影响。若脾不能消磨谷食，必致食积不消，而成食郁；若脾不能运化水湿，水湿内停，形成湿郁；若水湿内聚，凝而为痰浊，则成痰郁。脾胃运化失常，气血运行受阻，进而引起胸胁胀满、食欲减退等症状。这些因素可能导致痰湿凝聚于中焦，以眩冒久郁伤脾，饮食减少，气血生化乏源，则可导致心脾两虚。

（三）心神失养，气血亏虚

所愿不遂、家庭不睦、遭遇不幸等多种压力而致精神紧张，忧愁多思，长期刺激，损伤心神，长期的精神刺激、情绪波动大等，可能导致气机郁结、心失所养而发生一系列病变，进而影响脏腑功能。若损伤心气，以致心气不足；耗伤营血，以致心血亏虚；伤心明，以致心阴亏虚，心火亢盛；心神失守，以致精神惑乱。当气血不足时，脑部供血不足，就会出现眩冒的情况。心的病变还可以进一步影响到其他脏腑。

（四）肾精不足，心肾阴虚

心肾阴虚证本身是指因年迈体虚、肾阴亏虚、水不济火、虚热内灼、心失所养、血脉不畅所表现出来的一系列症状，当心肾阴虚与郁证相结合时，可能是由于长期情志不畅导致气机郁结，进而影响脏腑功能，使得心血不能正常运行，肾脏精血亏虚，肾精不足导致髓海失养，进而引发眩冒。这种情况多由于久病不愈、长期劳累、进行重体力活动等引起体内肾精流失。肾精不足时，髓海得不到充分滋养，就会出现头晕目眩等症状。

此外，禀赋薄弱、年老久病、药食不当等因素也可能对郁证合并眩冒的发生产生影响。例如，由于先天遗传因素或后天营养不良，身体素质较差的人更容易在情志等因素的影响下发生郁证合并眩冒。而随着年龄增长，机体各组织器官逐渐衰退，功能下降，若存在慢性疾病，则可能进一步加重病情，表现为郁郁寡欢、表情淡漠等情况。同时，如果患者盲目用药或进食了容易诱发郁证的食物，可能会对脾胃造成损伤，使痰湿内生，进而形成痰浊阻滞的郁证合并眩冒。

四、西医诊疗

（一）诊断性评估

诊断性评估的内容包括以下四方面：①确立高血压诊断及血压水平分级；②判断高血压的原因，区分原发性或继发性高血压；③明确其他心脑血管危险因素、靶器官损害以及相关临床情况，从而作出高血压病因的鉴别诊断和评估患者的心脑血管疾病风险程度；④进行焦虑、抑郁、躯体症状、睡眠状态量表评分，明确精神心理指导诊断与治疗。

1. 病史采集

对于高血压伴有焦虑抑郁患者的病史采集，应全面了解以下内容：

（1）家族史　询问患者有无高血压、糖尿病、血脂异常、冠心病、精神疾病等家族史。

（2）病程　记录初次发现或诊断高血压的时间、场合、血压最高水平。如已接受降压药治疗，需了解既往及目前使用的降压药物种类、剂量、疗效及有无不良反应。

（3）症状及既往史　询问患者目前及既往是否有脑卒中、冠心病、心房颤动、外周血管病、糖尿病、血脂异常等症状及治疗情况。注意继发性高血压的线索，如有无阵发性头痛、心悸、多汗；有无打鼾伴有呼吸暂停；是否长期服用升高血压药物等情况。

（4）生活方式　了解患者的盐、酒及脂肪的摄入量，吸烟状况，体力活动量，体重变化，睡眠习惯等情况。

（5）心理社会因素　包括家庭情况、工作环境、文化程度以及有无精神创伤史等。特别关注患者是否存在泛化的、持续的、波动的焦虑，即针对各种事件的过度焦虑及担忧。对于可能存在抑郁症状的患者，还应进行完整的心理社会和生物学评估，包括现病史、症状演化过程、是否有过自杀意念、既往是否有过躁狂发作或幻觉、妄想等精神病性症状发作，目前的治疗情况及疗效、过去的治疗史，以及家族史、个性特点、嗜好及重大生活事件影响等。

通过全面详细的病史采集，医生可以更好地评估患者的整体健康状况，制订个性化的治疗方案，并针对性地处理高血压伴随的焦虑抑郁问题。

2. 体格检查

体格检查包括：测量血压，测量脉率、BMI、腰围及臀围；听诊颈动脉、胸主动脉、腹部动脉和股动脉有无杂音；触诊甲状腺，全面的心肺检查，检查四肢动脉搏动和神经系统体征。

3. 实验室检查

完成血常规、尿常规、生化、凝血、心电图、超声心动图、颈动脉彩超、24h 动态血压等基本检查。必要时进行头 CT 或磁共振、肾上腺 CT、肾动脉彩超、肾脏超声、睡眠呼吸监测、继发性高血压相关激素等检查。

（二）高血压诊断

应结合诊室血压、动态血压监测、家庭血压监测，综合评估患者血压变化情况。参照《中国高血压防治指南（2018 年修订版）》诊断高血压，在未使用降压药物的情况下，诊室收缩压 ≥ 140mmHg（1mmHg=0.133kPa）和 / 或舒张压 ≥ 90mmHg。收缩压 ≥ 140mmHg 和舒张压 < 90mmHg 为单纯收缩期高血压。根据血压升高程度，将高血压分为 1 级、2 级和 3 级。根据高血压的心血管风险水平，分为低危、中危、高危、很高危 4 个层次。

（三）精神压力评估

以患者的主诉和量表评估，对患者的精神压力进行量化评估，量表包括抑郁评估、焦虑评估、工作压力评估和睡眠评估，具体如下：

1. 抑郁评估

可借助抑郁症自评量表来筛检疑似病例。患者健康问卷抑郁自评量表（Patient Health Questionair-9，PHQ-9）和抑郁自评量表（Self-Rating Depression Scale，SDS）是常用的筛查抑郁症的自评工具；研究用抑郁障碍流行病学量表（CES-D）适用于一般人群流行病学调查研究中抑郁自评；Beck 抑郁问卷（BDI）是最早被广泛使用的评定抑郁的自评工具。

2. 焦虑评估

GAD-7 量表（Generalized Anxiety Disorder-7）简短的自评问卷，得分范围为 0 ~ 21 分。总分 5 ~ 9 分提示轻度、可能在临床水平以下的焦虑，建议加强监测；总分 10 ~ 14 分提示中度、可能具有临床意义的焦虑，需进一步评估及治疗（如有需要）；总分 15 ~ 21 分提示严重焦虑，很可能需要治疗。如发现就诊者 GAD-7 量表评分提示中重度焦虑，建议转诊给精神专科医生进一步评估，以明确诊断和制订必要的治疗方案。其他常用的焦虑评估量表还包括焦虑自评量表（Self-Rating Anxiety Scale，SAS）、医院焦虑抑郁量表（Hospital Anxiety and Depression Scale，HAD）、状态—特质焦虑调查表（State-Trait Anxiety Inventory，STAI）、贝克焦虑量表（Beck Anxiety Inventory）以及医生评估的汉密尔顿焦虑量表（Hamilton Anxiety Scale，HAMA）等。

3. 工作压力评估

工作倦怠量表（maslach burnout inventory，MBI）从情绪疲惫感、工作冷漠感、无工作成就感 3 个维度评估工作倦怠感。3 个维度可单独使用，以从不同方面评估工作倦怠感；亦可联用，当 3 个方面均为高度时，则认为有高度的工作倦怠。

4. 睡眠评估

结合患者失眠病史、睡眠评估量表、多导睡眠图监测，以及参照国际睡眠障碍诊断与分类第三版（ICSD-3）对患者的睡眠状况进行评估。匹兹堡睡眠质量指数量表（pittsburgh sleep quality index，PSQI）适用于睡眠障碍、精神心理问题及一般人群近 1 个月睡眠质量的评估。总分范围为 0～21 分，得分越高，表示睡眠质量越差，总分 >7 分作为成人睡眠质量问题的参考界值。

（四）鉴别诊断

根据精神压力相关高血压的特点，把临床常见的特殊类型高血压与精神压力相关高血压进行鉴别诊断。

1. 难治性高血压

难治性高血压与精神压力相关高血压有交叉，但不完全重合。难治性高血压是指在改善生活方式的基础上，应用了合理可耐受的足量 ≥ 3 种降压药物（包括利尿剂）治疗 >1 个月，血压仍未达标，或服用 ≥ 4 种降压药物，血压才能有效控制。有部分精神压力相关高血压患者具有难治性高血压的特点，但当精神压力解除，或结合用抗焦虑、抑郁等药物治疗后，精神压力相关高血压患者血压能得到良好控制，并减少降压药物的种类和剂量。

2. 继发性高血压

精神压力相关高血压需与嗜铬细胞瘤和副神经节瘤、原发性醛固酮增多症、药物性高血压等继发性高血压相鉴别。嗜铬细胞瘤和副神经节瘤合成和分泌大量儿茶酚胺，引起血压升高等一系列临床症候群，可伴有头痛、心悸、多汗、焦虑、恐惧或有濒死感等症状，易与精神压力相关高血压混淆。

3. 隐匿性高血压

隐匿性高血压指患者诊室血压正常，而家庭自测血压或动态血压符合高血压诊断；与"白大衣高血压"的表现相反。

五、西医治疗

（一）非药物治疗

1. **生活方式干预** 限盐、戒烟、限酒、控制体重、均衡营养、充足睡眠。
2. **运动疗法** 如八段锦、太极拳、慢跑、游泳、瑜伽等。
3. **心理疗法** 如情绪释放减压疗法、音乐疗法、正念、生物反馈、认知行为治疗等。

(二) 药物治疗

早期识别高血压患者的焦虑/抑郁症状并予以干预治疗，有利于患者的血压控制。故须结合患者的血压分级、心血管风险分层、精神压力分级来综合评估，并制订适合不同精神压力相关高血压患者的个体化诊疗方案。具体药物使用介绍如下：

1. 降压药

参照《中国高血压防治指南 (2018 年修订版)》，对患者的高血压进行常规治疗。常用降压药物有钙通道阻滞剂、血管紧张素转化酶抑制剂、血管紧张素受体拮抗剂、利尿剂和 β 受体阻滞剂，以及由上述药物组成的固定配比复方制剂。根据患者的危险因素、亚临床靶器官损害以及合并临床疾病情况，合理使用药物，优先选择某类降压药物。

注意中枢类降压药物如可乐定、利血平、甲基多巴可能引起抑郁等精神心理问题，精神压力相关的高血压患者应慎用。

2. 神经代谢药

结合患者自主神经功能调节情况，选择具有调节神经代谢的药物，如谷维素、腺苷钴胺、叶酸等，同时，结合患者饮食生活习惯，评估是否有维生素、电解质缺乏，予以适当补充，可能有助于精神压力相关高血压的治疗。

3. 抗焦虑抑郁药

参照《心理应激导致稳定性冠心病患者心肌缺血的诊断与治疗专家共识》，根据实际情况，对焦虑抑郁相关高血压患者予以抗焦虑抑郁治疗，临床常用一线抗焦虑抑郁药为 5-HT 再摄取抑制剂 (selective serotonin reuptake inhibitors, SSRIs)，主要包括氟西汀、帕罗西汀、舍曲林、氟伏沙明、西酞普兰、艾司西酞普兰；此外尚有 5-HT 和去甲肾上腺素再摄取抑制剂 (selective norepinephrine reuptake inhibitors, SNRIs) 文拉法辛和度洛西汀；5-HT1A 受体激动剂，如坦度螺酮等；苯二氮䓬类药物，如阿普唑仑等，具有抗焦虑作用。

SSRIs 类药物疗效确切，较安全，心血管不良反应较少，但使用过程仍应注意小剂量起始，逐渐加量，缓慢减量。SSRIs 与华法林、阿司匹林、氯吡格雷同用可能增加出血风险，故须谨慎，注意用药量，密切监测凝血酶时间；SSRIs 类药物不与单胺氧化酶抑制剂联用，以防出现 5-HT 综合征；不主张服用 SSRIs 患者在治疗期间饮酒。SNRIs 类药物使用注意：文拉法辛大剂量 (如 300mg/d) 使用会引起血压升高；度洛西汀对血压影响较小；文拉法辛及度洛西汀停药时均可能出现头晕、恶心、失眠、易激惹等停药综合征，故临床应用时应逐渐停药，并识别停药综合征，及时进行处理。坦度螺酮及阿普唑仑有辅助降压的作用，但应同样关注心血管不良反应。

4.镇静安眠药

对有睡眠障碍的高血压患者，予以镇静安眠药以改善失眠状况，临床常用药有苯二氮䓬类药物（如艾司唑仑、阿普唑仑），非苯二氮䓬类药物（如唑吡坦），此外还有褪黑素、褪黑素受体激动药，如阿戈美拉汀等，但仍需更多临床研究加以证实其疗效，且应注意此类药物对患者心血管的不良反应及对认知功能等的影响。

（三）心理治疗

根据临床经验，以下几种情况较适用心理治疗：自愿首选心理治疗或坚决排斥药物治疗者；孕产妇；有明显药物使用禁忌者；有明显心理社会应激源导致焦虑症状的人群。

心理治疗的目标应注重当前问题，以消除当前症状为主，不以改变和重塑人格作为首选目标；心理治疗应限制疗程时长，防止过度占用医疗资源以及加重患者对自我的关注；如治疗6周焦虑症状无改善或治疗12周症状缓解不彻底，需重新评价和换用或联用药物治疗。心理治疗在抑郁症治疗中，尤其是在存在明确社会心理应激因素及认知障碍的抑郁症患者治疗中起着重要作用。相较于药物治疗，心理治疗有着更优的长期治疗效果。

1.一般心理支持治疗　这是心理治疗的基本和常用方法，应是基层医生可操作的、临床可使用的。

具体技巧包括：

（1）赋予适当患病角色　应当使患者及家人认识到焦虑是一种需要治疗和帮助的疾病状态。

（2）耐心听取患者主诉，适时共情。

（3）根据患者的实际情况适当地解释，尽量给予清晰的信息。

（4）重视患者担心的问题，安慰患者并强化有希望的可能。

放松训练指导：教导患者简单可用的控制焦虑的方法。如呼吸松弛训练，有意识地控制呼吸节奏，运用缓慢的腹式呼吸有助于缓解生理性紧张；渐进性肌肉放松，指导患者先后体会先紧张再放松的差别，练习主动放松骨骼肌。也可以使用想象式放松、冥想等方法对患者进行放松指导。

2.认知行为疗法（cognitive behavioral therapy，CBT）　该法可显著改善GAD症状，在多个国际指南中推荐为一线治疗。CBT是一系列通过改变个人非适应性的思维和行为模式来改善心理问题的心理治疗方法的总和。由于循证证据充分，是目前世界上最流行、被使用最多的心理治疗方法。CBT 框架认为，GAD 患者高估了自己所处环境的危险程度，难以处理不确定性，低估了自己应对困难的能力。针对 GAD 的 CBT 方法包括认知重构，帮助患者了解他们的担忧可能适得其反；暴露疗法可使患者认识到他们的担心及回避行为具有可塑性等。认知行为治疗（cognitive behavioral therapy，CBT）及人际心理治疗（interpersonal psychotherapy，IPT）为抑郁症的一线治疗方法。其中 CBT 联合抗抑郁剂能够显著提高抑郁症的临床疗效，推荐为一线方案（1 级证据）；IPT 在焦虑抑郁共病时能够有效改善症状，但存在较高脱落率，推荐其辅助治疗为二线方案（3 级证据）。心理动力学疗法、接纳与承诺疗法（acceptance and commitment therapy，ACT）及正念疗法（mindfulness）在抑郁症治疗中被证明与抗抑郁剂单药使用效果相当，联合抗抑郁剂使用效果更佳，但在抑郁症治疗中尚缺乏高质量临床证据，推荐辅助治疗为二线方案（3 级证据）。近年出现的一种新型心理治疗方法——价值取向短程治疗（value orientation brief therapy，VBT）在临床研究中表现出对抑郁症的确切疗效，但因样本量偏小，仍需进一步研究，推荐其辅助治疗为二线方案（3 级证据）。

3.家庭治疗 这是一种邀请父母等家庭成员参与治疗过程中的心理治疗方法。通过对整个家庭工作，进行系统的焦虑管理计划，改善患者及父母的焦虑、改善家庭关系等。对于儿童青少年 GAD 患者，有证据提示，家庭治疗效果较单独对患者进行认知行为治疗更好。

4.其他疗法 根据不同患者需要，可选择心理动力学疗法（解决潜在冲突）、正念疗法（鼓励关注当下、接纳及超越症状的核心价值观）、放松疗法（教导达到放松状态）等不同治疗方法。对于轻症患者通过自我放松技术和体育锻炼也可以减轻焦虑。心理治疗应由取得资质的医师或心理治疗师进行，治疗师可根据患者的具体情况，选用合适的心理治疗方法。但所有医师均应掌握一般的心理支持技巧、简单放松训练指导等，灵活应用于医患沟通、治疗过程中。

（四）患者自我管理模式

让精神压力相关高血压患者自我管理非常重要，有助于疾病恢复。

医生可以为患者制定自我管理模式：①疾病认知与接受；②评估是否遵医嘱按时服药，面对精神压力时，自我评估情绪状态；③通过心理调适的方式，逐渐减少因情绪紧张导致的反复测量血压的行为；④再次评估用药情况、情绪状态、心理调适效果。

（五）预期治疗目标

患者主观症状明显缓解，各类精神压力量表评分在正常范围，或较前

显著改善；一般高血压患者应降至＜ 140/90mmHg；能耐受者可进一步降至
＜ 130/80mmHg。

六、中医治疗

（一）辨证要点

1. 辨相关脏腑与六郁

眩冒病在清窍，但与心、肝、脾、肾功能失调密切相关，伴有六郁。心火亢盛、心气不足多伴火郁、血郁；肝阳上亢、肝气郁结多伴气郁；心脾两虚、痰湿中阻多伴痰郁、食郁，心肾阴虚、心肾阳虚多伴湿郁，辩证过程中要注意脏腑和六郁综合辨证。

2. 辨标本虚实

病程长短可对疾病虚实产生影响，但也不绝对，虽说久病多虚，但部分久病患者因脏腑功能虚衰不运，易累积火、血、痰、湿等实邪；部分病程短的患者因急性消耗，容易出现气虚、阳虚等虚症表现。

（二）治疗原则

眩冒的中医治疗原则以补虚泻实、调和气血、上下通和为主。

（三）证治分类

1. 心火亢盛证

眩晕，头重脚轻，耳鸣，烦躁易怒，口干舌燥，失眠多梦，口腔溃疡，小便黄赤，舌红苔黄，脉弦数，等等。

证机概要：心火亢盛，相火妄动。

治法：滋阴泻火，清心安神。

代表方：菖蒲郁金汤。

其他方药：清心除烦的常用方剂很多，如天王补心丹以丹参、生地黄等为主要药物，用于治疗心悸怔忡、惊悸不寐等症状。麦门冬汤则以麦门冬、半夏等为主，润肺养阴、益胃生津、清心除烦。竹叶石膏汤通过竹叶、石膏等药材清热生津、益气和胃。而朱砂安神丸由朱砂、黄连等组成，能镇心安神、清热养血，尤其适用于心火亢盛、阴血不足的情况。甘麦大枣汤则以甘草、小麦、大枣为主要成分，养心安神、和中缓急，能够改善心烦意乱、睡眠不安等症状。

2. 痰浊中阻证

眩晕，头重昏蒙，胸闷恶心，口苦口臭，心烦身重，多寐或少寐多梦，打鼾，舌苔白腻或黄腻，脉弦滑。

证机概要：痰蒙清窍，气机升降失常。

治法：化痰祛湿，分消走泄。

代表方：苍附导痰汤 + 鼾证方。

其他方药：半夏白术天麻汤，通过燥湿祛痰、健脾和胃，可有效缓解眩晕、头重昏蒙、胸闷恶心等症状。涤痰汤则能清除体内痰湿，助气机升降，主治中风痰迷心窍等病症。而针对打鼾这一症状，打鼾断根饮以其降气化痰的功效，能有效改善打鼾现象。同时，患者也应注意调整饮食，避免油腻、甜食等易生痰湿的食物。

3.肝风内动证

眩晕，耳鸣，头胀眼花，易惊善恐，甚则肢体颤动，失眠多梦，舌红，苔黄，脉弦。

证机概要：肝阳化火，上扰清窍。

治法：镇肝息风、滋阴安神。

代表方：建瓴汤 + 百合地黄汤。

其他方药：镇肝熄风汤是常用的方剂，怀牛膝、生赭石等药材能够镇肝熄风、滋阴潜阳，对于肝风内动引起的眩晕、耳鸣等症状具有明显疗效。天麻钩藤饮通过平肝熄风作用，能够缓解头胀眼花、寐差等症状。

4.肝肾阴虚证

眩晕日久不愈，或病情反复，精神萎靡不振，腰膝酸软，少寐多梦，健忘，两目干涩，视力减退；耳鸣齿摇，潮热盗汗，五心烦热，舌红少苔，脉细数。

证机概要：肝阴不足，肾精亏虚，髓海空虚。

治法：滋补肝肾，益精填髓。

代表方：左归丸 + 滋水清肝饮。

其他方药：一贯煎滋阴疏肝，六味地黄丸合逍遥散以滋补肝肾并疏肝解郁。杞菊地黄丸加减在滋养肝肾的同时，加入解郁药物如柴胡、白芍。二至丸加减则通过益肾填精、滋阴明目来改善肝肾阴虚症状，并根据患者情绪状况加减解郁药物如合欢皮、郁金等。

（四）预防调护

1.中医情志疗法

（1）五情相胜法　基于五行相克理论，通过一种情志去纠正相应所胜的情志，以调节由不良情志引起的疾病。比如，当患者出现过度悲伤时，可以运用喜的情绪来克制，通过引导患者回忆愉快的事情或观看喜剧等方式，使其情绪得到调节。

（2）暗示疗法　医生给患者以积极、正面的暗示，使其增强信心，放松心情，从而减轻躯体症状。暗示疗法可以结合患者的具体情况，灵活运用，如通过安慰、鼓励、解释等方式，使患者情绪稳定，心态平和。

（3）移情易性法　通过转移患者的注意力，改变其对疾病的过分关注，从而缓解焦虑、抑郁等情志不畅的症状。可以引导患者参与一些兴趣爱好活动，如听音乐、绘画、书法等，以陶冶情操，静心调神。同时，也可以建议患者外出旅行，欣赏自然风景，以放松心情，缓解躯体症状。

在实施中医情志疗法时，医生还需根据患者的具体情况，结合其他中医治疗方法，如针灸、推拿、中药等，进行综合治疗。通过综合运用各种治疗手段，可以更全面地调节患者的身体和心理状态，达到更好的治疗效果。

2. 中医导引法

（1）八段锦　八段锦是中国古代气功功法，首见于南宋曾慥的《道枢·众妙篇》。在南宋陈元靓所编的《事林广记·修真秘旨》中，该养生功法定名为"吕真人安乐法"，且其文已歌诀化。古老的健身功法，动作柔和连贯，简单易学。通过拉伸和舒展全身肌肉和关节，八段锦能够改善气血循环，增强身体柔韧性。

（2）五禽戏　五禽戏自东汉时期起，历经多个朝代的传承和发展，逐渐成为中国民间广为流传的健身方法之一。唐代著名医学家孙思邈在其著作《千金方》中对五禽戏进行了详细的介绍和推广，使得五禽戏得到了更广泛的传播。模仿虎、鹿、熊、猿、鸟五种动物的动作而创编的导引术。通过模仿动物的姿态和动作，五禽戏能够活动全身关节，增强肌肉力量，促进气血流通。

（3）太极拳　缓慢、柔和的拳术，注重内外兼修，强调呼吸与动作的协调。通过练习太极拳，患者能够放松身心，调和气血，增强身体的自我调节能力。

（4）易筋经　古法十二氏易筋经导引法，也称为古本易筋经十二势导引法，是中医导引学的经典之一。它以内应人体的十二条经脉、外应一天十二时辰为原则，通过特定的肢体规范和仿生运动，调节人体经脉筋骨，影响人的经络、脏腑，从而提高和恢复人体的自组织能力和自康复能力。通过特定的动作和呼吸练习，能够增强肌肉力量，改善柔韧性和协调性，有助于放松身心，缓解情志不畅。

3. 中医理疗法

针对高血压伴焦虑抑郁的中医理疗法，我们可以结合耳穴压籽、针灸、推拿以及其他中医理疗方式进行治疗。

（1）耳穴压籽　通过耳穴按压刺激来调节机体功能的方法。对于高血压伴焦虑抑郁的患者，可以选择耳尖、心穴、肝穴、肾穴、皮质下、肾上腺、交感、耳背沟穴（降压沟）和内分泌穴等穴位进行刺激。这些穴位的选择旨在调节心、肝、肾等脏腑功能，从而达到降压和缓解焦虑抑郁的效果。

（2）针灸　可以选择如百会穴、神门穴、三阴交穴、照海穴等，这些穴位有助于舒缓情绪、宁心安神，从而改善高血压和焦虑抑郁的症状。

（3）推拿　通过手法作用于人体特定部位，疏通经络，调和气血。推拿能够帮助缓解身体的紧张状态，促进身心的放松。推拿师通过推、拿、按、摩等手法，作用于患者的头面部、颈肩部、胸背部等部位，能够舒缓肌肉紧张，调和脏腑功能，从而改善高血压和焦虑抑郁的症状。

（4）拔罐和刮痧　拔罐通过在体表产生负压，造成局部瘀血，能够通经活络，行气活血；刮痧则通过在体表进行良性刺激，激发并调整体内紊乱的生理功能。这两种疗法都能够促进气血的流通，舒缓身心的紧张状态，对于高血压伴焦虑抑郁的患者具有积极的治疗作用。

七、典型医案病例

病案一：眩晕

曹某某　　男　　66岁　　首诊：2024.4.10

【主诉】发作性头晕伴血压升高。

【现症见】患者近期血压波动大，最高血压波动至 190/100mmHg，未规律口服降压药物。患者长期与妻子发生争吵。症见：发作性头晕、心慌，伴有乏力、潮热，甚至头鸣、耳鸣，口干，睡眠不佳，急躁易怒，饮食尚可，二便常。舌暗红，苔薄白，脉弦细。GAD-7 评分 15 分（中重度焦虑）；PHQ-9 评分 11 分（中度抑郁）。

【西医诊断】高血压病 3 级（高危）。

【中医诊断】眩晕。

【证型】肝风内动证。

【治法】滋水涵木，平肝潜阳。

【处方】滋水清肝饮 + 百合地黄汤加减。

当　归 10g	生地黄 15g	六神曲 15g	天　麻 10g
茯　苓 15g	炙甘草 10g	栀　子 10g	泽　泻 15g
钩　藤 10g	川　芎 10g	合欢花 10g	柴　胡 10g
远　志 10g	首乌藤 15g	百　合 15g	陈　皮 10g
煅磁石 25g	郁　金 15g	香　附 15g	牛　膝 15g
杜　仲 15g	菊　花 15g	炒麦芽 15g	

　　　　　　　　　　拾肆服水煎服，浓煎 300mL，每日早晚各服 150mL。

【西医治疗】①沙库巴曲缬沙坦 100mg 日一次口服；酒石酸美托洛尔 25mg 日二次口服；②建议患者心理门诊就诊。

【按语】眩晕之症，古有"风、火、痰、虚"之说，今观患者之症，乃肝风内动之证也。患者血压骤升，头晕心慌，皆因肝阳上亢，风火上扰清窍所致。肝为刚脏，主疏泄，喜条达而恶抑郁。患者长期与妻子争吵，情志不舒，肝气郁结，久而化热，热极生风，肝风内动，故见头鸣耳鸣，急躁易怒。肝风内动，耗伤阴液，则见口干；风阳扰动心神，则睡眠不佳。乏力潮热，乃阴虚火旺之征。舌暗红，苔薄白，脉弦细，皆为肝风内动，阴虚阳亢之舌脉。

治法当以滋水涵木、平肝潜阳为主。故方用滋水清肝饮加减以养阴清热，疏肝解郁；百合地黄汤则养阴润肺，清心安神。方中生地黄、当归养血滋阴，涵木柔肝；栀子、钩藤、天麻清肝泻火，平肝熄风；柴胡、合欢花、远志疏肝解郁，安神定志；茯苓、泽泻健脾利湿，以杜生痰之源；百合、首乌藤养阴清心，安神除烦；郁金、香附疏肝理气，活血止痛；牛膝、杜仲补肝肾，强筋骨，引火下行；煅磁石重镇潜阳，安神定志；菊花清肝明目，川芎上行头目，活血行气；神曲、麦芽、陈皮健脾和胃，消食化积，以防滋补药物碍胃；炙甘草调和诸药。全方共奏滋补涵木、平肝潜阳、疏肝解郁、安神定志之功，使风阳得平，阴液得养，心神得安，眩晕自止。

然患者情志致病，非药物所能独治，尚需调畅情志，怡悦心志，方为上策。故建议患者到心理门诊就诊，以解其心中之郁，辅以药物，则事半功倍。且患者血压波动大，未规律服药，当加强宣教，使其认识高血压病之危害，规律服药，以控制病情，防止并发症之发生。综观此案，治法得当，方药合拍，然病由心生，心病还需心药医，故患者当自我调适，配以药物，方能早日康复。

【二诊】2024.04.25

药后患者自觉头晕、烦躁较前减轻，睡眠好转，血压控制较前平稳，饮食可，二便常。舌暗，苔白，脉弦。

【处方】原方拾肆服水煎服，浓煎 300mL，每日早晚各服 150mL。

病例二：眩晕

患者姜某　　男　　46 岁　　2024.2.9

【主诉】发作性头晕、头胀。

【现症见】患者近一年时有血压波动，最高血压 178/118mmHg，未规律口服降压药物。症见：发作性头晕、头胀，偶有胸闷，平时健身，近期情绪急躁，易与孩子生气，饮食可，二便调，睡眠可，偶有打鼾。舌紫暗，苔水滑，脉弦滑。GAD-7 18 分（可能有中重度焦虑），PHQ-9 14 分（可能有中度抑郁）。其他疾病：高胆固醇血症，高尿酸血症。

【西医诊断】高血压病 3 级（高危），高胆固醇血症，高尿酸血症。

【中医诊断】眩冒。

【证型】肝郁气滞证。

【治法】行气解郁，补益肝肾。

【处方】越鞠丸＋天麻钩藤饮加减。

郁　金 15g	香　附 10g	天　麻 15g	钩　藤 15g
石决明 15g	杜　仲 15g	牛　膝 15g	百　合 15g
合欢花 15g	益母草 15g	路路通 15g	炒僵蚕 15g
熟地黄 15g	陈　皮 6g	菊　花 12g	山萸肉 15g
炒麦芽 15g	炒六神曲 15g	川　芎 6g	当　归 6g

柒服水煎服，浓煎 300mL，每日早晚各服 150mL。

【西医治疗】坎地沙坦酯 8mg 日一次口服，阿托伐他汀 20mg 日一次口服。

【按语】患者姜某，中年男性，主诉发作性头晕、头胀，此乃眩晕之症。观患者舌紫暗，苔水滑，脉弦滑，此乃肝郁气滞，血行不畅之征。患者近一年血压波动大，最高达 178/118mmHg，未规律服药，加之情绪急躁，易与孩子生气，可知其情志不畅，肝气郁结，郁而化火，火扰清空，故头晕头胀。胸闷之症，亦由气滞胸中所致。

治以越鞠丸行气解郁，以天麻钩藤饮平肝熄风，补益肝肾。方中郁金、香附疏肝解郁，理气活血；天麻、钩藤平肝熄风，以治头晕头胀；石决明重镇潜阳，天麻、钩藤平肝；杜仲、牛膝补益肝肾，强筋健骨；百合、合欢花养心安神，以缓解情绪急躁；益母草、路路通、炒僵蚕活血通络，以治血瘀；熟地黄、山萸肉补肾填精，滋养肝肾之阴；陈皮、炒麦芽、炒六神曲健脾和胃，消食化积，以防滋补药物碍胃；菊花、川芎、当归清肝明目，活血止痛，以助平肝熄风之力。

此外，患者兼有高胆固醇血症、高尿酸血症，此亦与肝郁气滞，气血运行不畅有关。故以阿托伐他汀降脂，以坎地沙坦酯降压，二者并用，旨在控制血压、血脂，以减轻血管内皮损伤。

然治病求本，患者之病根在于情志不舒，肝气郁结。故除药物治疗外，尚需注重心理疏导，使患者情志舒畅，肝气条达，则病自可向愈。同时，亦应劝导患者规律服药，改善生活方式，如低盐低脂饮食，适当锻炼，以增强体质，促进康复。

【二诊】2024.2.16

药后症减，自觉头晕、头胀好转，烦躁明显减轻，血压控制在 130—140/80—90mmHg 较前平稳，自觉仍偶有胸闷。

【处方】2024.2.9 方　加枳壳 10g，丹参 20g，青皮 6g，茯苓 15g。

柒服水煎服，浓煎 300mL，每日早晚各服 150mL。

【三诊】2024.2.23

诸症悉减，血压控制平稳，患者自觉烦躁改善明显，心情舒畅许多，GAD-712 分（可能有中度焦虑），PHQ-911 分（可能有中度抑郁）。建议患者规律口服降压药物，定期复查，必要时去心理科就诊。

参考文献：

[1] Lim L F, Solmi M, Cortese S. Association between anxiety and hypertension in adults: A systematic review and meta-analysis[J]. Neurosci Biobehav Rev，2021，131:96-119.

[2] Byrd J B, Brook R D. Anxiety in the "age of hypertension" [J]. Curr Hypertens Rep，2014，16（10）:486.

[3] Hamam M S, Kunjummen E, Hussain M S, et al. Anxiety, Depression, and Pain: Considerations in the Treatment of Patients with Uncontrolled Hypertension[J]. Curr Hypertens Rep，2020，22（12）:106.

[4]《中国抑郁障碍防治指南》(2024 年版) 计划书 [J].

[5] 中国医师协会心血管内科医师分会双心学组，中华医学会心血管病学分会高血压学组. 成年人精神压力相关高血压诊疗专家共识 [J]. 中华内科杂志，2021，60（8）:716-723.

[6] 严梦祺，黄雨晴，冯颖青. 高血压伴焦虑抑郁障碍的研究进展 [J]. 中华老年多器官疾病杂志，2022，21（5）:375～378.

[7] 中华医学会，等. 抑郁症基层诊疗指南（2021 年）[J]. 中华全科医师杂志，2021，20（12）：80.

[8] 抑郁症治疗与管理的专家推荐意见（2022 年）[J].

[9] 刘力生. 中国高血压防治指南（2018 年修订版）[J]. 中国心血管杂志，2019，24（1）：1−46.

第二节　冠心病伴焦虑抑郁状态

一、理论溯源

冠状动脉粥样硬化性心脏病（coronary heart disease，CHD），简称冠心病，是临床上常见的心血管疾病之一。近年来，随着现代社会生存环境的变化和人们工作、生活节奏的加快，各种心理应激加剧，冠心病合并焦虑抑郁的发病率逐年增高。焦虑可使冠心病患者的死亡风险增加21%，抑郁可使无冠心病的患者未来发生冠状动脉事件的风险增加30%。冠心病患者抑郁发生率为15%～30%。

20世纪50年代，美国著名心脏病学家弗里德曼（Friedman）和罗森曼（Rosenman）首次提出了A型行为模式的概念。自2008年后，美国、加拿大及欧洲等国家的心脏病学会就冠心病合并抑郁问题发布了相应的临床处理建议，指出对于心血管病患者，尤其冠心病患者，应该进行常规抑郁筛查。国内胡大一教授对于冠心病合并焦虑抑郁治疗，提出既要加强冠心病的二级预防，又要干预其精神心理障碍，从而达到身心协调、心身同治的目标。

关于冠心病合并焦虑抑郁的古籍中，《素问·刺热》即有情志因素可导致心痛的记载："心热病者，先不乐，数日乃热，热争则卒心痛。"意思是心脏发生热病，先觉得心中不愉快，数天以后始发热，当热邪入脏与正气相争时，则出现突然心痛。金代张元素在《医学启源》中记载："心虚则恐悸多惊，忧思不乐，胸腹中苦痛，言语战栗，恶寒恍惚。"明清时代医家对于郁证与胸痹、心痛之间关系的研究更加丰富完善，呈现"百花齐放"的特点。明代张景岳在《景岳全书·杂证谟·心腹痛》中记载："气血虚寒，不能营养心脾者，最多心腹痛证，然必以积劳积损及忧思不遂者，乃有此病。"明代王肯堂在《证治准绳·心痛胃脘痛》记载："夫心统性情，始由怵惕思虑则伤神，神伤脏乃应而心虚矣。心虚则邪干之，故手心主包络受其邪而痛也。"明代秦景明在《症因脉治·胸痛论》总结道："内伤胸痛之因，七情六欲，动其心火，刑及肺金；或怫郁气逆，伤其肺道，则痰凝气结。"明代徐春甫在《古今医统大全·心痛门》记载："五脏内动，沮以七情，则其气痞结，聚于膻中。经曰：膻中者，臣使之官，喜乐出焉。与厥阴心胞络之经同一机也，每每云心痛皆是此经之病，世人鲜有言之者……皆脏气不平，喜怒忧郁所致，属内因。"清代沈金鳌在《杂病源流犀烛·心病源流》中记载："总之七情之由作心痛，七情失调可致气血耗逆，心脉失畅，痹阻不通而发心痛……除喜之气能散外，余皆足令心气郁结而为痛也。"

二、发病机制

（一）内皮细胞损伤免疫炎症反应学说

冠心病患者本身血管内皮组织已存在损伤，当合并焦虑等心理疾患时，血管内皮功能进一步损伤，冠状动脉缺血情况进一步加重。焦虑和抑郁情绪会促进炎性细胞释放白细胞介素 –6(interleukin-6, IL-6)、白细胞介素 –6 受体 （interleukin-6 receptor, IL-6R)、白介素 –18 (interleukin-18, IL-18) 及肿瘤坏死因子 α (tumor necrosis factor-α, TNF-α)，减少抗炎因子白细胞介素 –10 (interleukin-10, IL-10) 的释放，IL-6、IL-6R、IL-18 及 TNF-α 释放会引起血管内皮组织损伤，进而影响斑块稳定性，导致斑块破裂脱落，打破血流动力学稳定性，加速冠状动脉狭窄的进程，进一步加重冠心病患者的病情。

（二）神经内分泌学说

冠心病合并焦虑抑郁另一发病机制是自主神经功能的紊乱及神经内分泌的失调。焦虑抑郁能够激活情绪中枢，兴奋交感神经系统。主要表现为交感神经系统与副交感神经系统的失衡以及下丘脑—垂体—肾上腺皮质轴 （The hypothalamic-pituitary-adrenal axis，HPA axis）亢进。焦虑抑郁的情绪会引起交感神经系统过度兴奋，交感过度兴奋会增加窦房结、房室结以及心肌 β1 受体兴奋性，同时可以引起心肌细胞中离子浓度的变化；机体表现为心率加快，传导速度加快，心肌收缩力增加，进而加重心脏负荷。交感神经同时可以作用于心脏外血管 （冠状动脉血管），刺激 α 受体，使血管回缩，供血减少；其次交感神经兴奋导致动脉斑块的垂直应力增加，容易致斑块破裂。下丘脑—垂体—肾上腺皮质轴亢进，能够引起血儿茶酚胺和皮质醇水平升高。大量的儿茶酚胺分泌释放入血，也会使心率加快，心肌氧耗增加；冠状动脉血管收缩痉挛，诱发心肌缺血缺氧，损害心功能。皮质醇的长期分泌，引起胰岛素抵抗、三酰甘油和低密度脂蛋白胆固醇升高等，使体内糖脂代谢紊乱，增加血液黏稠度，促进动脉粥样硬化，增加冠心病风险。

（三）血小板活性学说

血小板功能的激活与聚集是增加冠心病发病的危险因素之一。临床试验研究证实，焦虑抑郁患者血清中的 5– 羟色胺 （5-hydroxytryptamine，5-HT）浓度大幅增加，5-HT 可以促使血管平滑肌收缩、血小板活性增加并使血小板聚集，血小板的过度聚集会导致血栓形成，加剧不良心血管事件发生。冠心病患者血小板功能已经受损，随着焦虑抑郁等负性情绪的产生，更是加速了动脉粥样硬化的进程。

（四）脂肪因子学说

近年来关于脂肪因子作为冠心病合并焦虑抑郁观察指标已逐渐受到重视。研究发现，瘦素、脂联素、抵抗素是预测冠心病不良预后的三种脂肪因子。研究发现，冠心病合并焦虑抑郁患者中抵抗素水平的增加相比对照组非常显著。抵抗素是体内一种促炎性细胞因子，抵抗素分泌增加会导致血管内皮受损加速，斑块稳定性变差，加快冠脉狭窄进程。

（五）行为方式学说

在冠心病合并焦虑抑郁患者中，日常行为方式也是其发病机制之一。患者因焦虑抑郁的负面情绪而出现饮酒、吸烟、熬夜等不良生活方式，这些不良的生活方式会进一步加重冠心病合并焦虑抑郁患者的病情。研究发现，冠心病合并焦虑抑郁患者心肺功能及运动耐量的试验结果显示心肺功能及运动耐量显著下降，这说明焦虑抑郁情绪交互作用对冠心病患者的心肺功能及运动耐量确有影响。哥本哈根市心脏研究中心作了一项为期33年的随访，其研究发现，体力活动与冠心病病死率呈正相关，冠心病合并焦虑抑郁患者适当增加体力活动可以有效减少不良心血管事件的发生。

三、病因病机

（一）肝失调达，心神不安

肝藏血，主疏泄。心肝失调是本病的发病基础，双心疾病的治疗不应局限于心的调护，也应注重从肝论治。肝拥有贮藏和调节血液的能力，肝血的充足有益于心血的濡养，同时，肝主疏泄能够调达情志，以协助心对精神心理的统摄作用。《素问·举痛论》曰："余知百病生于气也。"肝木郁结则无以助心行气，心脉不畅可见胸闷不适，肝失疏泄则可见情志不良、胁胀、太息，甚则横犯脾土纳食不香。

（二）气滞不行，心血瘀阻

血液的正常循行仰赖于血的充盈、气的推动及脉道的通畅。本病的论治应由心、肝、神相结合，肝气不畅、心血难行而生胸痹与郁证。如肝郁气滞迁延日久，则会因为血脉难行而发生血瘀，除去气滞证的胀满、太息等症，临床突出表现为心前区刺痛，病情与情志改变密切相关，正所谓"通则不痛，痛则不通"，此外，舌脉上也会提示瘀的征象，表现为舌色紫暗，脉涩。

（三）心脾气虚，血行不畅

脾胃为气血生化之源，水谷精微由此运化最终奉心化赤成为心血，而脾又主土，中央土以灌四傍，是全身气机升降之枢纽，对情志调畅也起到了重要作用。

脾气虚则气血生化乏源，临床可见纳差乏力，气短懒言，气血不足及心则见心神不安、夜寐不宁，气虚则无以统帅血液，故可见血瘀之象。《医林改错·论抽风不是风》云："元气既虚，必不能达于血管，血管无气，必停留而瘀。"气虚血瘀证由此而生。气虚血瘀是本病的基本病机，治疗上应着重益气活血，健脾宁心。

（四）肝脾不和，痰浊扰心

肝主疏泄，脾主运化。由于气的不足或是运行不畅，痰湿内结阻塞心脉而致病。肝气的调达可以协调脾胃的升降气机，从而将水谷精微化生气血运行全身。如若肝木失疏横逆犯胃，前期可见纳差腹泻等胃肠功能的异常，日久则可致湿浊无所以出，凝练成痰，上扰君心，可见胸闷憋气，咳嗽咳痰，头目昏沉，舌白腻或黄腻，脉滑等症。痰性重着黏滞，迁延难愈，因此病程较上述其他证型更为缠绵，且症状易生变化，故治疗在理气化痰的基本方针上仍需根据具体情况适时化裁。

四、中西医结合治疗

治疗方面，要采用中西医结合治疗。对于冠心病合并焦虑抑郁的患者，应在冠心病常规治疗的基础上，对抑郁、焦虑进行干预。基于祖国医学传统理论，从整体观、藏象理论、气血经络的角度，认识冠心病合并抑郁焦虑等问题的中医发病机制，遵从辨证论治的原则，通过望、闻、问、切四诊合参，结合患者的症状、舌象、脉象等情况，灵活运用八纲辨证、卫气营血辨证、脏腑辨证等方法，根据证型选用合适的中药方剂、中成药、针灸或推拿等方法进行治疗。

（一）冠心病常规西医药物治疗

药物治疗的目的是改善缺血，预防心血管事件。缓解症状、改善缺血的药物：包括硝酸酯类药物（如硝酸甘油）、β受体阻滞剂（美托洛尔、比索洛尔、贝凡洛尔等）、钙通道阻滞剂（二氢吡啶类如氨氯地平、非洛地平、中长效硝苯地平等，非二氢吡啶类如维拉帕米、地尔硫草）。

改善预后的药物包括抗血小板药物（氯吡格雷、阿司匹林等）、调节血脂的药物（阿托伐他汀、瑞舒伐他汀、普伐他汀等）、β受体阻滞剂、血管紧张素转化酶抑制剂（福辛普利、依那普利等）、血管紧张素 II 受体阻滞剂（如缬沙坦、厄贝沙坦等）、醛固酮受体拮抗剂（如螺内酯）。

1.缓解症状、改善缺血的药物

（1）β受体阻滞剂　如无禁忌症，β受体阻滞剂应作为稳定型心绞痛的初始治疗药物。β受体阻滞剂能够降低心肌梗死后稳定型心绞痛病人死亡和再梗死的风险。目前可用于治疗心绞痛的β受体阻滞剂有多种，给予足够剂量均能有效预防心绞痛发作。目前临床更倾向于使用选择性β1受体阻滞剂，如美托洛尔、阿替洛尔及比索洛尔。同时具有 α 和 β 受体阻滞的药物，在冠脉痉挛性心绞痛的治疗中也有效。

（2）硝酸酯类药物　硝酸酯类药物为内皮依赖性血管扩张剂，能够减少心肌耗氧量，改善心肌灌注，缓解心绞痛症状。舌下含服或喷雾用硝酸甘油可作为心绞痛发作时缓解症状用药，也可于运动前数分钟使用，以减少或避免心绞痛发作。长效硝酸酯药物用于降低心绞痛发作的频率和程度，并可能增加运动耐量。长效硝酸酯类药物不适宜治疗心绞痛急性发作，而适宜慢性长期治疗。每天用药时应注意给予足够的无药间期，以减少耐药性的发生。如劳力型心绞痛病人日间服药，夜间停药，皮肤敷贴片白天敷贴，晚上除去。

（3）钙通道阻滞剂（calcium channel blocker，CCB）通过改善冠状动脉血流和减少心肌耗氧量发挥缓解心绞痛的作用，对变异型心绞痛或以冠状动脉痉挛为主的心绞痛，CCB 是一线治疗药物。地尔硫草和维拉帕米能够减慢房室传导，常用于伴有心房颤动或心房扑动的心绞痛病人。这两种药物不宜用于已有严重心动过缓、高度房室传导阻滞及病态窦房结综合征的病人。长效 CCB 能够减少心绞痛发作。当稳定型心绞痛合并心力衰竭必须应用长效 CCB 时，可选择氨氯地平或非洛地平。β 受体阻滞剂和长效 CCB 联用较单药更有效。此外，两药联用时，β 受体阻滞剂还可减轻二氢吡啶类 CCB 引起的反射性心动过速不良反应。非二氢吡啶类 CCB 地尔硫草或维拉帕米可作为对 β 受体阻滞剂有禁忌病人的替代治疗。但非二氢吡啶类 CCB 和 β 受体阻滞剂的联用能使传导阻滞和心肌收缩力的减弱更明显，需特别警惕。

2. 预防心肌梗死，改善预后的药物

（1）阿司匹林　通过抑制环氧化酶和血栓烷 A2 的合成发挥抗血小板聚集的作用，所有病人如无用药禁忌症均应服用。慢性稳定型心绞痛病人服用阿司匹林可降低心肌梗死、脑卒中或心血管性死亡的发生风险。阿司匹林的最佳剂量范围为 75～150mg/d。不良反应为胃肠道出血或对阿司匹林过敏。不能耐受阿司匹林的病人可改用氯吡格雷作为替代治疗。

（2）氯吡格雷　半衰期为 6h，常规剂量起效时间为 2～8h，主要用于近期心肌梗死病人，与阿司匹林联合用于急性冠状动脉综合征病人（包括支架植入后），用来预防动脉粥样硬化血栓形成事件，同时可用于对阿司匹林禁忌病人。该药起效快，顿服 300～600mg 后约 2h 即可达到有效血药浓度。常用维持剂量为 75mg，每天 1 次口服。可用于对阿司匹林不耐受病人的替代治疗。

不良反应：出血为最常见的不良反应，并且最多的是发生在治疗开始的第一个月内。中枢和外周神经系统异常：头痛、头昏和感觉异常。胃肠道系统异常：腹泻、腹痛、消化不良、胃溃疡、十二指肠溃疡、胃炎、呕吐、恶心、便秘、胃肠胀气。血小板、出血和凝血异常：出血时间延长和血小板减少。

（3）他汀类药物　具有降血脂、保护血管内皮细胞功能、稳定粥样斑块等作用。注意事项：在应用他汀类药物时，应严密监测转氨酶及肌酸激酶等生化指标，及时发现药物可能引起的肝脏损害和肌病。采用强化降脂治疗时，更应注意监测药物的安全性。

（4）血管紧张素转化酶抑制剂或血管紧张素Ⅱ受体拮抗剂　以 ACEI 和 ARB 类为代表。具有有效降压、保护心肾的作用。

（二）焦虑抑郁的治疗

1. 生活方式干预

（1）知识科普：对患者进行冠心病合并心理问题的知识教育。

（2）饮食干预：患者应采取低盐、低脂、低糖饮食，应注意营养均衡。

（3）运动干预：应根据患者具体情况制订个性化的运动干预计划，以不过多增加心脏负荷和不引起不适感为原则，对于老年人，提倡采用散步的运动方式。

（4）改善睡眠：应对冠心病合并心理问题的患者进行睡眠卫生教育，建议改善睡眠环境、规律作息时间、减少卧床时间，避免睡前饮用茶或咖啡等兴奋物质，避免睡前刷手机。此外，戒烟限酒、控制体重亦有助于冠心病合并焦虑抑郁的预防和治疗。

2. 药物治疗

（1）营养神经治疗　对于合并轻度抑郁、焦虑的冠心病患者，可予以谷维素、腺苷钴胺等药物营养神经。

（2）抗抑郁、焦虑药物治疗　抗抑郁、焦虑药物的使用原则为小剂量起始，逐步递增，采用最低有效剂量，以最大限度地减少不良反应；一般药物治疗 2 周左右起效，有效率与时间呈线性关系，如足量治疗 6 ~ 8 周仍无效，需考虑换药，可换用同类药物或作用机制不同的其他类型的药物，若效果仍不佳，则考虑转精神心理科诊治；治疗持续 3 个月以上时，需根据病情决定用药时间和停药时间。抗抑郁、焦虑的药物种类较多，SCAD 患者抗抑郁、焦虑治疗的一线用药包括选择性 5- 羟色胺再摄取抑制剂（selective serotonin reuptake inhibitors, SSRI），如草酸艾司西酞普兰；苯二氮䓬类药物，如阿普唑仑。研究显示，SSRI 心血管不良反应较小，较为安全，且基层医疗卫生机构较易获取。

3. 心理治疗

（1）心理支持　医师应认真倾听患者诉说不适症状和内心感受，尽量理解患者，并与患者达到共情，应耐心向患者解释病情，鼓励患者及其家属增强对治疗的信心，并共同努力配合治疗。

（2）认知行为干预　主要针对因不合理认知导致的心理问题。着眼点在于患者不合理的认知问题，通过改变患者对己、对人、对事的看法和态度解决心理问题。

（3）情绪释放减压疗法　结合中医针灸与西方心理学理念，让患者敲击特定的部位（如眉头、眼尾、眼下、鼻下、下巴、锁骨、腋下、头顶等），同时说出内心的压力事件，然后通过积极赋义转变信念和惯性模式，缓解身心不适。

（4）音乐疗法　根据患者的年龄、心理状态、文化程度、家庭背景、个人爱好等选择合适的音乐，同时为患者提供安静舒适的环境，每次治疗维持30~60min。

（5）冥想　主要包括内观冥想（如观呼吸、身体扫描）、静坐冥想（如禅修、打坐）、正念冥想、运动冥想（如瑜伽、跑步）、专注冥想等。引导患者专注当下，集中注意力于自己的呼吸、身体感觉或肌肉，有意识地放松身心，每日15min。

（6）生物反馈　生物反馈是借助精密的专业工具探查和放大人体固有的生理变化过程产生的各种信息，然后通过显示系统将其转变为患者易于理解的信号或读数，在医务人员的指导下进行训练，使患者学会利用这些信号或读数，有意识地控制身体的各种生理病理过程，促进身体机能恢复。

4. 物理治疗

临床上针对抑郁症常见的物理治疗包括改良电抽搐治疗、重复经颅磁刺激、经颅直流电刺激等。此外，迷走神经刺激术（vagus nerve stim-ulation，VNS）、深部脑刺激（deep brain stimulation，DBS）、磁抽搐治疗（magnetic seizure therapy，MST）等物理治疗技术也逐渐开展。高频重复经颅磁刺激被证明对抑郁症具有确切疗效，能够缓解焦虑及抑郁症状，并改善认知功能，推荐其联合抗抑郁剂为一线治疗（1级证据）。抗抑郁剂联合MECT对抑郁症治疗效果确切，因其安全性及不良反应推荐为二线治疗（1级证据）。

（三）中医治疗

1. 脏腑辨证

着重于心，重点考虑心与肝、脾的关系，可能与心脾两虚、心肝血虚、肝郁气滞、肝阳上亢等相关："气短、疲劳乏力、脸色苍白、纳差"等症状多可能为心脾两虚，可予归脾汤等以益气健脾、养心安神；"默默不语、长叹气、悲观"等症状可能为肝郁气滞，可予酸枣仁、柴胡、白芍、合欢花、合欢皮、僵蚕、蝉蜕、灯芯草等中药或相关方剂，以疏肝解郁、宁心安神；"易着急、生气、控制不住愤怒情绪"等症状可能为肝阳上亢。其次，考虑心与肺、肾的关系，可能与心肺气虚、心肾不交等相关："气短、咳嗽、喘憋"等症状可能为心肺气虚；"失眠、腰膝酸软"等症状可能为心肾不交，可予黄连阿胶汤，以交通心肾。此外，"心与小肠相表里"，在治疗冠心病合并抑郁、焦虑的同时，亦需考虑固护胃肠。

（1）疏肝理气法　肝郁气滞证患者主因行气不畅致心脉闭阻而生胸痹心痛，并可伴随口苦、胁胀、太息、纳差等症，苔薄，脉弦。Meta 分析显示，柴胡加龙骨牡蛎汤治疗 CHD 合并焦虑抑郁的效果确切，龙骨牡蛎作为重镇安神经典药，与小柴胡汤共同和解少阳枢机，减轻心绞痛及焦虑抑郁程度。郑鸿伟等联合舒心解郁汤、舍曲林及生物反馈治疗，对患者 24h 动态心电图结果及氧化 / 抗氧化应激指标及抑郁状态均有改善。刘真等运用解郁清心宁神方治疗患者，处方仍以小柴胡汤为基础，着重运用了百合、合欢皮等解郁安神之品，对改善中医证候及医院焦虑抑郁量表、西雅图心绞痛量表评分效果明显。此外临床发现，与口服帕罗西汀比较，舒肝解郁胶囊在降低汉密尔顿抑郁量表、汉密尔顿焦虑量表评分方面能力更加显著，且与传统煎剂相比服用更加便捷，易于保存携带。

（2）理气活血法　气滞血瘀证患者除胸痹心痛及情志不畅外，合并纳差脘痞、口苦太息，或有头部刺痛，唇舌色暗，脉弦涩。孟泳铮等在常规治疗的基础上加用活血安神方，处方在疏肝解郁的基础上侧重川芎、当归活血，酸枣仁、远志安神，治疗后血清五羟色胺、血清髓过氧化物酶情况均优于对照组，且心理康复效果更佳。心痛泰颗粒治疗稳定型心绞痛合并抑郁可以同时缓解主要症状并能改善睡眠质量，且未见肝肾功能异常。

（3）益气活血法　气虚血瘀证患者除主症外可见神疲乏力、气短懒言，舌淡黯，苔薄白，脉沉弱。张春燕等的益气通阳活血方以葛根、桂枝入药功善宣发阳气，与芪参等药相作用，使气血充盈脉道通畅，以此方剂配合行为疗法合并增进沟通进行治疗，6 个月后中药组总有效率（93.33%）高于对照组（70.00%），且焦虑抑郁量表评分明显降低。马海等的益气活血解郁方着重运用黄芪为君补益气血，并配伍理气解郁之品，诸药联合不仅针对郁证的症状，还能够扶正益气。

（4）化痰解郁法　肝脾不和，气郁生痰可及心，痰气郁结证患者可见惊悸烦闷、寐差多梦，苔厚腻，脉滑。可采用十味温胆汤加减配合心理疏导与五音疗法，较温胆汤增添了大量补气药以扶正，并以甘麦大枣汤平息脏躁，且能够有效降低心肌耗氧量。亦可采用开郁祛痰活血汤配合五行情志疗法治疗 CHD 合并抑郁，此方以二陈汤为底，寓益气活血于化痰解郁之中，诸症得以向愈。观察比较 PCI 术后焦虑抑郁患者分别口服化痰解郁方、氟哌噻吨美利曲辛的效果，两者均可有效改善焦虑抑郁症状，且化痰解郁方还能缓解胸痛症状，调理全身脏腑功能，更具优势。此外，鞠七汤在越鞠丸的基础上进行加减，以三七为君，使六郁经方得以应用于 CHD 合并抑郁的治疗，其与单纯的基础治疗相比更能缓解心绞痛、降低汉密尔顿焦虑量表评分，值得临床进一步运用。

2. 气血辨证

由于"心主血脉""气为血之帅，血为气之母"，冠心病合并抑郁、焦虑的初始阶段多为气滞血瘀，予银杏叶滴丸类药物以活血化瘀；久病后易转为气血亏虚，故在行气活血治疗同时亦需要考虑"久病多虚"的情况，适当加以益气补血，予人参果实总皂苷类药物以益气安神。冠心病患者常服用抗血小板药物，也可同时服用抗凝药物，故在活血化瘀治疗的同时应考虑患者的出血风险，及时调整用药剂量和时间。

3. 经络辨证

经络具有运行气血、联络脏腑表里的作用，基于该理论，考虑冠心病合并抑郁、焦虑多与"手少阴心经""手太阳小肠经""手厥阴心包经""足厥阴肝经""足阳明胃经""任督二脉"相关，疏通经络，调畅气血，有助于调理脏腑，从而产生良好的治疗效果。针刺治疗建议的穴位包括内关、神门、足三里、丰隆、三阴交、合谷、太冲、太溪、百会等，需根据实际情况选择穴位、恰当运用补泻手法。此外，中医理论认为七情内伤是疾病发生的重要原因之一，七情指"喜、怒、悲、思、忧、恐、惊"，脏腑亦是有情感的，五脏"肝、心、脾、肺、肾"分别对应"怒、喜、思、忧、恐"。冠心病合并抑郁、焦虑的发病与七情内伤有关，情志相胜疗法可供参考，如"思胜恐，喜胜忧，忧胜怒"。

对于针灸治疗，可根据经络辨证，选用常见穴位，如内关、合谷、百会、足三里等。

4. 其他特色疗法

除口服汤剂、针灸推拿等治疗外，中医的一些特色疗法在防治冠心病伴焦虑抑郁状态也有较好疗效。例如太极拳、八段锦、易筋经、导引功法等，其形式多样，对场地、设备要求较小，通俗易懂，便于学习，易于推广应用。

五、典型医案病例

病例一：冠心病

王某　　男　　54　　首诊：2020.07.22

【主诉】胸闷胸痛反复发作。

【现症见】胸闷胸痛、心悸、乏力，心情压抑，颈项疼痛，偶有牙痛，口干口渴，咽干，二便可，舌尖红，脉弦数。

【既往史】甲状腺功能亢进症。冠脉造影示：回旋支狭窄约99%，前降支狭窄约85%，右冠狭窄约90%。

【西医诊断】冠状动脉粥样硬化性心脏病。

【中医诊断】胸痹。

【证型】气滞血瘀证。

【治法】疏肝理气，活血化瘀。

【处方】活络效灵丹、枳实薤白桂枝汤加减。

当 归6g	丹 参20g	乳 香6g	没 药6g
枳 实9g	薤 白20g	桂 枝5g	瓜 蒌20g
苍 术10g	黄 芪20g	地 龙15g	石菖蒲15g
葛 根15g	川 芎6g	浙 贝30g	炒麦芽30g
姜 黄10g	赤 芍10g	神 曲20g	威灵仙10g
连 翘15g	元 胡15g	怀牛膝30g	

拾服水煎服，浓煎300mL，每日早晚各服150mL。

【按语】活络效灵丹出自张锡纯所著《医学衷中参西录》，张锡纯解析此方说："活络效灵丹此方，于流通气血之中，具融化气血之力，用于治疗气血凝滞者。"此方由当归、丹参、乳香、没药组成，四药皆入血分，具活血化瘀、通络止痛之功。当归与丹参，一温一凉，两药共凑活血化瘀，通络止痛之功。除此之外，长期气血瘀滞会导致心情烦躁，故该患者出现心情压抑，丹参还能清心除烦，帮助患者消除焦虑抑郁情绪。乳香，没药相须为用以理气行气，活血化瘀，即气顺则血行。枳实、薤白、桂枝、瓜蒌为枳实薤白桂枝汤的主药，薤白与瓜蒌合用能够通阳散结，行气祛痰，共为君药；枳实下气破结，消痞除满，佐以桂枝通阳散寒，降逆平冲。赤芍、川芎二药相配，一寒一温，再与元胡、地龙四药合用有活血化瘀通络之功。神曲、麦芽消食和胃；姜黄与怀牛膝有活血通经之功，可治疗瘀血阻滞之胸痹；石菖蒲芳香温通，善开窍祛痰。苍术、黄芪、葛根合用，以升阳固表；浙贝母与连翘合用清热毒，化痰浊；威灵仙能够通络止痛。诸药合用，疏肝理气，活血化瘀，通络止痛。

【二诊】2020.08.12

药后胸痛减轻，时有胸闷，偶有咽干，牙痛。心悸好转。偶有头晕，恶风，咽痛，舌淡红边有齿痕，苔微腻，脉弦。

【处方】
黄 芪25g	桂 枝9g	赤 芍15g	白 术15g
干 姜9g	太子参15g	当 归6g	丹 参30g

乳　香 6g	没　药 6g	红　花 9g	红景天 15g
防　风 6g	神　曲 20g	麦　芽 20g	桔　梗 6g
元　胡 15g	石菖蒲 20g	姜　黄 15g	

拾肆服水煎服，浓煎 300mL，每日早晚各服 150mL。

【三诊】2020.09.02

药后时后背疼痛，时有大便干结，偶有左手肿痛，寐可，药后牙痛明显缓解，舌淡咽中略红，右脉弦数。

【处方】

当　归 6g	丹　参 30g	乳　香 6g	没　药 6g
丹　皮 10g	栀　子 6g	桔　梗 6g	玄　参 10g
薏苡仁 30g	瓜　蒌 15g	薤　白 15g	枳　实 10g
茯　苓 10g	杏　仁 10g		

拾肆服水煎服，浓煎 300mL，每日早晚各服 150mL。

病例二：冠心病

岳某某　　男　　49　　首诊：2022.07.04

【主诉】胸闷痛，情绪激动后加重。

【现症见】胸闷痛，情绪激动后加重，易怒，口干口苦，打鼾，右臂起疹，纳可，寐差，易醒，醒后难以入睡，便溏，舌边尖红，苔黄微腻，舌底紫，左脉中按弦滑，右脉中按弦滑略数。

【既往史】高脂血症。

【西医诊断】冠状动脉粥样硬化性心脏病，焦虑抑郁状态。

【中医诊断】胸痹。

【证型】湿热内蕴，痰气郁结。

【治法】清热化痰，疏肝行气。

【处方】黄连温胆汤合苍附导痰丸、越鞠丸加减。

地　榆 12g	合欢皮 15g	黄　连 5g	法半夏 6g
竹　茹 12g	枳　实 6g	白鲜皮 12g	龙　骨 20g
苍　术 6g	香　附 10g	川　芎 5g	栀　子 5g
牡　蛎 20g	炒神曲 12g	五味子 6g	芦　根 20g
夜交藤 20g	枇杷叶 6g	郁　金 10g	紫苏叶 10g
柴　胡 8g	黄　芩 3g	荆　芥 3g	防　风 5g
香　橼 10g	佛　手 10g		

拾伍服膏方。

【按语】该患者属冠心病湿热内蕴证，痰气郁结。用黄连温胆汤合苍附导痰丸、越鞠丸清热化痰，疏肝行气。黄连、法半夏、枳实、竹茹为黄连温胆汤主药，其中黄连清心中之热，与柴胡、黄芩相配共清上焦湿热，配伍芦根清热利湿，使湿邪从小便而走；枳实降气化痰，竹茹清热化痰；川芎、苍术、香附、栀子、炒神曲为越鞠丸组成，其中川芎活血祛瘀，苍术燥湿健脾，与法半夏相配增强燥湿化痰之力，香附疏肝行气，与郁金、佛手、香橼、合欢皮相配伍共奏行气解郁之功效；炒神曲又能健脾消食和胃，栀子清泻三焦之火、利三焦之湿，配伍地榆起到清热凉血之功用；龙骨、牡蛎重镇安神，夜交藤养心安神，其中龙骨又有化痰之效；小剂量荆芥、防风以解表散风，使湿热有外散之机；枇杷叶清肺止咳、降逆止呕；紫苏叶行气和胃；白鲜皮祛风止痒；五味子益气生津，补肾宁心。

【二诊】2022.07.18

睡眠改善，心悸易惊，口苦，胸闷，腰痛遇寒加重，手指关节肿胀、僵疼，小便黄，便溏好转，舌尖红，苔薄黄，舌底略红，咽红，左脉弦紧，右脉弦紧。

【处方】

竹　茹 10g	丹　皮 6g	柴　胡 3g	绞股蓝 6g
当　归 5g	酸枣仁 20g	龙　骨 10g	炒神曲 12g
香　橼 10g	佛　手 10g	竹　叶 5g	牡　蛎 15g
枇杷叶 3g	木　香 6g	郁　金 10g	芦　根 12g
通　草 3g	黄　芩 5g	苍　术 3g	紫苏叶 6g
白茅根 10g	石菖蒲 10g	合欢皮 10g	怀牛膝 10g
益智仁 15g			

拾伍服膏方。

【三诊】2022.07.30

药后症减，心悸、胸闷症状减轻，睡眠改善，凌晨3点易醒，能入睡，右侧耳鸣，遇冷气后起荨麻疹好转，头痛好转，晨起口苦严重，便溏，面部油腻，两手僵疼，牙龈偶有出血，舌尖红，舌淡苔薄白，舌底紫，咽红，左脉滑略急，右脉弦滑。

【处方】2022.07.18 方加

桑　枝 6g	丝瓜络 6g	葛　根 12g	姜　黄 6g
赤石脂 6g	杏　仁 6g	石　膏 20g	蝉　衣 6g
柴　胡 10g	苍　术 12g	合欢皮 20g	元　胡 6g
桑　叶 6g	桂　枝 5g		

拾伍服水煎服。

参考文献：

[1] 中国医师协会心血管内科医师分会双心学组，北京医学会心脏心理分会．稳定性冠心病合并心理问题基层诊疗共识（2023年）[J]．中华全科医师杂志，2023，22（12）:1224-1234.

[2] 蒋健．郁证发微（十四）——郁证胸痹论[J]．上海中医药杂志，2016，50（09）:6-10.

[3] 李抒凝，俞沛文，陈晶．不同历史时期中医胸痹的定义和病机认识变迁[J]．世界中医药，2023，18（17）:2484-2487.

[4] 阮庭秀．宋金元时期胸痹证治文献研究[D]．上海：上海中医药大学，2021.

[5] 魏明明，张鼎，宋欣瑜，等．冠心病合并焦虑抑郁中西医机制及治疗新进展[J]．辽宁中医药大学学报，2022，24（04）:205-209.

[6] 王宏伟，韩亚林，林棋泷，等．冠心病合并焦虑抑郁的研究进展[J]．中国医学创新，2023，20（35）:177-181.

[7] 王晟楠，袁宏伟．基于双心医学理论冠心病合并焦虑的中西医研究进展[J]．河北中医，2023，45（06）:1044-1047.

[8] 杨一波，宋春莉，史永锋，等．精神心理疾病对心血管负性作用机制的研究进展[J]．中国实验诊断学，2016，20（8）: 1408-1410.

[9] 边振，王丽，都亚楠，等．冠心病伴抑郁症状的中西医研究进展[J]．社区医学杂志，2016，14（21）:84-86.

[10] SCHNOHR P, O'KEEFE JH. Impact of persistence and non-persistence in leisure time physical activity on coronary heartdisease and all-cause mortality: The copenhagen city heartstudy[J]. Eur J Prev Cardiol, 2017, 24（15）: 1615-1623.

[11] 蓝宇，罗富锟，于悦，等．冠心病的中医认识与经方治疗策略[J/OL]．中国中药杂志:1-11[2024-04-10].https://doi.org/10.19540/j.cnki.cjcmm.20240326.

[12] 中华医学会行为医学分会，中华医学会行为医学分会认知应对治疗学组．抑郁症治疗与管理的专家推荐意见（2022年）[J]．中华行为医学与脑科学杂志，2023，32（03）:193-202.

[13] 中华医学会神经病学分会，中华医学会神经病学分会睡眠障碍学组，中华医学会神经病学分会神经心理与行为神经病学学组．中国成人失眠伴抑郁焦虑诊治专家共识[J]．中华神经科杂志，2020，53（08）:564-574.

[14] 姚曳，朱明丹．冠心病合并焦虑抑郁的中医病因病机及治疗的研究进展[J]．中国医药导报，2024，21（03）: 64-67.

[15] 孟晓媛，宋囡，王莹，等．基于"心-脉-神"互言探讨肝心同治冠心病合并抑郁（双心疾病）的理论研究[J/OL]．中华中医药学刊:1-13[2024-04-10].http://kns.cnki.net/kcms/detail/21.1546.R.20240201.0840.002.html.

第三节　血运重建术后伴焦虑抑郁状态

冠状动脉粥样硬化性心脏病（coronary heart disease，CHD）是当前世界范围内死亡的主要病因之一。随着循证医学和经皮冠状动脉介入术（Percutaneous coronary intervention，PCI）的不断精进，介入手术的成功率大幅提升，经 PCI 完成血运重建已成为拯救 CHD 病人生命安全的一项重要措施。PCI 治疗可以消除或缓解冠心病病人的临床症状，但源于心脏病发作与对手术的焦虑、恐惧情绪病人往往产生一系列不良生理、心理应激反应。这些应激反应通常会反作用于疾病本身，从而影响病人的手术预后。

一、理论溯源

（一）西医溯源

目前，全球范围内 CHD 是造成死亡和疾病负担的最主要原因。1977 年 9 月瑞士籍德裔医生安德里亚斯·格鲁恩齐克（Andreas Grüentzig）完成了世界上首例经皮冠状动脉腔内成形术（percutaneous transluminal coronary angioplasty，PTCA），由此开创了介入心脏病学的新纪元。在此后的 40 余年，以 PTCA 为基础的 PCI 技术及器械飞速发展，成为与冠状动脉旁路移植术（Coronary artery bypass grafting，CABG）、药物治疗并驾齐驱的冠心病三大治疗手段之一。

第二十七届中国医师协会介入心脏病学大会暨第十三届中国胸痛中心大会（CCIF & CCPCC 2024）上，霍勇教授介绍 2023 年中国大陆地区的冠心病介入治疗数据：来源于网络直报数据（865126 例）、省级质控中心核实后增加数据（770929 例），因此统计得出 2023 年大陆地区冠心病介入治疗的注册总病例数为 1636055 例（数据未包含军队医院病例）。2023 年 PCI 病例数增长率为 26.44%，平均支架 / 药物球囊数为 1.51 个。从 2014 年起，我国的冠心病介入平均支架 / 药物球囊数始终稳定保持在 1.5 个左右。

CHD 患者经过血运重建治疗后可快速恢复冠状动脉供应血液能力，促使其临床症状得到缓解，但是术后的患者后期可能出现焦虑、恐惧等负面情绪。临床研究表明，PCI 术前患者的焦虑程度高于正常人 14%，PCI 术前存在肯定焦虑者占 70%，存在肯定抑郁者占 38%；15% ～ 20% 的患者在接受 CABG 术后会出现重度抑郁症，另外 15% 的患者可能会出现轻度抑郁症或严重抑郁的情绪，说明患者经历手术和基础疾病的双重心理应激，焦虑症和抑郁症发生率增加。这种不良心理反应会直接影响手术过程和术后恢复，最终成为血运重建术后心血管不良事件的危险因素。

（二）中医溯源

真心痛为心痛的一种。"心痛"一词最早见于《山海经·西山经》："其草有萆荔……食之已心痛。"广义心痛涉及冠心病心绞痛和胃脘痛等疾病；狭义心痛则专指心胸部的疼痛，包括冠心病、心肌梗死、肺栓塞等。真心痛最早见于《灵枢·厥病》："真心痛，手足青至节，心痛甚，旦发夕死，夕发旦死。"这描述了真心痛的临床表现：手足四肢皮肤青紫，心脏处剧烈疼痛。并描述了真心痛的疾病性质和预后：发病急骤，死亡迅速。后世医家多遵循《灵枢》的观点，认为真心痛为心之本身受邪引起的心胸部剧烈疼痛，病位在心，现代疾病多见于急性心肌梗死、冠心病心绞痛等。

真心痛为心痛病的重症。《难经》继承了《内经》中关于真心痛的论述，"其痛甚，但在心，手足青者，即名真心痛"。汉代张仲景时期在《金匮要略》中论述了胸痹心痛病，没有具体区分真心痛和其他类型心痛，关于九痛丸治疗九种心痛，即心脏或胃脘部的疼痛，对于后世心痛和心下胃脘痛的记载上产生了影响。晋代时期王叔和等医家认为心为君主之官，神圣不可侵犯，故邪入于心包络发病为心痛。隋唐时期《备急千金要方·心腹痛第六》具体描述了九种心痛："一虫心痛，二注心痛……九去来心痛。"《诸病源候论》对于真心痛和别络痛进行了具体的区分。宋金元时期沿用汉唐时期关于真心痛的论述，对于心痛的具体区分进行了更为细致的描述。宋代《太平圣惠方·心痛论》区分了真心痛为邪在正经，别络痛不伤于正经。

真心痛属于心痛病的范畴，关于真心痛的发病病因在《内经》中已有论述，《内经》认为真心痛的发病见于外感寒、风、湿、燥等淫邪，以外感风寒邪气发病为主要原因。《素问·举痛论篇第三十九》曰："寒气客于脉外则脉寒，脉寒则缩蜷，缩蜷则脉绌急，绌急则外引小络，故卒然而痛。"汉代张仲景认为胸痹心痛病多由阳虚痰浊瘀阻所致，《金匮要略·胸痹心痛短气病脉证治第九》曰："夫脉当取太过不及，阳微阴弦。"《内经》所提出的风寒邪气致病的理论，在晋代和隋唐时期胸痹心痛病病因中占据重要的地位，晋代皇甫谧《针灸甲乙经》言："寒气客于五脏六腑发卒心痛"，延续了寒邪致病的理论。隋代《诸病源候论》在《内经》风寒邪气致病的基础上提出饮邪和脏腑内伤可致真心痛病。唐代《外台秘要》在九种心痛的病因描述上又提出了痰热、气血阴阳亏虚和情志内伤均可导致真心痛发病。宋代陈言《三因极一病证方论》提出了真心痛的病因包括外感、饮食、劳逸、情志等因素，《圣济总录》提出了厥气上逆和寒邪可致心痛发病。明清在前人基础上对其发病原因进行了补充和发展，瘀血可致其发病。明代《医学正传·胃脘痛》云："有真心痛者，大寒触犯心君，又曰污血冲心，手足青过节者。"真心痛的发病原因总结为外感寒邪、痰浊血瘀等。近代多数医家认为真心痛的发病病机是本虚标实，本虚为气、阴、阳的不足，标实为血瘀、痰浊、寒凝、气滞。《内经》中认为真心痛的发病病机为寒邪凝滞经脉，不通则痛。汉代张仲景《伤寒杂病论》中认为真心痛病机为"阳微阴弦"，阳虚为本，阴邪侵袭为标，为后世本虚标实的理论创立了基础。唐宋时期对于真心痛的病机认识多遵照前人所述。明清时期出现了瘀血上冲所致真心痛发病的观点。清代王清任的瘀血理论丰富了真心痛的发病病机。

真心痛的辨证在《内经》时期还没有具体的分型，汉代张仲景《金匮要略》首开真心痛病辨证论治先河，据其条文可划分为痰阻气逆证、寒邪凝滞证两种证型，方用枳实薤白桂枝汤和乌头赤石脂丸；隋唐时期记载了真心痛的临床表现，但是没有记载具体的辨证论治。因古籍中多论述为寒邪客于心脉，故提出了温通的治疗方法。宋代陈无择提出内因、外因、不内外因的三因学说，开启了病因辨证。明清时期形成了较为系统的辨证体系，出现了八纲辨证、卫气营血辨证和三焦辨证。近现代医学家认为真心痛为本虚标实证，可以分为气阴两虚型、心阳欲脱型、气滞血瘀型、痰浊瘀阻型等。真心痛临床辨证多见于痰瘀互阻证，方用瓜蒌薤白半夏汤合桂枝茯苓丸。

二、发病机制

PCI 术作为临床治疗冠心病的有效手段之一，经血管导管技术疏通狭窄及闭塞的冠状动脉管腔，重建血运，改善患者心肌血流灌注。但 PCI 术同时也会对血管内皮造成一定程度的机械性损伤，使血管内皮大面积损伤，不能短时间内自我修复，导致内膜严重增生，形成管腔或支架内狭窄。在 PCI 手术过程中，球囊扩张或支架释放对冠状动脉血流的短暂性阻断，以及冠状动脉血流恢复后产生的再灌注损伤，亦可导致围手术期的心肌损伤，进一步引起冠状动脉痉挛导致心脏血液供需失衡、心肌缺血引发心绞痛等现象，其症状主要表现为胸部疼痛、紧缩感、胸闷，严重影响远期疗效，危及患者生命安全。PCI 手术对患者是一种会产生抑郁焦虑状态的应激因素，抑郁焦虑状态会反作用再发或加重冠心病病情，对 PCI 术后效果有着负面影响，当前研究普遍认为其发生机制为下丘脑垂体—肾上腺轴系统调节失常，引发交感神经过度兴奋，儿茶酚胺类物质加速分泌，出现自主神经功能异常、炎症反应、血小板功能亢进、血管内皮功能紊乱等，加重动脉硬化，从而导致心血管类疾病的发生。

（一）神经内分泌学说

焦虑抑郁可导致交感神经系统活性亢进和副交感神经系统活性降低，使下丘脑—垂体—肾上腺皮质和交感肾上腺系统激活，引起血儿茶酚胺（肾上腺素和去甲肾上腺素）和皮质醇水平升高，导致自主神经活性失衡。血儿茶酚胺导致血小板激活与聚集，全血黏度增高，引发心率加快、血管痉挛、血压上升，诱发或加重心肌缺血，外周血管阻力增加及水钠潴留，加重心脏前后负荷，造成心功能受损；同时血儿茶酚胺升高，使腺苷酸环化酶的活性及细胞内环磷酸腺苷浓度均增加，通过后除极引起室性心动过速，心室肌致颤阈降低，进而发生心室颤动导致心源性猝死。皮质醇功能亢进，引起胰岛分泌缺陷、胰岛素抵抗、脂质代谢紊乱等，导致血甘油三酯、血浆低密度脂蛋白和胆固醇升高，冠状动脉心外膜脂肪增多，促进冠心病的发生发展。

（二）炎症反应学说

炎症是冠心病合并焦虑抑郁普遍被认可的最重要的影响因子，贯穿冠状动脉粥样硬化发生、发展的全过程，且与粥样斑块的不稳定性密切相关。炎症消退是一个主动的过程，在炎症区域和炎症过程中一些内源性主动抗炎因子（如脂氧素，被称为炎症的"刹车信号"）可促使炎症消退，在心血管和神经系统疾病中起着保护作用，而炎症消退障碍可活跃炎症反应，加剧动脉粥样硬化。焦虑抑郁等心理障碍者的炎症因子（IL-1、IL-6、IL-8、CRP、MPO、LX-A4 及 TNF-α 等）水平明显升高，炎症反应及血管内皮功能受损也较不伴焦虑抑郁者严重，且存在炎症/抗炎失衡（炎症消退障碍），而血管内皮功能受损是动脉粥样硬化的始动因素和多种心血管疾病的病理基础。

（三）血小板活性学说

血小板参与炎症反应是血栓形成及心肌梗死的重要因素，血小板活化程度的高低随抑郁症基线的严重程度而变化；抑郁可导致血浆血小板因子 -4 及 β- 球蛋白水平升高、5- 羟色胺介导的血小板活性升高、血小板糖蛋白Ⅱb/Ⅲa 受体活性增强，促进血小板黏附聚集，血液黏稠度增加，冠状动脉血栓形成的概率增加。

（四）社会心理因素

社会心理因素（如抑郁症、焦虑症、性格因素及人格特征、社会孤立和慢性生活压力）反复刺激情绪中枢（边缘系统、网状结构、海马回），导致 5- 羟色胺、去甲肾上腺素、多巴胺分泌减少或紊乱，继而导致神经体液和神经内分泌失衡，产生自主神经功能紊乱，多系统躯体症状，以及心理障碍症状。

三、病因病机

（一）情志异常

《素问》云，"惊则心无所倚，神无所归"；《诸病源候论》又云，"思虑烦多则损心，心虚故邪乘之"。七情内伤，五志过极，首犯于心，《灵枢·口问篇》曰："故悲哀忧愁则心动，心动则五脏六腑皆摇。"患者平素忧思恼怒、喜笑无度、郁郁寡欢、精神紧张，致使心神被扰，血脉失和，进而产生胸闷、心悸、不寐等症。情志变动尚可影响气机，《素问·举痛论》曰，"百病生于气也。怒则气上，喜则气缓，悲则气消，恐则气下，寒则气收，炅则气泄，惊则气乱，劳则气耗，思则气结"，情志不舒，气机失和，经脉阻塞，脏腑功能紊乱，而发双心疾病。

（二）药食不节

患者平素饮食不节、不洁、饥饱无度或乱投药物，伤及脾胃，运化失健，或气血乏源，心失所养；或聚湿生痰，久而可与瘀血、寒邪、气滞、痰湿等病理因素互结，阻碍气机，胸阳失展，出现胸闷、胸痛、心悸等诸症。

（三）体虚久病

患者素体亏虚，易感疾患，或心系疾病罹患日久，病情复杂，反复求医，但疗效欠佳，信心丧失，"君主之心"影响"神明之心"，导致情绪紧张或思想负担沉重，使心血暗耗，心气郁结，出现或加重胸闷、心悸、不寐等症。

本病病位在心，与肝、脾、肾密切相关，病性有虚、实两方面，虚者多为心之气、血、阴、阳亏损导致心神失于滋养、温煦，实者多有肝气郁结、痰火扰心、心血瘀阻、痰湿阻络、阳气郁闭导致心脉闭阻不畅。虚实之间可以相互夹杂或转化，实证日久，耗伤正气，可兼见气、血、阴、阳亏虚；虚证也可因虚致实，兼见气滞、血瘀、痰火等实证表现，总之，本病病性总属本虚标实，其本为气血不足、阴阳亏损，其标为气滞、痰火、血瘀、湿阻，临床上多为虚实夹杂之证。中医理论认为 PCI 术后出现心绞痛等诸多不适症状是因为 PCI 术是机械性外源的有创治疗，可直达病所、开通闭塞脉络，具有活血破血之功，属中医"祛邪"治法，能改善局部血流闭塞，但对局部脉道正常结构存在一定影响，易破血留瘀，损伤心脉，进而耗气动血伤阴，对机体造成不同程度的损伤，机体邪实正虚内环境的平衡随之出现动态变化，继而出现胸痛、气短、乏力等不适症状。

四、中西医结合治疗

（一）药物治疗

1. 中医药辨证论治

（1）实证　①气郁：疏肝解郁，《医学统旨》柴胡疏肝散加减。②痰郁：化痰解郁，《金匮要略》半夏厚朴汤加减；偏寒者温化痰浊，《金匮要略》瓜蒌薤白半夏汤加减；偏热者清热化痰，《三因极一病证方论》温胆汤加减。③血郁：活血化瘀解郁，《医林改错》血府逐瘀汤加减。④食郁：消食解郁，《丹溪心法》保和丸加减。⑤火郁：泻火解郁，《内科摘要》丹栀逍遥散加减。⑥湿郁：化湿解郁，《简要济众方》平胃散加减。

（2）虚证　①气虚。心气虚：补气养心，《金匮要略》甘麦大枣汤加减；脾气虚：补中益气，《脾胃论》补中益气汤加减。②血虚。心血虚：补血养心，《正体类要》归脾汤加减；肝血虚：补血养肝，《仙授理伤续断秘方》四物汤加减。③阴虚。心阴虚：滋阴养血，《校注妇人大全良方》天王补心丹加减；肾阴虚：滋阴益肾，《小儿药证直诀》六味地黄丸加减。④阳虚。肾阳虚：温肾助阳，《金匮要略》肾气丸加减；脾阳虚：温中健脾，《伤寒论》理中丸加减。

（3）复合证型

①气郁化火证：

【证候】急躁易怒，胸闷胁胀，头痛，目赤，耳鸣，嘈杂吞酸，口干口苦，大便秘结，舌质淡红，苔黄，脉弦数。

【治法】清肝泻火，疏肝解郁。

【方药】《内科摘要》的丹栀逍遥散合《丹溪心法》的左金丸加减，基本方：白术、柴胡、当归、茯苓、甘草、牡丹皮、栀子、芍药、姜黄连、吴茱萸。

【加减】若热势盛，口苦、苔黄、便秘者，可加大黄、龙胆以泻火通便。

②气滞痰郁证：

【证候】精神抑郁，咽中异物感，胸闷如窒，胁痛，呕恶，口苦，咽中如有物阻，咳之不出，咽之不下，舌质淡红，苔白腻或黄腻，脉弦滑。

【治法】利气散结，化痰解郁。

【方药】《金匮要略》半夏厚朴汤，基本方：半夏、厚朴、紫苏、茯苓、生姜。

【加减】气机郁滞、气逆不降明显者，酌加佛手、香附、旋覆花、枳壳、赭石等增强理气开郁、化痰降逆之效；若痰郁化热、痰火扰心者，见口苦心烦，苔黄而腻，可合用柴芩温胆汤，以化痰清热，疏利气机。

③气滞血瘀证：

【证候】恼怒多言，胸胁胀闷，胁下痞块，刺痛拒按，躁扰不安，心悸，头痛，呆滞妄想，唇甲紫暗，经期疼痛，经血紫暗，舌质紫暗，有瘀斑，苔薄白或薄黄，脉沉弦，或细弦而迟。

【治法】活血化瘀，行气解郁。

【方药】《医林改错》血府逐瘀汤加减，基本方：桃仁、红花、当归、川芎、生地黄、赤芍、柴胡、桔梗、川牛膝、香附、檀香、甘草。

【加减】血瘀蕴热者，加栀子、黄芩；寒甚则加干姜、附子以温阳散寒。

④肝胆湿热证：

【证候】烦躁易怒，胸胁胀满，头晕多梦，耳中轰鸣，头胀，恶心，腹胀，口苦，咽有异物感，小便短赤，舌质红，苔黄腻，脉弦数或滑数。

【治法】清利肝胆，利湿泄热。

【方药】《医方集解》龙胆泻肝汤加减，基本方：龙胆、黄芩、栀子、泽泻、木通、车前子、当归、生地黄、柴胡、甘草。

【加减】肝胆实火较盛，可去木通、车前子，加黄连以助泻火之力；若湿盛热轻者，可去黄芩、生地黄，加滑石、薏苡仁以增强利湿之功；肝郁胁痛明显者，加郁金、川楝子、延胡索以理气止痛；小便黄赤、大便秘结者，加大黄、黄柏泻火通便、清热祛湿。

⑤心脾两虚证：

【证候】多思善疑，头晕神疲，心悸多梦，面色萎黄，少寐健忘，少气懒言，自汗，纳差，食后腹胀，大便溏薄，月经不调，舌淡嫩，苔薄白，脉细弱。

【治法】补益气血，健脾养心。

【方药】《正体类要》归脾汤加减，基本方：白术、当归、白茯苓、黄芪、龙眼肉、远志、酸枣仁（炒）、木香、甘草（炙）、人参、生姜、大枣。

【加减】肝郁明显，兼有烦躁失眠者，可加郁金、合欢花解郁安神。

⑥心胆气虚证：

【证候】善惊易恐，稍惊即发，自卑绝望，悲伤欲哭，面色光白，难以决断，心悸不宁，劳则加重，胸闷气短，坐卧不安，恶闻声响，失眠多梦，舌质淡或暗，苔薄白，脉细弦而动数，或沉细，或细而无力。

【治法】镇惊养心，安神定志。

【方药】《医学心悟》安神定志丸加减，基本方：茯苓、茯神、人参、远志、石菖蒲、龙齿。

【加减】兼见心阳不振者，加附子、桂枝；心气涣散者，加五味子、酸枣仁、柏子仁收敛心气；胁肋胀痛、情志抑郁明显者，加柴胡、郁金、绿萼梅、佛手加强疏肝解郁作用。

⑦阴虚肝郁证：

【证候】心烦易怒，胁肋胀痛，口干目涩，潮热汗出，失眠多梦，腰膝酸软，善太息，心悸，头晕耳鸣，肢体麻木，舌质红或红绛，苔白或薄白，脉沉细弦，或沉弦而细数。

【治法】补肾育阴，疏肝理气。

【方药】《医学统旨》柴胡疏肝散合《景岳全书》左归饮加减，基本方：柴胡、陈皮、川芎、香附、枳壳、芍药、炙甘草、熟地黄、山药、枸杞子、炙甘草、茯苓、山茱萸。

【加减】若失眠严重者，可加炒酸枣仁、首乌藤、合欢花养心安神；本证型亦可用滋水清肝饮去栀子、泽泻、牡丹皮，加枳壳、青皮。

2. 中成药治疗

（1）舒肝颗粒　由当归、白芍、白术、香附、柴胡、茯苓、薄荷、栀子、牡丹皮、甘草组成。功能及主治：疏肝理气，泻火解郁，用于肝气不舒的两胁疼痛，胸腹胀闷，头痛目眩，心烦意乱，口苦咽干。用法及用量：口服，治疗剂量：每次1袋，每天2次；用温开水或姜汤送服。

（2）疏肝解郁胶囊　由贯叶金丝桃、刺五加等组成。功能及主治：疏肝解郁，健脾安神，用于轻、中度单相抑郁症属肝郁脾虚证者，临床以情绪低落、兴趣下降、反应迟钝为主要表现。用法及用量：口服，每次2粒，每天2次，早、晚各1次，疗程为6周。

（3）振源胶囊　为人参果类制剂，主要成分为人参果总皂苷。功能及主治：益气通脉，宁心安神，生津止渴。用于胸痹、心悸、不寐，消渴气虚证，症见胸痛胸闷、心悸不安，失眠健忘，口渴多饮，气短乏力；冠心病，心绞痛，心律失常，神经衰弱。用法及用量：口服，每次1~2片，每天3次。

（4）心可舒片　由丹参、三七、葛根、木香、山楂等组成。功能及主治：活血化瘀，行气止痛，用于气滞血瘀型冠心病引起的胸中憋闷、心绞痛、高血压、头晕头痛等。用法及用量：口服，每次4片，每天3次。

（5）冠心静胶囊　由人参、丹参、赤芍、红花、三七、玉竹、苏合香、冰片组成。功能及主治：活血化瘀，益气通脉，用于气虚血瘀引起的胸痹，胸痛，气短心悸及冠心病见上述症状。用法及用量：口服，每次4粒，每天3次。

（6）乌灵胶囊　由乌灵参分离出的菌种，每粒含乌灵菌粉0.33g。功能及主治：除湿镇惊，利小便，补心肾，用于治疗失眠、心悸、吐血、产后和术后失血等，能明显改善各种记忆障碍，具有益智健脑功效。用法及用量：口服，每次 3 粒，每天 3 次。

（7）精乌胶囊　由制何首乌、制黄精、酒蒸女贞子、墨旱莲组成。功能及主治：补肝肾，益精血，壮筋骨，用于肝肾亏虚，精血不足引起的以失眠多梦、耳鸣健忘、须发早白为特点的一类郁证。用法及用量：口服，每次 6 粒，每天 3 次。

（8）宽胸气雾剂　由檀香、细辛、荜茇、高良姜、冰片组成。功能及主治：温通理气止痛，用于缓解心绞痛。用法及用量：症状发作时喷吸 2～3 次。

（9）复方丹参滴丸　由丹参、三七、冰片组成。功能及主治：理气活血止痛，用于血瘀气滞型心绞痛、心肌梗死。用法及用量：口服或舌下含服，每次 10 丸，每天 3 次。

（10）血府逐瘀口服液　由当归、红花、生地黄、枳壳等组成。功能及主治：理气活血，用于气滞血瘀证的急性心肌梗死。用法及用量：每次 10～20mL，每天 3 次。

（11）芪参益气滴丸　由黄芪、丹参、三七、降香油组成。功能及主治：益气通脉、活血止痛。用于气虚血瘀型胸痹。用法及用量：口服，每次 1 袋，每天 3 次。

3. 西药治疗

（1）血运重建术后西药治疗　《2018 年血运重建指南》指出对于需要抗凝和抗血小板治疗的非瓣膜性心房颤动患者推荐使用新型口服抗凝药物（Ⅱa，A）。达比加群与单联抗血小板药物治疗联合应用时，推荐剂量为 150mg，每天 2 次（Ⅱb，B）。此外，内科医师可以根据血小板功能检测对急性冠状动脉综合征患者行 $P2Y_{12}$ 受体拮抗药治疗（Ⅱb，B）。对于未接受过 $P2Y_{12}$ 受体拮抗药治疗且需行 PCI 的患者，可以考虑使用坎格瑞洛（Ⅱb，A）或糖蛋白Ⅱb/Ⅲa 受体抑制药（Ⅱb，C）。比伐卢定无论是 ST 段抬高型心肌梗死（STEMI）还是非 ST 段抬高型心肌梗死（NSTEMI）均被降级为（Ⅱb，A）。关于药物治疗方面的调整，如新型抗血小板药物，在血运重建指南中的位置有所增高，特别是肯定了新型 $P2Y_{12}$ 受体抑制剂替格瑞洛在 DAPT 药物选择中的优先地位。指南指出，替格瑞洛的优先级别高于氯吡格雷，只有在不能获得新型抗血小板药物时才考虑使用氯吡格雷。另外，替格瑞洛首次被推荐用于稳定型冠心病的治疗，扩大了使用范围，可能对临床实践有一定影响。

（2）抗焦虑、抑郁西药治疗　药物治疗适用于中度以上焦虑、抑郁患者，伴有躯体症状的轻度焦虑、抑郁患者，以及惊恐发作患者。药物选择的原则，首先考虑抗焦虑、抑郁药物的心血管安全性，其次考虑抗焦虑、抑郁药物的疗效强弱。《在心血管科就诊患者心理处方中国专家共识（2020 版）》中，根据抗焦虑、抑郁药物在心血管内科应用的研究文献以及药理学特点，推荐心血管内科患者出现焦虑、抑郁时，选择有心血管安全性证据的抗抑郁药物和抗焦虑药物。本人共查阅 2000 年 1 月—2023 年 1 月中国知网和 PubMed 发表的抗抑郁药物在心血管内科使用的文献证据，根据推荐级别对心血管内科患者使用抗焦虑、抑郁的西药进行推荐。

推荐意见：

①选择性 5- 羟色胺再摄取抑制剂（SSRIs）。选择性 5- 羟色胺再摄取抑制剂（SSRIs），包括舍曲林 50 ~ 100mg/d（1 级，A 类推荐）、西酞普兰 20 ~ 40mg/d（1 级，A 类推荐）、艾司西酞普兰 10 ~ 20mg/d（1 级，A 类推荐）、氟伏沙明 100 ~ 200mg/d（2b 级，B 类推荐）、氟西汀 20 ~ 40mg/d（2b 级，B 类推荐）、帕罗西汀 20 ~ 40mg/d（2b 级，B 类推荐）。

适应证：适用于各种类型和不同程度的抑郁障碍，包括焦虑症、疑病症、恐惧症、强迫症、惊恐障碍、创伤后应激障碍。

禁忌症：对 SSRIs 类过敏者；与单胺氧化酶抑制剂、氯米帕明、色氨酸联用。

注意事项：SSRIs 类药物镇静作用较轻，可白天服用；若患者出现困倦、乏力可晚上服用。为减轻胃肠道刺激，通常餐后服药。建议心血管病患者从最低剂量的半量开始，老年体弱者从 1/4 量开始，每 5 ~ 7d 缓慢加量至最低有效剂量。

②苯二氮䓬类（BDZ）。苯二氮䓬类（BDZ），包括地西泮 5 ~ 20mg/d、艾司唑仑 1 ~ 6mg/d、氯硝西泮 0.5 ~ 6mg/d、劳拉西泮 0.5 ~ 6mg/d、阿普唑仑 0.4 ~ 4mg/d、咪达唑仑 7.5 ~ 15mg/d、奥沙西泮 15 ~ 60mg/d、唑吡坦 5 ~ 10mg/d（4 级，D 类推荐）、佐匹克隆 7.5 ~ 15mg/d（4 级，D 类推荐）。

适应证：用于焦虑症和失眠的治疗，抗焦虑作用起效快。

禁忌症：体位性低血压、重度呼吸抑制。

注意事项：有呼吸系统疾病者要慎用，易引起呼吸抑制，导致呼吸困难，长期使用会产生药物依赖，突然停药可引起戒断反应，建议连续应用不超过 4 周，逐渐减量停药。

③复合制剂氟哌噻吨美利曲辛。成人通常 2 片 /d，早晨、中午各 1 片；老年体弱患者早 1 片；维持量早 1 片（2a 级，B 类推荐）。

适应证：轻中度焦虑抑郁、神经衰弱、心因性抑郁、抑郁性神经官能症、隐匿性抑郁、心身疾病伴焦虑和情感淡漠、更年期抑郁、嗜酒及药瘾者的焦躁不安及抑郁。

禁忌证：心肌梗死急性期、循环衰竭、房室传导阻滞、未经治疗的闭角型青光眼、急性酒精或巴比妥类药物及阿片类药物中毒，禁与单胺氧化酶抑制剂同服。

注意事项：对失眠或严重不安的患者，建议在急性期加服镇静剂。老人或此前未接受过精神科治疗的患者，有时半片也能达到效果。

④褪黑素受体激动剂和 5- 羟色胺 2C 受体拮抗剂。包括阿戈美拉汀，推荐剂量为 25mg，1 次 /d，睡前口服。如果治疗两周后症状没有改善，可增加剂量至 50mg，1 次 /d，2 片 / 次，睡前服用（2a 级，B 类推荐）。

适应证：成人抑郁症患者的焦虑和抑郁症状。

禁忌证：对活性成分或任何辅料过敏。乙肝病毒携带者 / 患者、丙肝病毒携带者 / 患者、肝功能损害患者或转氨酶升高超过正常上限者禁用。本品禁止与强效人细胞色素 P4501A2（CYP1A2）抑制剂（如氟伏沙明），环丙沙抑制剂（如氟伏沙明、环丙沙星）合用。

⑤ 5- 羟色胺受体拮抗和再摄取抑制剂（SARI）。包括曲唑酮，建议成人初始剂量 25～50mg/d（0.5～1 片），睡前 1 h 服用，然后每 3～4 天可增加 50mg（1 片），最大剂量不超过 400mg，分次服用（2b 级，B 类推荐）。

适应证：主要用于治疗各种类型的抑郁症和伴有抑郁症状的失眠以及药物依赖者戒断后的情绪障碍。

禁忌症：对盐酸曲唑酮过敏者禁用，肝功能严重受损、严重的心脏疾病或心律失常者禁用，意识障碍者禁用。

注意事项：主要用于有轻、中度抑郁或焦虑合并失眠的患者，建议睡前使用，文献报道有体位性低血压风险。

⑥ 5- 羟色胺和去甲肾上腺素再摄取抑制剂（SNRIs）。包括文拉法辛 75～150mg/d（2b 级，B 类推荐）、度洛西汀 40～60 mg/d（2b 级，B 类推荐）、米那普仑 50～100 mg/d（4 级，D 类推荐）。

⑦去甲肾上腺素和特异性 5- 羟色胺受体拮抗剂（NaSSA）。包括米氮 15～45mg/d（1 级，A 类推荐）。

⑧多巴胺和去甲肾上腺素再摄取抑制剂（NDRI/NARI）。包括丁螺环酮 20～40 mg/d（2b 级，B 类推荐）、坦度螺酮 30～60mg/d（4 级，D 类推荐）。

适应证：用于抗焦虑及心血管疾病伴焦虑状态患者。

禁忌证：过敏者禁用。

药物治疗注意事项：a.剂量逐步递增，采用最低有效量，使不良反应的可能性降到最低。与患者有效沟通治疗方法、药物性质和作用、可能的不良反应及对策，增加患者对治疗的依从性。

b. 使用抗抑郁、焦虑药物如足量治疗 6 ~ 8 周无效，应重新评估病情（咨询精神科），若考虑换药，首先考虑更换为作用机制不同的药物。

c. 治疗持续时间一般在 3 个月以上，症状完全缓解 1 个月，考虑减药。具体疗程目前缺乏研究证据，需根据具体病情决定后续康复措施和药物治疗，强调治疗时程要足够，减少复发。

d. 加强随访，建议药物使用 1 ~ 2 周后电话随访 1 次，随访内容包括药物的治疗效果、不良反应、是否停药，关注 QT 间期。

（二）非药物治疗

运动是心脏康复的一项必不可少的方式，中医传统运动疗法历史悠久，种类丰富，是以中医基础理论中的阴阳学说、整体观念为主要理论指导，主要通过调动人体气血运行，激发人体自身的潜能，达到强健身体及预防和治疗疾病的目的。

太极拳是中国传统功法之一，具有调畅气机、益气活血的作用，且运动强度适中，既可调整气血运行，又可调养心神。2013 年《冠心病康复与二级预防中国专家共识》推荐将太极拳应用于心脏康复中。

八段锦是中国传统运动形式的一种，可以调整脏腑经络气血的运行，通过促进心主血脉功能的恢复用于心脏康复，且运动强度适中，简单易行，适合冠心病这类慢性病长期应用康复。

五禽戏是我国非物质文化遗产，是强调导引人体气机，引动骨骼关节的养生功法，具有调整一身之气、通利脏腑关节、疏通经络的作用，是人与自然相统一的方法，气能行血，又能生血，可通过对气的作用达到治血的目的。

此外，其他中医传统运动形式，如易筋经等，亦具有舒缓经络、以静养心、强化心主血脉的功能等作用。综上，中医传统运动形式多种多样，运动强度适中，比常规有氧运动（步行、慢跑等）能够更有效地改善患者心功能和生活质量，控制冠心病的危险因素。

五、典型医案病例

病案一：国医大师邓铁涛治疗冠心病经皮冠状动脉介入术后焦虑抑郁症经验

患者　　女　　64 岁　　首诊：2010.5.13

【主诉】胸闷痛反复发作 2 年。

【现症见】胸闷胸痛反复发作，情绪低落，思虑过度，心烦，兴趣减少，愁眉不展、入睡困难、易醒，乏力，纳差，大便质烂，小便调，舌黯淡，苔白微腻，脉细。

【既往史】2008年行冠脉造影示："左主干开口可见斑块影，前降支、回旋支未见明显狭窄；右冠状动脉中段重度狭窄"，并于右冠状动脉中段植入支架1枚。

【西医诊断】冠状动脉粥样硬化性心脏病，不稳定性心绞痛，冠状动脉支架植入术后。

【中医诊断】胸痹，郁证。

【证型】气虚痰瘀阻络证。

【治法】益气化痰，祛瘀通络。

【处方】邓氏温胆汤加减。

党　参30g	黄　芪30g	竹　茹10g	法半夏10g
胆南星10g	橘　红6g	枳　壳6g	砂　仁（后下）6g
白　术15g	茯　苓15g	丹　参10g	川　芎10g

拾肆服水煎服，浓煎300mL，每日早晚各服150mL。

【按语】本案患者为老年女性，素体亏虚，痰瘀互结，发为胸痹，术后过度思虑，心脾两虚更甚，心神失养，故见胸闷胸痛、情绪低落、失眠心烦、乏力、纳差等。当从心脾论治，以益气化痰祛瘀为法。方中重用党参、黄芪益气扶正，体现扶正为本；茯苓、白术健脾利湿；竹茹、法半夏、胆南星化痰；橘红、枳壳、砂仁理气宽胸，补而不滞；丹参、川芎活血通络，且川芎上行巅顶，下走血海，旁通四肢，以增强散血行气之效。二诊时患者胸痛好转，仍有失眠、纳差等，乃瘀象已去，故减丹参、川芎，加茯神、酸枣仁、首乌藤以安神助眠；加神曲、麦芽健脾开胃，并借麦芽疏气散郁之功。三诊时患者诸症明显好转，气虚减轻，故去黄芪、党参，易为广东道地药材五指毛桃固本，益气而不伤阴，乃补气佳品；去胆南星以防苦寒药久用伤阳。

【二诊】2010.5.27

胸痛减轻，情绪改善，仍偶有胸闷，少许乏力，入睡困难、醒后难入睡，胃纳一般。

【处方】2010.5.13方　去丹参、川芎，加茯神15g，首乌藤20g，酸枣仁15g，神曲10g，麦芽20g。

拾肆服水煎服，浓煎300mL，每日早晚各服150mL。

【三诊】2010.6.8

胸闷痛明显减少，心情明显改善，眠可，胃纳一般，二便可。

【处方】2010.5.13 方 去黄芪、胆南星、党参，加五指毛桃 20g。

以该方加减继服 3 月余后，诸症明显好转，偶有轻微心烦，病情稳定，生活如常。

病案二：PCI 术后合并焦虑抑郁

陈某某 男 51 岁 首诊：2022.1.26

【主诉】胸闷痛反复发作 7 年。

【现症见】偶有胸闷痛、心慌、偏头痛，平素畏寒，自觉焦虑状态，乏力较甚，纳寐尚可，打鼾，二便调，舌略红，苔薄黄腻，舌底脉络迂曲，咽中红，右脉弦滑涩，左脉弦。

【既往史】2015 年 7 月 30 日因突发急性心肌梗死，入院行 PCI 手术治疗植入支架（具体不详）。于 2016 年行冠脉造影示：支架内再狭窄 30%。半年后再次复查：支架内再狭窄 70%，行药物球囊治疗。2019 年因突发急性心肌梗死入院行 PCI 手术治疗。高血压病史，自行口服倍他乐克、福辛普利治疗，血压控制尚可。

【西医诊断】1.冠状动脉粥样硬化性心脏病，不稳定性心绞痛，陈旧性心肌梗死，冠状动脉支架植入术后。

2.高血压。

【中医诊断】胸痹，郁证。

【证型】气滞血瘀证。

【治法】调畅气机，化瘀通络。

【处方】越鞠丸合活络效灵丹加减。

苍 术 10g	香 附 10g	川 芎 10g	炒神曲 10g
栀 子 10g	当 归 6g	丹 参 30g	黄 芪 30g
路路通 15g	地 龙 15g	法半夏 6g	厚 朴 10g
红景天 10g	甘 松 15g	竹 茹 15g	莪 术 10g
桃 仁 6g	郁 金 10g	紫苏叶 10g	杏 仁 6g
前 胡 6g	木蝴蝶 10g	地 榆 10g	

叁拾服水煎服，浓煎 300mL，每日早晚各服 150mL。

【按语】本例患者多次突发急性心肌梗死，多由于气机不畅，瘀血阻于脉络而发病。同时患者又出现情志疾病，故方以越鞠丸解六郁，方中川芎性温，味辛，主行气活血止痛之效，并助香附行气解郁。苍术性温，味辛苦，主燥湿健脾之效。香附性平，味辛、微甘苦，有疏肝解郁、理气宽中之功效，多用于治疗肝气郁滞及疼痛病证。栀子性寒，味苦，主泻火除烦。神曲可以发挥消食导滞之功，以解食郁。越鞠丸治疗胸痹心痛已历史悠久，冠心病中的"郁"为重要病机，主要以"行气解郁"之法治疗，气机调畅，六郁自消。又辅以活络效灵丹，方中当归、丹参活血化瘀，通络止痛，兼以养血；原方中配伍乳香、没药，以增强活血行气，消肿定痛之效，但本方并未使用两味药，以防香烈辛苦伤身。气味为血之帅，加入黄芪，以补气行血。以路路通、地龙发挥通经活络之效，同时治疗患者打鼾症状。红景天、莪术、桃仁等以活血通络加强两方活血之功。加入甘松、郁金，以解郁行气止痛。法半夏、厚朴、竹茹兼化痰瘀。患者平素畏寒，方中配伍紫苏叶、杏仁、前胡，以开宣肺气。考虑患者口服抗血小板活性药物，予木蝴蝶、地榆以保护其胃黏膜。二诊加荆芥、防风，以祛风透散，缓解患者头痛。加夜交藤以安神助眠，元胡以通络止痛。三诊去荆芥、防风，加入菊花以祛风清热，同时配伍枸杞子、牛膝以补虚，加入橘红、瓜蒌以宽胸理气。

【二诊】2022.2.23

胸闷痛症状未见明显改善，心慌、乏力明显缓解，抑郁状态明显改善，睡眠尚可，夜间易醒，仍有偏头痛、畏寒症状，偶有气短，纳可，二便调，舌淡，苔薄黄腻，咽中红，右脉滑，左脉沉滑。

【处方】2022.1.26方加荆芥2g，防风3g，夜交藤20g，元胡6g。

叁拾服水煎服，浓煎300mL，每日早晚各服150mL。

【三诊】2022.4.18

胸闷痛、睡眠差、偏头痛、畏寒症状好转，现乏力较甚，纳寐可，偶有打鼾，二便调。舌边尖红，苔薄黄，舌底略红，咽中红。右脉弦滑，左脉沉滑。

【处方】2022.2.23方去荆芥、防风，加菊花20g，橘红15g，瓜蒌12g，枸杞子15g，怀牛膝30g。

拾肆服水煎服日，浓煎300mL，每日早晚各服150mL。

参考文献：

[1] 孟培培，等，浅析真心痛与别络痛 [J]. 中西医结合心脑血管病杂志，2022. 20（09）：1706-1708.

[2] 陈莉，徐煌钰，鹿小燕. 冠心病介入术后心绞痛中医辨证论治经验探讨 [J]. 中日友好医院学报，2024，38（01）：45-46.

[3] 高若愚，徐国成. 冠心病术后抑郁的研究进展 [J]. 中国老年学杂志，2023，43（24）：6140-6143.

[4] 韩雅玲，李洋. 中国冠心病介入治疗开创及发展史 [J]. 中华心血管病杂志，2021，49（7）：645-649.

[5] 陈晓虎，朱贤慧，陈建东，等. 双心疾病中西医结合诊治专家共识 [J]. 中国全科医学，2017，20（14）：1659-1662.

[6] 中华医学会心身医学分会，等. 双心门诊建设规范中国专家共识 [J]. 中国全科医学，2024，27（03）：253-261.

[7] 王显，秦竹，赵志付. 经皮冠状动脉介入治疗（PCI）手术前后抑郁和（或）焦虑中医诊疗专家共识 [J]. 中医杂志，2015，56（04）：357-360.

[8] Neumann F J, Sousa-Uva M, Ahlsson A, et al. 2018 ESC/EACTS Guidelines on myocardial revascularization[J]. Eur Heart J, 2019, 40（2）：87-165.

[9] 中国康复医学会心血管病预防与康复专业委员会，中国老年学学会心血管病专业委员会，中华医学会心身医学分会. 在心血管科就诊患者心理处方中国专家共识（2020 版）[J]. 中华内科杂志，2020，59（10）：764-771.

[10] 王连生. 冠心病康复与二级预防中国专家共识 [J]. 健康管理，2015（12）：39-47.

[11] 苏子昂，董倩影，刘泽银，等. 国医大师邓铁涛治疗冠心病经皮冠状动脉介入术后焦虑抑郁症经验 [J]. 中国中医药信息杂志，2021，28（12）：103-106.

第四节 心律失常伴焦虑抑郁状态

一、理论溯源

心律失常是指心脏冲动的频率、节律、起源部位、传导速度或激动次序的异常。总体可分为冲动形成异常和冲动传导异常两大类。而根据心律失常发生时心率的快慢，又可将其分为快速性心律失常和缓慢性心律失常。临床上常见的心律失常包括窦性心动过速（窦速）、窦性心动过缓（窦缓）、房性期前收缩（房早）、室性期前收缩（室早）、心房颤动（房颤）、室上性心动过速（室上速）、预激综合征、房室传导阻滞以及较危急的窦性停搏、室性心动过速（室速）、心室颤动（室颤）等。有研究表明，抑郁、焦虑和认知障碍在房颤患者中的发生率分别为45%、30% 和 29%。临床上，心律失常患者，尤其是阵发性心律失常患者，即使无器质性心脏病，因其症状发作的不确定性，也常常合并焦虑、抑郁等心理障碍。近年来，心律失常介入及手术治疗发展迅速，随之而来的是与之相关的焦虑、抑郁的发生率显著增加。反之，焦虑、抑郁等心理因素也可促进包括心律失常在内的心血管疾病的发生发展，因此早期识别和干预心律失常伴发的焦虑、抑郁状态，对此类患者的治疗至关重要。

心律失常为现代医学病名，根据症状属中医学"心悸""怔忡""不寐"等范畴，《素问·至真要大论》有"心澹澹然大动"，《灵枢·本神》有"心惕惕"的记载。中医认为素体虚弱、五志过极、感受外邪、劳逸失调等导致气血阴阳亏虚，心络瘀阻，生痰化火而发此病。"焦虑症"之名非传统中医学之病名，从临床症状来看，属情志病范畴，相关论述多分布在"不寐""惊悸""脏燥"等病证中，通常认为焦虑症的发病原因与情志不舒、思虑过度、心脾血虚、肝气郁结等相关，久则耗伤心神致病。

中国古代传统医学中就有七情致病的学说。《景岳全书·郁证》中的"情志之郁则总由乎心"，《医宗金鉴》中的"心静则藏神""心不得静，神躁不宁"均描述了情志病与心密切相关，《黄帝内经》中记载"脉舍神"，强调了血脉与神之间的密切联系。肝属木，木曰曲直，肝主疏泄，肝气条达，则气血通畅，脏腑调和，功能正常。室性早搏与焦虑抑郁的相关性主要表现在心和肝的生理病理联系上。心属火，肝属木，在五行之中属于母子关系，可相互滋生、助长。在功能方面，表现在气血互调和情志相关，心主血脉，具有生血及行血功能，肝藏血，主疏泄，血行脉中，使脉道通利，血行顺畅，心肝相互滋生，使得机体气血调和。情志疾病，与血密切相关，如"血气者，人之神"，神魂的归舍依赖于肝血的化生。心主神志，可以调节意识思维以及情志活动，精神情绪又依赖于肝主疏泄的正常发挥，此外，胆主决断，与肝相表里，胆系疾病最容易出现善恐、易惊、焦虑等不良心理情绪，增强了肝与心之间的联系。朱丹溪提出"人身诸病，多生于郁"，肝主气机升降，是调节情志最主要的脏腑。在经络循行上，手少阴心经与足厥阴肝经相交于咽喉及目系，且心经、心包经、肝经共同交于胸中，以经脉互通，加深相互联系。病理方面，二者相互影响，母病及子，子病犯母，"肝气通畅则心气平和，肝气郁滞则心气匮乏"。在治疗方面也存在必然联系，如虚则补其母，实则泻其子等。

二、发病机制

（一）自主神经功能紊乱

交感神经兴奋和副交感神经抑制被认为是心律失常与心理障碍产生联系的基础。抑郁可导致自主神经系统功能紊乱，副交感神经系统功能减退，交感神经系统功能亢进，使机体儿茶酚胺水平升高、心率增快、血压升高、心肌收缩增强、心肌耗氧量增加，从而导致室性心动过速、心室颤动及心源性猝死等不良心血管事件。心率变异性可反映自主神经功能的稳定性，当自主神经功能失调时心律变异性降低。

迷走神经和交感神经刺激均可介导房颤发作：迷走神经刺激主要通过释放乙酰胆碱，激活乙酰胆碱敏感性钾电流，缩短心房肌动作电位和不应期，增大离散度，利于折返的形成；交感神经刺激主要通过增加细胞内 Ca^{2+} 浓度，增强心房肌自律性和触发活动。有研究观察到在房颤发作前最后 5min 交感迷走神经平衡的两种变化证实了以上观点：在其中一种发作中，心率变异性（heart rate variability，HRV）的改变与交感神经驱动增加一致；在另一种发作中，HRV 的改变与副交感神经驱动增强一致。自主神经调节失衡比迷走神经或交感神经驱动本身更重要。HRV 是评价交感—副交感神经张力及其平衡的重要指标，尤其是高频成分，是迷走神经活动的指标。广泛性焦虑症患者的 HRV 高频成分显著降低，提示其与迷走神经活动减少有关。迷走神经活动在身心健康中扮演着重要角色，其活动减少与抑郁、焦虑、心血管疾病和死亡率有关，而其他机制，包括交感神经系统活动的慢性增强，也参与了从情绪到发病的过程。目前的研究提示房颤、焦虑均与 HRV 改变相关，因此有理由推测 HRV 在二者相互作用之中的度量关系，并以此为桥梁进一步探索深层机制。

（二）RAAS 系统激活

1. 氧化应激途径

研究发现，RAAS 系统是心脏氧化损伤的主要调节者，氧化应激途径对于心律失常的发生与持续有重要影响。血管紧张素 II（angiotensin II，AgeII）通过活化膜结合的还原型辅酶 II（NADPH）氧化酶，可致内质网应激和线粒体氧化应激，上调核因子—κB（NF-κB）和相关的炎症基因。AngII 与 AT1 受体结合后，可以激活氧化还原依赖性的信号通路，催化超氧阴离子形成，产生超氧化物和过氧化氢。在没有自由基的情况下，过氧化氢具有的氧化能力，可促进脂质的过氧化链反应，并作为信号分子激活平滑肌细胞的增殖。通过激活醛固酮受体增强心脏的氧化应激，可以增强 AngII-AT1 受体通路的作用。

大量证据表明，焦虑状态的患者体内肾素—血管紧张素—醛固酮系统是被激活的，尤其是 Ang II 参与了下丘脑—垂体—肾上腺轴和交感—肾上腺轴介导的焦虑症。Ang II 水平升高会刺激丝裂原活化蛋白激酶，降低胶原酶活性，且 Ang II 与 I 型受体结合诱导转化生长因子产生，从而促进心房纤维化。此外，Ang II 可诱导活性氧、炎性细胞因子的产生，而血管紧张素转化酶抑制剂（angiotensin converting enzyme inhibitor，ACEI）可降低患者血清中 C 反应蛋白、肿瘤坏死因子—α 和白介素—6 的水平。肾素—血管紧张素—醛固酮系统过度激活引起细胞因子释放、炎症和氧化应激，并对离子通道和缝隙连接蛋白产生调节作用，促进心房结构重构和电重构，加重了房颤的发生和持续。

2. 离子通道途径

AngII 和醛固酮对细胞膜离子通道具有直接的调节效应。研究发现，AngII 可诱导新生家兔心肌细胞和大鼠门静脉血管平滑肌细胞的 L 型钙通道增加。将大的心室心肌细胞与 AngII 一起培养，可导致瞬时外向钾电流（Ito）活性降低。AECI 或 ARBs 可使细胞内钙的数值变为正常。NO 与 ROS 的失衡是造成心肌再灌注损伤心律失常的重要机制。NO 可调节心脏离子通道，调节心脏动作电位和信号通路，达到预防心律失常的作用。心肌缺血再灌注时，内皮细胞严重受损，NO 合成量明显减少，造成心肌细胞内外的离子平衡被打破。与此同时，缺血再灌注可导致心肌局部 RAAS 被激活，AngII 通过 AT1 受体提高 ROS 水平，线粒体膜受损，使 ATP 合成功能障碍，进而影响 ATP 依赖性钙离子泵功能，并引发细胞内钙超载，破坏细胞离子稳态，导致再灌注心律失常。

（三）炎症反应

众所周知，炎症和氧化应激是导致心房纤维化、心肌细胞凋亡或坏死、心肌细胞肥大和细胞排列紊乱的关键因素。这些因素导致心房肌细胞不应期缩短和离散，传导速度减慢和微折返环路的形成，从解剖和电生理两个方面诱发和维持房颤。炎症细胞因子和房颤发生风险之间的关系已经在多个研究中描述过，涉及肿瘤坏死因子—α、C 反应蛋白和白介素—6 等。同时焦虑症患者与健康人群的促炎细胞因子水平总体上存在显著差异，包括白介素—1β、白介素—6 和肿瘤坏死因子—α，各种类型的焦虑障碍均与炎症信号水平升高有关。因此炎症可能成为中间机制将焦虑与房颤相联系。

三、病因病机

心律失常根据其临床症状归属于中医学的"心悸""怔忡"等范畴，多因体质虚弱、饮食劳倦、七情所伤、感受外邪及药食不当等，以致气血阴阳亏虚，心神失养，心主不安，或血瘀、痰热（火）、水饮阻滞心脉，扰乱心神。心悸病位在心，与肝、脾、肾、肺等脏腑密切相关。病机不外乎气血阴阳亏虚，心失所养，或邪扰心神，心神不宁。

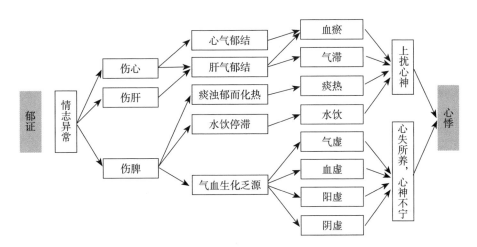

传统中医学在本病病因病机的认识中，多数医家认为本病为本虚标实，虚实夹杂之证。本虚主要是脏腑的气血阴阳亏虚，心失所养；实者多为感受寒、热、风邪，痰火扰心、水湿、气滞及血瘀，致使气血运行不畅；而虚实之间相互转化或夹杂。病因概括起来无外乎以下几种：感受外邪、情志内伤、饮食失调、劳欲过度、久病失养及药物影响等。其病位在心，与肝、脾、肾、肺四脏密切相关。

汉代张仲景在《伤寒杂病论》中认为其主要病机有惊扰、水饮、虚损及汗后受邪，确立了伤寒心悸理论及相应的治疗原则。如《伤寒论》127 条："太阳病，小便利者，以饮水多，必心下悸"，以及相应的方药，如《伤寒论·太阳病中篇》第70条："伤寒二、三日，心中悸而烦者，小建中汤主之。"177条："伤寒，脉结代，心动悸，炙甘草汤主之。"严用和在《济生方·惊悸》中谓"夫怔忡者，此心血不足也。盖心主于血，血乃心之主，心乃形之君，血富则心君自安矣"，明确指出怔忡因心血不足所致。唐代孙思邈在《千金方·心脏》谓："病苦悸恐不乐，心腹痛难以言，心如寒，恍惚，名曰心虚寒也。"又云："阳气外击，阴气内伤，伤则寒，寒则虚，虚则惊掣心悸，定心汤主之。"均指出心阳虚衰可致惊悸。《丹溪心法·惊悸怔忡》中提出惊悸病本为心虚，在惊为痰，在悸为饮，认为心悸与痰扰心神有关。王清任《医林改错·血府逐瘀汤所治证目》中明确指出"心跳、心悸，用归脾安神等方不效，用此法百发百中"。认为血行不畅，瘀血内阻，可形成心悸怔忡。清末张锡纯从中西医两个方面比较惊悸、怔忡的病因病机、证候表现、治法等，如《医学衷中参西录·论心病治法》中指出："惊悸是由于心脏虚弱所致，其根本治法，惟投以强心之剂。"

焦虑抑郁根据其临床症状归属于中医学的"郁证"的范畴，郁证多因郁怒、忧思、恐惧等七情内伤，使气机不畅，出现湿、痰、热、食、瘀等病理产物，进而损伤心、脾、肾，致使脏腑功能失调，加之脏气易郁，最终发为本病。郁证病位在肝，可涉及心、脾、肾等脏。基本病机为气机郁滞，脏腑功能失调。

郁证初起多以气滞为主，随着病情进展，可引起气郁化火、气滞血瘀、痰气交阻、食积湿聚等不同的病机变化，诸如此类的病理产物恰可作为心悸的病理因素，阻滞心脉，扰乱心神而发为心悸。郁证日久可伤及心、脾、肾等脏，致使脏腑功能失调，气血阴阳亏虚，也可因心神失养，而发为心悸。因此在中医理论指导下，可对心悸、郁证合而论述。

四、中西医结合治疗

（一）西医抗心律失常治疗

1. 抗心律失常药物

2023年，中华医学会心血管病学分会心律失常学组和中国生物医学工程学会心律分会心律失常药物治疗学组共同组织专家组，时隔20年，更新出版了《抗心律失常药物临床应用中国专家共识》，以规范临床医生合理规范应用抗心律失常药物。该专家共识在临床常用的 Vaughan Williams 分类法基础上，在 I 类中增加了 I d 亚类，在 IV 类中增加了 IV b 亚类，其他类中增加了窦房结 I f 抑制剂、其他自主神经调节剂腺苷等，并结合中国实际，补充了尼非卡兰等药物。

（1）I 类药物（钠通道阻滞剂）抑制峰钠电流（INa）可降低心房、心室肌和心脏传导系统动作电位（action potential，AP）幅度和最大除极速率，增高兴奋阈值，减慢传导，抑制异位自律性和阻断折返激动。0 相除极幅度降低，继发钙内流减小，抑制心肌收缩力，可加重心功能不全。晚钠电流处于 AP 的复极期，在正常心肌中的幅度小，在长 QT 综合征（long QT syndrome，LQTS）3 型和心肌缺血等病理状态下幅度增大。根据药物与钠通道结合、解离的动力学特点及晚钠电流选择性，分为 4 个亚类：①Ⅰa 类：具有中等阻滞钠通道作用，同时延长动作电位时程（APD）和有效不应期（EPR）并减慢传导。代表药物有奎尼丁、普鲁卡因胺、丙吡胺。②Ⅰb 类：可明显抑制晚钠电流，缩短 APD 和 ERP。代表药物有利多卡因、美西律。③Ⅰc 类：对钠离子阻滞时间长，作用强，可减慢心房和心室内传导，延长 ERP。代表药物有普罗帕酮，氟卡尼。④Ⅰd 类：通过选择性抑制晚钠电流，缩短 APD 和 QT 间期。代表药物是雷诺嗪。

Ⅰ类药物中，Ⅰa 和Ⅰd 临床使用频率相对较低。但Ⅰb 被广泛使用，其中利多卡因对洋地黄中毒有显著疗效，但禁用于中、重度心衰；室性早搏可用美西律有效治疗，但慎用或禁用于器质性心脏病及心衰。Ⅰc 类药物（普罗帕酮）被广泛应用于临床，常用于房颤、阵发性室速及儿茶酚胺敏感性室速，但其禁用于支气管哮喘、中重度器质性心脏病。

（2）Ⅱ类药物（β 受体阻滞剂）通过降低腺苷酸环化酶（AC）和细胞内环磷酸腺苷（cAMP）浓度、延长自律性和延长房室结（AVN）传导时间与不应期、抑制钙通道及 RyR2-Ca^{2+} 释放，使早期后除极（EAD）或延迟后除极（DAD）受到抑制。①非选择性 β1 受体阻滞剂：普萘洛尔、纳多洛尔。②选择性 β1 受体阻滞剂：美托洛尔、比索洛尔、艾司洛尔、阿替洛尔。③β 和 α1 受体阻滞剂：卡维地洛。

Ⅱ类药物广泛应用于室上性快速心律失常、房颤、窦性心动过速等。禁用或慎用于支气管痉挛、病态窦房结综合征（sick sinus syndrome，SSS）、AVB、低血压或休克患者。其中，美托洛尔需逐渐减量再停药，有助于提高患者安全性。艾司洛尔因半衰期短，停药 10 min 后药物作用几乎消失，可用于血流动力学不稳定但又需要抑制交感神经的患者。比索洛尔、阿替洛尔可加重外周循环障碍，与利血平和钙通道阻滞剂合用有叠加效应。

（3）Ⅲ类药物（钾通道阻滞剂）阻滞钾通道可减少复极期 K$^+$ 外流，分为非选择性 K$^+$ 通道抑制剂，选择性 IKr、乙酰胆碱敏感型钾通道电流（IKAch）、IKur、三磷酸腺苷（adenosine triphosphate，ATP）敏感型钾通道电流（IKATP）和 Ito 抑制剂等。通过延长心房和 / 或浦肯野和 / 或心室肌细胞 APD 和 ERP，终止或预防室上性和室性心律失常。延长 QTc 间期、增大复极离散度，可能诱发 EAD、促进折返和尖端扭转型室速（torsade de pointes，TdP）的发生。

①非选择性钾通道阻滞剂：同时阻滞多种 K^+ 通道。胺碘酮可抑制 IKr、Ito、缓慢激活延迟整流钾电流（IKs）、内向整流钾电流（IK1）、IKAch 和 IKur，还可抑制钠电流（INa）、钙电流（ICa）及 α 和 β 受体，兼有 4 类药物的作用。静脉给药时，Ⅰ、Ⅱ和Ⅳ类作用也比较突出，可终止房性和室性快速心律失常，降低房颤时的心室率。不抑制心肌收缩力，不增大复极离散度，可用于合并器质性心脏病尤其是心力衰竭（心衰）的心律失常。决奈达隆是胺碘酮的脱碘衍生物，抑制 IKr、IKAch 和 IKs，兼有 β 受体阻滞作用，用于房颤终止后预防复发，降低再住院率。

②选择性钾通道阻滞剂：主要抑制 IKr，代表药物包括索他洛尔、伊布利特、多非利特、尼非卡兰等，索他洛尔兼有 β 受体阻滞作用。可延长心房和心室肌 APD 和 ERP，用于房颤复律和复律后维持窦性心律（窦律）及治疗多类室性心律失常。但此类药物可引起 QTc 间期延长、跨膜复极离散度增大，有发生 TdP 的风险，对于合并严重器质性心脏病或存在长 QT 基因突变人群有较高风险。

③I Kur 阻滞剂：代表药物维纳卡兰，抑制心房特异性 IKur 电流，也可抑制 Ito 和 INa。延长心房肌 APD 及 ERP，用于房颤的转复。轻度延长 QTc 和 QRS 间期。

④I to 阻滞剂：Ito 在心外膜表达较强，参与 J 波形成及 2 相折返引起的多形性室速。奎尼丁有抑制 Ito 作用，用于治疗 Brugada 综合征、早复极综合征和短 QT 综合征。

⑤IKr 阻滞剂的逆频率依赖性作用：药物对 IKr 的阻滞作用及引起的 APD 和 QTc 间期延长在快速心律失常时减弱，快速心律失常终止后心率减慢时增大。因此，药物在心率慢时可引起更显著的 QTc 间期延长，从而诱发 EAD 和 TdP，是其致心律失常作用的主要机制。胺碘酮和决奈达隆的逆频率依赖性小，致心律失常作用低。

（4）Ⅳ类药物（钙通道阻滞剂）

①Ⅳa（非二氢吡啶类钙通道阻滞剂）：维拉帕米和地尔硫䓬为非二氢吡啶类钙通道阻滞剂。可阻滞细胞膜 L 型钙通道，减低 ICa，降低窦房结自律性和 AVN 传导，延长 AVN 的 ERP 和 PR 间期，抑制 EAD 或 DAD。可加重窦房结功能不全（sinus node dysfunction，SND）和房室传导阻滞（atrioventricular block，AVB），抑制心肌收缩力。

②Ⅳb（肌浆网 $RyR2-Ca^{2+}$ 释放通道阻滞剂）：肌浆网 $RyR2-Ca^{2+}$ 释放通道阻滞剂。可降低细胞内 Ca^{2+} 浓度，抑制 DAD 参与的触发激动及心律失常。氟卡尼有这类作用，普罗帕酮可能有类似作用。

（5）其他

①窦房结 I f 抑制剂：代表药物是依伐布雷定。阻滞超极化激活的环核苷酸门控通道（hyperpolarization-activated cyclic nucleotide gated cation channels，HCN），抑制窦房结 If，降低 4 相去极化速率和窦房结自律性，减慢窦性心律。

②β 受体激动剂：代表药物是异丙肾上腺素和肾上腺素。兴奋 β1 受体，增大 If 幅度，增快窦房结频率及异位起搏点的逸搏频率，治疗心动过缓或慢频率依赖的心律失常。肾上腺素用于心肺复苏（cardiopulmonary resuscitation，CPR）。

③毒蕈碱 M2 受体阻滞剂：代表药物是阿托品和莨菪类。降低迷走神经兴奋性，使交感神经张力相对增强。增高窦房结、心房和 AVN 的自律性和传导性。用于迷走神经张力增高相关的、起源于窦房结或希氏束以上的缓慢性心律失常。

④毒蕈碱 M2 受体激动剂：洋地黄类药物。抑制 Na^+、K^+-ATP 酶活性，增加心肌收缩力和心排血量，反射性（间接）兴奋 M2 受体，增高迷走神经张力，减慢心率及 AVN 传导，延长 AVN 的 ERP，增加隐匿传导。用于控制室上性快速心律失常的心室率。可使细胞内 Ca^{2+} 浓度增高，导致心律失常，合并低钾或洋地黄中毒时容易发生。

⑤腺苷 A1 受体激动剂：腺苷。激活腺苷 A1 受体，降低窦房结、心房和 AVN 自律性，抑制 AVN 传导；在心室肌细胞降低肾上腺素能介导的腺苷酸环化酶活性，抑制触发激动，终止室上性心动过速（室上速）及特发性室速。

2. 心律失常的介入治疗和手术治疗

（1）电复律与电除颤：适应证只要包括各种严重的、甚至危及生命的恶性心律失常以及各种持续时间较长的快速型心律失常两大类。总的原则是，对于任何快速性心律失常，如导致血流动力学障碍或心绞痛发作加重，药物治疗无效者，均应考虑电复律或电除颤。电复律与电除颤有不同的适应证。①电复律适用于新近发生的房扑或房颤，在去除诱因或使用抗心律失常药物后不能恢复窦律者；其他处理不能纠正的室上性心动过速，且伴有血流动力学紊乱者；室性心动过速，对抗心律失常治疗不起反应或伴有血流动力学紊乱者。②电除颤适用于心室颤动、心室扑动、快速室性心动过速伴血流动力学紊乱者。

（2）植入型心律转复除颤器（ICD）：ICD 是临床上治疗持续或致命性室性心律失常的重要医疗仪器。具备支持性起搏、抗心动过速、低能量心脏转复、高能除颤等功能，可在几秒钟内识别出患者快速性心律失常，并能自动放电、除颤，显著降低恶性室性心律失常猝死的发生率。其明确适应证包括：①因不可逆原因而引起的室颤或血流动力学不稳定而引起的心脏脏器骤停。②伴有器质性心脏病的自发性持续性室速，而不论其血流动力学是否稳定。③晕厥病因不明，但心脏电生理检查可引起与临床相关且存在明显血流动力学障碍的特发性室速或室颤。④心梗所致 LVEF < 35%，且心梗后 40 天以上，NYHA 心功能Ⅱ或Ⅲ级；NYHA 心功能Ⅱ或Ⅲ级 LVEF ≤ 35% 的非缺血性心肌病患者；心梗所致 LVEF < 30%，且心梗后 40 天以上，NYHA 心功能Ⅰ级；心梗后非持续室速，LVEF < 40%，且心电生理检查能诱发出室颤或持续室速。

（3）心脏起搏治疗：心脏起搏治疗是心律失常介入治疗的重要方法之一。其主要目的是通过不同的起搏方式纠正心率和心律的异常及协调心室的收缩能力，以治疗由于某些心律失常所致的心脏功能障碍。植入永久性心脏起搏器的适应证为：①伴有临床症状的任何水平的完全或高度房室传导阻滞。②束支—分支水平阻滞，间歇发生二度Ⅱ型房室阻滞，有症状者。在观察过程中阻滞程度进展、HV 间期 >100ms 者，虽无症状，也是植入起搏器的适应证。③病窦综合征或房室传导阻滞，心室率经常低于 50 次 / 分，有明确的临床症状，或间歇发生心室率< 40 次 / 分。或有长达 3 秒的 RR 间隔，虽无症状，也应考虑植入起搏器。④由于颈动脉窦过敏引起的心率减慢，心率或 RR 间隔达到上述标准，伴有明确症状者，起搏器治疗有效。但血管反应所致的血压降低，起搏器不能防治。⑤有窦房结功能障碍及（或）房室传导阻滞的患者，因其他情况必须采用具有减慢心率的药物治疗时，应植入起搏器保证适当的心室率。

（4）导管射频消融：根据我国导管射频消融（RFCA）治疗快速心律失常指南，RFCA 的明确适应证为：①预激综合征合并阵发性房颤和快速心室率。②房室折返性心动过速，房室结折返性心动过速，房速和无器质性心脏病证据的室速（特发性室速）呈反复发作性，或合并有心动过速心肌病，或者血流动力学不稳定者。③发作频繁，心室率不易控制的典型房扑。④发作频繁，心室率不易控制的非典型房扑。⑤发作频繁，症状明显的心房颤动。⑥不适当窦性心动过速合并心动过速心肌病。⑦发作频繁和（或）症状重、药物预防发作效果差的合并器质性心脏病的室速，多作为 ICD 的补充治疗。

（5）外科手术治疗：外科治疗方法包括直接针对心律失常本身以及各种间接的手术方法，后者包括室壁瘤切除术、冠状动脉旁路移植术、矫正瓣膜关闭不全或狭窄的手术和左颈胸交感神经切断术等。

（二）西医抗焦虑抑郁治疗

内容同前。

（三）中医辨证论治

1. 心神失养

临床表现：心悸不宁，善惊易恐，精神抑郁，喜悲伤欲哭，坐卧不安，不寐多梦而易惊醒，恶闻声响，食少纳呆，舌淡苔薄白，脉细数或细弦。

治则：镇惊定志，养心安神。

代表方：安神定志丸或合甘麦大枣汤。

安神定志丸由人参、茯苓、石菖蒲、远志、茯神、龙齿、朱砂组成。方中龙齿、朱砂镇惊宁神；茯苓、茯神、石菖蒲、远志安神定志；人参益气养心。心气虚损重者，重用人参。喜悲伤欲哭者，合甘麦大枣汤以甘润缓急。心悸烦闷，肝气郁结，精神抑郁者，加柴胡、郁金、合欢皮、绿萼梅等以解郁安神。

2. 心脾两虚

临床表现：心悸气短，头晕目眩，失眠健忘，情绪低落，面色无华，倦怠乏力，纳呆食少，舌淡，苔薄白，脉细弱。

治则：健脾养心，益气安神。

代表方：归脾汤。

本方由黄芪、当归、龙眼肉、酸枣仁、炒白术、人参、茯神、远志、木香、炙甘草、生姜、大枣组成。方中当归、龙眼肉补养心血；黄芪、人参、白术、炙甘草益气以生血；茯神、远志、酸枣仁宁心安神；木香行气，令补而不滞。若心悸气短，神疲乏力，心烦失眠，五心烦热，自汗盗汗，胸闷，面色无华，舌淡红少津，苔少或无，脉细数，为气阴两虚，治以益气养阴，养心安神，用炙甘草汤加减。气虚甚者加黄芪、党参；血虚甚者加当归、熟地；阳虚甚而汗出肢冷，脉结或代者，加附片、肉桂；阴虚甚者，加麦冬、阿胶、玉竹；自汗、盗汗者，加麻黄根、浮小麦。失眠多梦者，加合欢皮、夜交藤、柏子仁、莲子心等。

3. 阴虚火旺

临床表现：心悸易惊，心烦失眠，健忘多梦，烦躁易怒，五心烦热，口干，盗汗，头晕耳鸣，腰膝酸软，舌红少津，少苔或无苔，脉细数。

治则：滋阴清火，养心安神。

代表方：黄连阿胶汤。

本方由黄连、黄芩、芍药、鸡子黄、阿胶组成。方中黄连、黄芩清心火；芍药、阿胶滋阴养血；鸡子黄滋阴清热两相兼顾。常加酸枣仁、珍珠母、生牡蛎等以加强安神定悸之功。肾阴亏虚、虚火妄动、遗精腰酸者，加龟板、熟地、知母、黄柏，或加服知柏地黄丸，滋补肾阴，清泻虚火。阴虚而火热不明显者，可改用天王补心丹滋阴养血；养心安神。心阴亏虚、心火偏旺、健忘多梦，烦躁易怒者，可改服朱砂安神丸养阴清热，镇心安神。若阴虚夹有瘀热者，可加丹参、赤芍、丹皮等清热凉血，活血化瘀。

4. 心阳不振

临床表现：心悸不安，胸闷气短，动则尤甚，情绪低落，面色苍白，畏寒肢冷，失眠健忘，舌淡苔白，脉虚弱，或沉细无力。

治则：温补心阳，定悸安神。

代表方：桂枝甘草龙骨牡蛎汤合参附汤

桂枝甘草龙骨牡蛎汤由桂枝、甘草、龙骨、牡蛎组成。方中桂枝、甘草温补心阳；龙骨、牡蛎安神定悸。参附汤由人参、炮附子、生姜组成。大汗出者，重用人参、黄芪，加煅龙骨、煅牡蛎、山萸肉，或用独参汤煎服；心阳不足、寒象突出者，加黄芪、人参、附子益气温阳；夹有瘀血者，加丹参、赤芍、桃仁、红花等。

5. 肝气郁结

临床表现：精神抑郁，心悸不宁，善太息，胸部满闷，胁肋胀痛，痛无定处，脘闷嗳气，不思饮食，大便不调，舌质淡红，苔薄腻，脉弦。

治则：疏肝解郁，理气安神。

代表方：柴胡疏肝散。

本方由柴胡、香附、川芎、陈皮、枳壳、芍药、炙甘草组成。气机郁滞，血行不畅，可兼有血瘀而见胸胁刺痛，舌有瘀斑、瘀点，可加活血化瘀药之桃仁、红花、当归、丹参等。气郁日久化火，可见口苦、目赤、大便秘结等，可予加味逍遥散。咽中如有异物，吞之不下，吐之不出者为痰气交阻之证，可合半夏厚朴汤。

6. 痰火扰心

临床表现：心悸时发时止，受惊易作，胸闷烦躁，失眠多梦，口干苦，大便秘结，小便短赤，舌红苔黄腻，脉弦滑。

治则：清热化痰，宁心安神。

代表方：黄连温胆汤。

本方由枳实、竹茹、黄连、陈皮、半夏、茯苓、甘草、生姜、大枣组成。方中黄连苦寒泻火，清心除烦；温胆汤清热化痰。全方使痰热去，心神安。心悸重者，加生龙骨、生牡蛎、珍珠母、石决明镇心安神。若大便秘结者，加生大黄泻热通腑。火热伤阴者，加沙参、麦冬、玉竹、天冬、生地滋阴养液。

7. 心血瘀阻

临床表现：心悸不宁，焦虑不安，胸闷不适，心痛时作，痛如针刺，失眠多梦，面色晦暗、唇甲青紫，舌质紫暗或有瘀斑，脉涩或结或代。

治则：理气活血，化瘀安神。

代表方：桃仁红花煎。

本方由丹参、赤芍、桃仁、红花、香附、延胡索、青皮、当归、川芎、生地、乳香组成。方中丹参、赤芍、桃仁、红花、川芎活血化瘀；延胡索、青皮、香附理气通脉止痛；当归、生地养血和血。气滞重者，加柴胡、枳壳疏肝理气。胸痛甚者，加乳香、没药、五灵脂、蒲黄等。胸部窒闷不适，去生地之滋腻，加沉香、檀香、降香利气宽胸。兼气虚者，去理气之青皮，加黄芪、党参、黄精补中益气。兼血虚者，加何首乌、枸杞子、熟地滋养阴血。兼阴虚者，加麦冬、玉竹、女贞子滋阴。兼阳虚者，加附子、肉桂、淫羊藿温补阳气。兼挟痰浊，而见胸满闷痛，苔浊腻者，加瓜蒌、薤白、半夏理气宽胸化痰。

8. 水饮凌心

临床表现：心悸怔忡，胸闷痞满，烦躁不安，渴不欲饮，下肢浮肿，形寒肢冷，伴有眩晕，呕吐痰涎，失眠多梦，小便短少，舌淡苔滑或沉细而滑。

治则：振奋心阳，利水安神。

代表方：苓桂术甘汤。

本方由茯苓、桂枝、白术、甘草组成。方中茯苓淡渗利水；桂枝、甘草通阳化气；白术健脾祛湿。兼见恶心呕吐，加半夏、陈皮、生姜皮和胃降逆止呕；尿少肢肿，加泽泻、猪苓、防己、大腹皮、车前子利水渗湿；兼见水湿上凌于肺，肺失宣降，出现咳喘，加杏仁、桔梗以宣肺气，葶苈子、五加皮、防己以泻肺利水；兼见瘀血者，加当归、川芎、丹参活血化瘀。若肾阳虚衰，不能制水，水气凌心，症见心悸，咳喘，不能平卧，浮肿，小便不利可用真武汤，温阳化气利水。

（四）中医针刺治疗

1. 心脾两虚

症状和体征：心悸不安，失眠健忘，面色㿠白，头晕乏力，气短易汗，纳少胸闷，舌淡红，苔薄白，脉弱。

治法：养血益气，定悸安神。

选穴：以足阳明胃经穴、背俞穴为主。

①主穴：心俞、巨阙、膈俞、脾俞、足三里。

②配穴：腹胀、便溏者加上巨虚、天枢。

2. 阴虚火旺

症状和体征：心悸不宁，思虑劳心尤甚，心中烦热，少寐多梦，头晕目眩，耳鸣，口干，面颊红热，舌红，苔薄黄，脉细弦数。

治法：滋阴降火，养心安神。

选穴：以足少阴肾经穴、手少阴心经穴为主。

①主穴：肾俞、太溪、阴郄、神门。

②配穴：手足心热者加劳宫、涌泉。

3.心血瘀阻

症状和体征：心悸怔忡，胸闷心痛阵发，或面唇紫黯，舌紫黯或有瘀斑，脉细涩或结代。

选穴：以任脉穴、手厥阴心包经穴和足太阳膀胱经穴为主。

①主穴：内关、膻中、心俞、气海、膈俞、血海。

②配穴：失眠健忘者加神门。

4.水气凌心

症状和体征：心悸怔忡不已，胸闷气喘，咳吐大量泡沫痰涎，面浮足肿，不能平卧，目眩，尿少，苔白腻或白滑，脉弦滑数疾。

治法：振奋阳气，化气行水。

选穴：以手少阴心经穴、任脉穴为主。

①主穴：关元、肾俞、内关、神门、阴陵泉。

②配穴：伴胸闷气喘甚而不能平卧者，加刺膻中。

五、典型医案病例

病案一：心房颤动合并抑郁

张某　　男　　67岁　　首诊：2023.01.11

【主诉】阵发心慌3年余，加重6个月。

【现症见】3年前因心慌、乏力入院，诊断为"阵发性房颤"，服胺碘酮转复，出院后胺碘酮100mg，2次/d，因3个月后出现肺纤维化，改用索他洛尔40mg，2次/d，效可。近半年房颤发作频繁，共8次，每次持续48h左右，现服用索他洛尔60mg，2次/d，出现心动过缓。现偶有头晕，乏力，无黑蒙，情绪易低落，喜悲伤哭泣，纳可，梦寐，小便调，大便偏干。舌红紫胖，苔黄偏腻，脉沉小弦。

【既往史】无。

【理化检测】心脏超声示：双房增大，二尖瓣、三尖瓣少中量反流。

【西医诊断】阵发性房颤。

【中医诊断】心悸。

【证型】痰浊痹阻、气机郁滞证。

【治法】豁痰化浊，疏肝解郁。

【处方】瓜蒌薤白半夏汤合小柴胡汤加减。

醋柴胡15g　　　黄　芩15g　　　人　参15g　　　法半夏15g

瓜　蒌 30g　　　薤　白 15g　　　炒酸枣仁 30g　　火麻仁 15g

炒神曲 15g　　　黄　芪 30g　　　香加皮 6g

拾服水煎服，浓煎 300mL，每日早晚各服 150mL。

【二诊】2023.02.08

患者 1 个月来房颤未发作，眠好转，头晕减轻，情绪好转，悲伤哭泣减少，余无明显不适，纳可，梦寐，大便偏干，小便调，舌暗，苔薄黄，脉缓滑。

【处方】2023.01.11 方加炒桃仁 10g。

拾肆服水煎服，浓煎 300mL，每日早晚各服 150mL。

患者服药后效佳，房颤发作得到改善，生活质量得到明显提高，后以上方在门诊定期复诊调治，随访至 2023 年 4 月，患者自诉已无房颤发作、焦虑、抑郁等不良情绪，生活可如常人，预后改善。

【按语】本例患者，年高体弱，西医诊断为"阵发性房颤"，近半年房颤发作频繁，出现心悸，情绪易低落，喜悲伤哭泣，舌红紫胖，苔黄腻等肝气郁滞、痰瘀痹阻之证。患者素日情绪易低落，肝气不舒，母病及子，则致心病，心神受扰，心脉不畅。脉神相依相存，不可分离，扰神则病形，血肉之心随之发生病理改变，发为心悸，心脏不规律跳动。选用瓜蒌薤白半夏汤加小柴胡汤，以瓜蒌、醋柴胡为君药，以薤白、黄芩为臣药，以使滞气通、郁痰消。患者心悸、头晕、乏力、苔黄腻，多由浊气内蕴，阳气被遏所致，用瓜蒌薤白半夏以逐脉道凝滞之痰浊，开胸阳之闭结以使脉道通畅，血脉充盈有力，心体得养，心神得安。佐以法半夏加强燥湿化浊之力。久病体虚佐用人参补中滋液，固护脾胃。"清阳归上窍，浊阴走下窍"，清阳不得升发，导致头晕困重，乏力，佐以黄芪一味，补益心气，鼓动心脉的同时促进津液的运行输布，避免痰饮阻络，扰乱气机。患者心之阴血亏虚，梦寐，心神无处安放，浮越于外，另佐用炒枣仁养心阴、益肝血，则心神得宁。使药加以炒神曲、火麻仁、香加皮，木郁土壅，脾胃失运，以炒神曲健运脾胃，消浊化积；久则肝郁化火，耗伤营血津液，肠道失润，故见大便干，加火麻仁润肠通便。加入香加皮一味，辛温渗利合法，性温可达通达之力，味辛可增其走窜之功，能通行一身经脉，增强通脉宁心之力。二诊患者仍舌暗淡，大便偏干，遵久病成瘀、久病入络之古训，可知患者多有血瘀气滞之病机，桃仁味甘苦，主入心、肝、大肠经，李东垣谓其"苦以泄滞血，甘以生新血"加桃仁 10g，加之以润肠通便，活血化瘀。在瓜蒌薤白汤基础上加用小柴胡汤以通阳散结，行气祛痰，疏利气机，佐加补气、化瘀、安神之品，则可收到满意效果。

病案二：频发室早合并抑郁

江某　　女　　28 岁　　首诊：2021.03.26

【主诉】阵发性心悸 12 年,加重 1 个月。

【现症见】患者 12 年前阵发性心悸,每因情绪波动而发作。近 1 个月因月经过多,情志抑郁,阵发性心悸加剧。查心电图示:频发室性期前收缩(三联律)。曾用谷维素、利多卡因、普萘洛尔和大剂量镇静剂如安定等,对症对因治疗无效,后采用中医辨证治疗。现心悸短气,胸闷憋气,心烦易怒,失眠多梦,多悲善忧,胸胁少腹游走性疼痛,月经不调,舌质红少苔,脉弦细数。

【既往史】无。

【西医诊断】频发室性期前收缩。

【中医诊断】心悸。

【证型】肝郁化火,邪扰心神证。

【治法】疏肝泻火,宁心安神。

【处方】加味逍遥丸合解肝煎合甘麦大枣汤加减。

青 皮 9g	陈 皮 9g	清半夏 9g	云茯苓 9g
川厚朴 9g	赤 芍 9g	白 芍 9g	制香附 9g
醋柴胡 9g	当 归 12g	粉丹皮 12g	炒山栀 6g
甘 草 15g	生小麦 30g	大 枣 5 枚	

拾服水煎服,浓煎 300mL,每日早晚各服 150mL。

【按语】本例为肝郁气滞,闭阻心脉,郁久化火,肝火扰动心火。月经量多及郁久化火,均可耗伤肝血,肝肾同源,肝血不足导致肾阴虚,心肾不交,症见脉律不整,心律不齐,阵心悸动,失眠多梦,月经不调,所以用加味逍遥丸疏肝泻火,合解肝煎疏肝解郁。方中柴胡、香附疏肝解郁;陈皮、青皮理气;茯苓治胸胁逆气,脘腹胀满;厚朴除滞气;半夏味辛以散气结;当归补血活血;白芍质润以柔肝;赤芍、丹皮清热凉血;栀子清热泻火除烦;配合由甘草、生小麦、大枣组成的甘麦大枣汤以养心安神、补脾益气;诸药合用,共奏疏肝泻火、宁心安神之功效。

参考文献：

[1] 李琳轩，程晓振，李明昊，等.冯玲教授基于"脉神同调"治疗心房颤动伴焦虑、抑郁的经验[J].中国医药导报，2024，21（04）：125-129.

[2] 赵薇，陈芸霖，殷跃辉.焦虑与心房颤动相互作用的研究进展[J].心血管病学进展，2021，42（02）：123-127.

[3] 包丞，梁翠翠，陈铁龙.心律失常合并焦虑症研究进展[J].新中医，2019，51（06）：44-46.

[4] 姜旭.室性早搏合并焦虑抑郁的危险因素探讨及中医证素分析[D].北京：北京中医药大学，2020.

[5] 葛均波，徐永健.内科学：8版[M].北京：人民卫生出版社，2013.

[6] Chinese expert consensus on clinical use of antiarrhythmic drugs.[J].Zhonghua xin xue guan bing za zhi，2023，51（3）:256-269.

[7] 周仲瑛，等.中医内科学[M].北京：人民卫生出版社，2008.

第五节 心力衰竭伴焦虑抑郁状态

一、理论溯源

心力衰竭作为一个医学概念,是在现代医学体系的发展过程中逐步提出和明确的。尽管具体的提出者和时间难以精确追溯,但随着对心脏功能和病理生理过程认识的深入,心力衰竭的概念逐渐清晰。研究显示,慢性心力衰竭患者因病程长、心理压力大、医药费高以及生活质量下降等原因,常伴有焦虑状态。同时,因焦虑和慢性心力衰竭有胸痛、心悸、乏力等重叠症状,在临床中识别率较低。因此,治疗慢性心力衰竭患者更应注重"生物—心理—社会"医学模式的转变,强调身心同治的重要性,在治疗疾病的同时也需对患者的心理状态进行适当的干预。

值得注意的是,关于心力衰竭的类似病证,中医古籍内含有诸多相应的记载,例如"水肿""胸痹"等病名,然而确切关于"心力衰竭"这一术语未曾出现,仅有其简称"心衰"相关记载。追溯中医古籍,我们可以发现"心衰"最早记载于王叔和所著的《脉经·脾胃部第三》,"心衰则伏,肝微则沉,故令脉伏而沉"。尽管《脉经》中提及关于心衰的证治与现代医学中的心力衰竭的诊治理念有相通之处,但《脉经》中所述的"心衰"只是对部分病机的描述,并不能完全等同于现代医学中的心力衰竭的概念。值得注意的是,现代中医学者经过深入研究,认为张仲景对心水病的描述与心力衰竭颇为相似,对于心力衰竭的治疗具有指导意义。随着心力衰竭日益获得中医界的重视,心衰作为中医病名在任继学教授的《悬壶漫录》中首次被提到,最终心衰病名在1997年"中医临床诊疗术语"中被确定。"十二五"规划期间出版的《中医内科学》中,心衰病名首次被正式纳入心系病证之中,与现代医学中的心力衰竭概念相对应,这标志着中医对心力衰竭的认识和治疗迈出了重要的一步。焦虑状态主要为精神、情绪异常。《金匮要略》云"百合病者,百脉一宗……意欲食不能食,常默默,欲卧不能卧,欲行不能行……如寒无寒,如热无热",描述与焦虑状态的症状相似。"妇人脏躁,喜悲伤欲哭,象如神灵所作,数欠伸","脏躁"表现出的神志异常亦与焦虑有异曲同工之处。

心衰与郁症早在《黄帝内经》中已有记载,如《灵枢·胀论》云"心胀者,烦心短气,卧不安",《素问·痹论》云"心痹者,脉不通,烦则心下鼓,暴上气而喘",宋代《圣济总录·心脏门》云"心衰则健忘,心热则多汗","论曰健忘之病，本于心虚，……故志动乱而多忘也"。可见在古代已经将心衰与郁症相结合，在治疗双心疾病的治疗上提出了理论依据。

二、发病机制

随着"双心疾病"理念的发展，心力衰竭和焦虑抑郁状态之间的生物学机制愈发清晰，研究显示，心血管疾病和焦虑抑郁的情志因素在多个系统和机体调节途径中存在交叉重叠。主要是以下六个方面。

（一）免疫机制

研究发现，慢性心力衰竭与焦虑状态两者的发病都与炎症反应有关。慢性心力衰竭可引起机体的应激状态，激活炎症因子，患者体内白细胞介素—1和白细胞介素—6等细胞因子及其他炎症介质会显著升高，炎症因子的升高在一定程度上会激活免疫相关机制，引起中枢神经损伤，进而导致焦虑的发生。同时，焦虑状态等情绪障碍也可引起炎症因子水平的变化，随着炎症因子的释放，炎症因子释放量的增多导致血管内皮被破坏及正反馈反应，可进一步导致心室重构，加重心血管疾病，最终加速心衰进程。

（二）神经体液机制

下丘脑—垂体—肾上腺轴、肾素—血管紧张素－醛固酮系统、肽类、心率变异性降低

1. 下丘脑—垂体—肾上腺（HPA）轴

心衰患者心排血量下降，容量负荷过重，组织灌注不足，机体处于慢性应激状态，从而激活交感神经和HPA轴。HPA轴功能亢进，分泌大量皮质醇、促肾上腺皮质激素，血清水平升高，影响大脑情绪调控中枢，进而最终诱发患者的焦虑状态。另一方面，焦虑状态患者因促肾上腺皮质激素释放因子释放功能异常导致HPA轴功能异常。HPA轴的异常激活引起交感神经功能失调，引起心室重构，心率的变异性降低，进而增加罹患心血管疾病的风险。

2. 肾素—血管紧张素—醛固酮（RAAS）系统

焦虑时交感神经系统过度兴奋，促进儿茶酚胺的释放，引起血管收缩，增加心脏的后负荷，降低心每搏输出量，进而导致心衰加重。由于血管收缩影响肾脏的灌注，激活RASS，血清醛固酮水平长期增高，电解质代谢紊乱，水钠潴留，增加心脏的前负荷，从而加重心衰。同时由于RAAS系统过度激活，醛固酮的分泌增加，心肌细胞应激性肥厚增生，导致心室重构，加重心室充盈障碍，从而引起心衰的发生。此外，心衰在压力应激状态下交感神经异常兴奋，增加慢性心力衰竭患者罹患焦虑的发生率。

3.5- 羟色胺系统（5-HT）

由于 5-HT 的升高可能会激活 RASS，增强交感神经兴奋性，引起水钠潴留以及外周血管收缩，从而加重心衰的进程。同时，5-HT 的浓度变化也会通过影响微血管的舒缩功能进而改变心血管的微循环稳态环境，进一步增加心血管事件的发生风险。

4. 肽类

研究表明，心脏疾病和精神心理同病的潜在共通靶点可能是神经内分泌肽或者利尿肽，作用的原理可能是通过氧化应激改变精神阈值进而调节心血管疾病的疾病进展。

（三）心率变异性降低

焦虑抑郁患者被证明有明显的心率变异性下降，心律失常增多，而心率变异性减少是慢性心力衰竭神经自主调节能力失衡的标志。心率变异性下降不但是慢性心力衰竭合并焦虑患者的独立影响因素，更是加重焦虑表现和影响慢性心力衰竭患者预后的重要危险因素。

（四）血小板过度激活

心力衰竭和焦虑抑郁分别与血小板过度激活密切相关。心力衰竭患者体内存在较高水平的血管性血友病因子（von Willebrand factor，vWf）和纤维蛋白水平，血小板被过度激活，造成血浆黏度增加。当血管破裂时，vWf 作为中介因子可同时与胶原纤维和血小板结合，黏附在胶原纤维上形成血栓，起到止血作用。血小板活化程度的高低同样与抑郁症严重程度相关。抑郁患者体内纤溶酶原激活物抑制剂 1（plasminogen activator inhibitor type-1，PAI-1）表达增加，PAI-1 抑制参与纤维蛋白溶解过程的组织型纤溶酶原激活物（tissue plasminogen activator，tPA）和尿激酶型纤溶酶原激活物（urokinase plasminogen activator，uPA）激活，此过程增加动脉粥样硬化血栓形成和心血管事件风险。

（五）社会心理机制

心力衰竭是一种慢性疾病，病程迁延，反复发作。

1. 患者在面对持续的治疗以及巨大的医疗费用时容易出现不同程度的焦虑状态。

2. 医务人员告知患者疾病预后性差、死亡率高及需要长期服用药物，无形中增加了患者心理压力。

3. 长期的心理压力容易诱发焦虑、抑郁状态。

（六）基因遗传相关机制

近年来有研究发现，焦虑抑郁与心脏功能障碍及代谢性疾病的发病机制存在基因的重叠，尤其在心脏代谢疾病和负性情绪之间联系广泛，某些基因可能会影响心脏疾患与焦虑抑郁的发生发展。

三、病因病机

《黄帝内经》云："悲哀愁忧则心动，心动则五脏六腑皆摇。"可见双心疾病与五脏相关，病位在心，与肝、脾、肾密切相关。病性为本虚标实，虚者表现为气血阴阳亏虚，心失所养；实者为气滞、血瘀、寒凝、痰浊。

心与肝的关系，心衰患者因慢病导致情志不遂，肝气失调，肝郁气滞；气滞则血凝，气滞日久，血行不畅，瘀血阻脉，心脉不通。临床多表现为胁肋胀痛、叹气等。

心与脾的关系，思虑过度，伤及心脾，气血生化乏源，无以化赤奉心，营血亏虚，神不守舍，心神失养。临床上常表现为心悸怔忡、少寐多梦、易醒、神志恍惚等。

心与肺的关系，《医学集成》指出："心系于肺，肺为华盖，统摄大内，肺气清则心安，肺气扰则心跳。"若肺气虚，则心气不足，鼓动无力，无力行血，血液内停，血行不畅，痹阻心肺。临床常表现为胸闷如窒而痛或憋闷疼痛等。

心与肾的关系，心衰患者多承受病痛或费用压力，久病不愈，郁而化火，耗伤肾阴，致心肾不交。临床常表现为心烦不宁、失眠多梦等。

四、中西医结合治疗

双心医学强调在治疗疾病的同时，也需要关注患者的精神心理问题，《青囊秘录》云："善医者，必先医其心，而后医其身。"张景岳提出"因病而郁""因郁而病""郁由于心"等观念与现代"双心疾病"的理念不谋而合。应强调对患者进行多层次、多角度、综合性干预，包括药物治疗和非药物治疗。

（一）西医治疗

1. 西医心衰药物治疗

（1）心衰"新四联" 根据《慢性心力衰竭"新四联"药物治疗临床决策路径专家共识》，以血管紧张素受体脑啡肽酶抑制剂（ARNI）或血管紧张素转换酶抑制剂（ACEI）/血管紧张素Ⅱ受体拮抗剂（ARB）、钠-葡萄糖共转运蛋白2抑制剂（SGLT2i）、β受体阻滞剂（BB）和盐皮质激素受体拮抗剂（MRA）为基础的"新四联"规范化心衰药物治疗模式，能够大幅度改善射血分数降低的心衰患者预后。而 SGLT2i 和 ARNI 能够显著改善射血分数保留的心衰患者预后。与传统的"金三角"治疗相比，尽早联合使用"新四联"药物治疗，能够进一步降低射血分数降低的心力衰竭（HFrEF）患者全因死亡、心血管死亡和因心衰住院的风险，延长无事件生存期。

（2）心衰"新四联"启动原则

①尽早启动：对所有 HFrEF 患者，无禁忌证的情况下，应尽早启动 ARNI（或 ACEI/ARB）+SGLT2i+BB+MRA，即"新四联"治疗，以改善预后。

②安全启动：由于"新四联"药物都具有一定程度的降压作用，因此安全启动条件收缩压 ≥ 100mmHg（1mmHg=0.133kPa）。

③分步启动：即使采用最小剂量，部分患者仍不能耐受"新四联"药物同时启动，则可以先启动 1～2 类药物，若患者能够耐受，则在 2～4 周内逐渐达成"新四联"，并逐步递增剂量至目标剂量或最大耐受剂量。

（3）药物使用原则：

①推荐使用剂量：为尽早达成"新四联"，建议小剂量药物联合使用，再逐渐递增剂量。因此使用这些心衰药物时，存在起始剂量和目标剂量，详见表3-1。

表3-1　改善心力衰竭预后药物的推荐使用剂量

类别	药物	起始剂量	目标剂量
ARNI	沙库巴曲缬沙坦	50～100mg，每日 2 次	200mg，每日 2 次
ACEI	卡托普利	6.25mg，每日 3 次	50mg，每日 3 次
	依那普利	2.5mg，每日 2 次	10～20mg，每日 2 次
	福辛普利	5mg，每日 1 次	20～40，每日 1 次
	赖诺普利	5mg，每日 1 次	20～40mg，每日 1 次
	培哚普利	2mg，每日 1 次	4～8mg，每日 1 次
	雷米普利	1.25mg，每日 1 次	10mg，每日 1 次
	贝那普利	2.5mg，每日 1 次	10～20mg，每日 1 次
ARB	坎地沙坦	4mg，每日 1 次	32mg，每日 1 次
	氯沙坦	25～50mg，每日 1 次	150mg，每日 1 次
	缬沙坦	40mg，每日 2 次	160mg，每日 2 次
SGLT2i	达格列净	10mg，每日 1 次	10mg，每日 1 次
	恩格列净	10mg，每日 1 次	10mg，每日 1 次
	索格列净	200mg，每日 1 次	200～400mg，每日 1 次
BB	比索洛尔	1.25mg，每日 1 次	10mg，每日 1 次

类别	药物	起始剂量	目标剂量
MRA	卡维地洛	3.125mg，每日 2 次	25mg，每日 2 次
	琥珀酸美托洛尔	23.75mg，每日 1 次	190mg，每日 1 次
	螺内酯	20mg，每日 1 次	20 ~ 40mg，每日 1 次
	依普利酮	25mg，每日 1 次	50mg，每日 1 次
其他	伊伐布雷定	5mg，每日 2 次	目标心率 50 ~ 60 次 /min，最大剂量 7.5mg，每日 2 次
	维利西呱	2.5mg，每日 1 次	10mg，每日 1 次

　　*该表格内容来源于《慢性心力衰竭"新四联"药物治疗临床决策路径专家共识》。ARNI：血管紧张素受体脑啡肽酶抑制剂；ACEI：血管紧张素转换酶抑制剂；ARB：血管紧张素 II 受体拮抗剂；SGLT2i：钠—葡萄糖共转运蛋白 2 抑制剂；BB：β 受体阻滞剂；MRA：盐皮质激素受体拮抗剂。

　　②特殊使用剂量：对于一些特殊情况，如肝肾功能不全、血压较低等特殊情况，加量过程中需密切关注相关指标，注意病情变化，详见表 3-2。

表 3-2　改善心力衰竭预后药物的特殊使用剂量

药物类别	需要考虑调整剂量的情况
ARNI	未用 ACEI/ARB，直接启动 ARNI，起始剂量应减半； eGFR<60mL/（min·1.73m^2），起始剂量应减半；血钾 5.1 ~ 5.5mmol/L，不宜启动或加量；血钾 5.6 ~ 6.5mmol/L，应减量；血钾 >6.5mmol/L，应停用； 中度肝功能损害（Child-PughB），起始剂量应减半； 收缩压 90 ~ 110mmHg，临床稳定，无低血压症状，可减半量启动
ACEI/ARB	eGFR<60mL/（min·1.73m^2）；起始剂量应减半；血钾 5.1 ~ 5.5mmol/L，不宜启动或加量；血钾 5.6 ~ 6.5mmol/L，应减量；血钾 >6.5mmol/L，应停用； 中度肝功能损害（Child-PughB），起始剂量应减半； 收缩压 90 ~ 110mmHg，临床稳定，无低血压症状，可减半量启动
SGLT2i	慎用于 eGFR < 30mL/（min·1.73m^2），如使用，可减半量启动，密切监测肾功能，酌情加至标准剂量； 收缩压 90 ~ 100mmHg，临床稳定，无低血压症状，可减半量启动

药物类别	需要考虑调整剂量的情况
BB	具有负性肌力作用，心力衰竭失代偿期使用，可能短期内加重心力衰竭，应等血流动力学稳定、体液潴留不严重时，从最小剂量启动，逐渐加量
MRA	eGFR<30mL/（min·1.73m^2）停用； 血钾 5.1~5.5mmol/L，不宜启动或加量；血钾 5.6~6.5mmol/L，应减量；血钾 >6.5mmol/L，应停用
伊伐布雷定	减慢心率或传导有可能引起血流动力学不稳定的患者，起始剂量应减半
维利西呱	eGFR ≥ 15mL/（min·1.73m^2）无须调整剂量；eGFR<15mL/（min·1.73m^2）缺乏数据； 轻中度肝功能损害（Child-PughA 和 B）无须调整剂量，重度（Child-PughC）缺乏数据

* 该表格内容来源于《慢性心力衰竭"新四联"药物治疗临床决策路径专家共识》。ARNI：血管紧张素受体脑啡肽酶抑制剂；ACEI：血管紧张素转换酶抑制剂；ARB：血管紧张素 II 受体拮抗剂；SGLT2i：钠—葡萄糖共转运蛋白 2 抑制剂；BB：β 受体阻滞剂；MRA：盐皮质激素受体拮抗剂；eGFR：估算肾小球滤过率。1mmHg=0.133kPa

③药物的主要注意事项：详见表 3-3，其他注意事项建议阅读《慢性心力衰竭"新四联"药物治疗临床决策路径专家共识》。

表 3-3　使用改善心力衰竭预后药物的主要注意事项

药物类别	注意事项
ARNI	由服用 ACEI/ARB 转为 ARNI 前血压需稳定，并停用 ACEI 36h，因 ARNI 和 ACEI 联用会增加血管性水肿的风险； 使用过程中应注意观察有无血管性水肿的相关症状、体征； 注意随访肾功能、血钾、血压
ACEI/ARB	慎用于肾动脉狭窄（尤其是双侧），如果使用，应密切监测肾功能； 使用过程中应注意观察有无血管性水肿的相关症状、体征； 注意随访肾功能、血钾、血压

药物类别	注意事项
SGLT2i	单用不会引起低血糖；与胰岛素和胰岛素促泌剂合用可能引起低血糖，注意调整合并用药的剂量； 长期使用胰岛素的 2 型糖尿病患者，加用 SGLT2i 时胰岛素减量不宜过快，否则有可能发生酮症酸中毒； 若存在容量不足，应补足容量后使用； 注意预防尿路和生殖系统感染； 糖尿病足患者，加强观察足部病变情况； 注意随访肾功能
BB	不宜突然停药； 用于合并肺部疾病的患者时，应排除支气管痉挛的可能； 注意随访心率、心电图
MRA	注意随访肾功能和血钾
伊伐布雷定	常见不良反应有心动过缓、高血压、心房颤动、闪光现象； 注意随访心电图、心率、血压
维利西呱	常见不良反应有低血压和贫血； 禁止与其他鸟苷酸环化酶刺激剂合用，不建议与 PDE-5 抑制剂合用

*该表格内容来源于《慢性心力衰竭"新四联"药物治疗临床决策路径专家共识》。ARNI：血管紧张素受体脑啡肽酶抑制剂；ACEI：血管紧张素转换抑制剂；ARB：血管紧张素 II 受体拮抗剂；SGLT2i：钠—葡萄糖共转运蛋白 2 抑制剂；BB：β 受体阻滞剂；MRA：盐皮质激素受体拮抗剂；PDE-5：磷酸二酯酶 -5

2. 西医抗抑郁药物治疗

药物治疗适用于中度以上焦虑、抑郁患者，或伴有躯体症状的轻度焦虑、抑郁患者，以及惊恐发作患者。药物选择的原则，首先考虑抗焦虑、抑郁药物的心血管安全性，其次考虑抗焦虑、抑郁药物的疗效强弱。

根据《双心门诊建设规范中国专家共识》推荐药物主要分为下列几类：

①选择性 5- 羟色胺再摄取抑制剂（SSRIs）。

②苯二氮䓬类（BDZ）。

③复合制剂氟哌噻吨美利曲辛。

④褪黑素受体激动剂和 5- 羟色胺 2C 受体拮抗剂。

⑤5- 羟色胺受体拮抗剂和再摄取抑制剂（SARI）。

⑥5- 羟色胺和去甲肾上腺素再摄取抑制剂（SNRIs）。

⑦去甲肾上腺素和特异性 5- 羟色胺受体拮抗剂（NaSSA）。

⑧多巴胺和去甲肾上腺素再摄取抑制剂（NDRI/NARI）。

3.非药物治疗

非药物治疗是双心疾病治疗的基础，适用于所有双心疾病患者，尤其对于轻度焦虑、抑郁患者应当作为首选。双心门诊推荐使用的非药物治疗包括心理教育、认知行为治疗、减压训练、虚拟现实技术、运动训练、生物反馈、传统中医技术等。具体内容请参考《在心血管科就诊患者心理处方中国专家共识（2020版）》《中国心脏康复与二级预防指南2018精要》和《冠心病患者运动治疗中国专家共识》。

（二）中医治疗

1.中医内治法

目前中医针对心力衰竭伴情绪障碍的研究尚未形成统一的体系，但各大医家都在逐步摸索对本病的辨证论治，中医干预治疗慢性心衰伴抑郁障碍的手段也不断更新，无论是理论还是实践都取得了很大的进步。

（1）和法

治则：疏肝理气和血、养心安神。

辨证论治：立足于心肝，通过配伍组方，多种药物联合，在最大程度上起到协同增效的同时降低不良反应。并且指导患者改善生活运动方式，如素食、有氧运动等，使其"移情易性"。

肝郁脾虚型慢性心衰合并抑郁——逍遥散。

慢性收缩性心力衰竭伴抑郁障碍——双心汤。

（2）培元固本法

治则：益气固本、活血化痰。

辨证论治：双心疾病的病机可概括为"虚"和"滞"两方面。元气亏虚、心气不足、气血津液运行无力导致气滞血瘀或气滞痰凝。在双心疾病的临床辨证论治中，应以培元益气固本为先，活血化痰畅气机为要，佐以养心安神、气血调和、通畅脉道之法，则其症自除，其体自安。

慢性心衰合并抑郁障碍——炙甘草汤。

慢性心衰合并焦虑抑郁——益气养心解郁汤。

慢性心衰伴发抑郁症——真武汤合逍遥散加减。

（3）疏肝解郁法

治则：疏肝解郁、调畅气机。

辨证论治："木郁达之"乃调肝之大法。气机调畅、升降出入有序、情志和合则气和脏安。故对于双心疾病的治疗当以疏肝解郁、调畅气机为主，佐以调理气血、养心安神。常用柴胡疏肝散或逍遥散，配以酸枣仁、茯神、合欢皮、龙骨、牡蛎等安神之品。

心衰合并焦虑抑郁——柴胡疏肝散。

慢性充血性心力衰竭伴抑郁状态——解郁颗粒。

2. 中医外治法

中医外治法：简便、易行、易为患者所接受，是治疗慢性心衰合并抑郁的双心疾病的重要方法。

（1）艾灸　艾灸是传统医学外治法中较为常用的手段，可发挥药物与热力的协同作用，具有疏风祛邪、益气温阳、通经活络等作用。

慢性心衰：艾条温和灸气海、关元及双侧足三里、双侧血海隔天 1 次，5min/ 穴。

合并抑郁：温和灸肺俞、百会、膻中。

关元是人体元阴元阳交界之处，对其进行艾灸治疗可产生温补元阳的作用，进而缓解气虚症状；足三里是人体内经气血交汇之处，经艾灸后能够行气活血；气海是保健要穴，有培补元气、益肾固精、补益回阳、延年益寿之功；血海为脾经要穴，有生血和活血化瘀的功效。

通过对以上穴位进行艾灸治疗，可达到活血利水、益气温阳的作用，进而改善患者体内血液循环状态，以调节血管的收缩功能，降低抗氧化应激反应、抗炎性反应，从而保护心脏。

（2）耳穴压豆　以天然植物种子（王不留行籽）耳穴按压以刺激耳部相对应的脏腑穴位，可疏通经络，活血行气，增加机体免疫力，从而调整脏腑气血功能，使之通气顺气，以达安心宁神镇静之效。

耳穴压豆选取心俞、肺俞、肝俞、神门和交感穴以宁心安神，活血通络，以感到酸麻胀而略感灼痛为度，每天按压 2 ~ 3 次，每次 1 ~ 2min，每 3 天换一次，双耳交替贴压，15 天为 1 疗程。

（3）穴位按摩　通过中医按摩等手法刺激穴位及其所在的局部神经，以达到疏达气机、调畅经络、调整气血、平衡阴阳的作用。

穴位按摩以内关、百会、神门、三阴交、太冲、足三里为主穴，配穴心俞、肺俞、膻中、血海、膈俞等穴进行自我穴位按摩或由照顾者实施穴位按摩，平均每天不少于 30min。

（三）心衰患者的综合治疗

1. 情志干预

《黄帝内经》指出："阴平阳秘，精神乃治""阴阳匀平，以充其形"。人应保持阴阳平衡状态以达到"形神统一""形与神俱"，就应当重视调心、调息和调身。七情太过则"七情致病"，七情又与五脏密切相关。张介宾在《类经·疾病类》提出："心为五脏六腑之大主，故忧动于心则肺应，思动于心则脾应，怒动于心则肝应，恐动于心则肾应，此所以五志唯心所使也"，既体现了心脏在情志与五脏关系中的核心位置，又反映了双心疾病与情志病、五脏病密不可分。

七情伤人首伤心神。《素问·举痛论篇》曰："惊则心无所倚，神无所归。"七情内伤与心衰病有密不可分的关系。秦景明《症因脉治》云："心痹之由，或焦思劳心，心气受伤。"《杂病源流犀烛·心病源流》则认为七情除"喜"之气能散外，余皆足令人心气郁结而为心痛。

临床工作中多鼓励心衰患者积极参加适宜的娱乐活动，调整心情，提高心理应对能力；耐心听取焦虑抑郁患者的询问，有计划、有针对性地进行心理疏导，保持积极情绪，乐观的心态。

2. 运动疗法

养生运动是祖国传统医学实践的产物，通过调身、调息、调心等方法来锻炼"精、气、神"，使三者达到和谐统一的状态，从而增强机体新陈代谢，使精足、气充、神全，起到"内外兼治"作用。适当、适宜的运动不仅能够减轻身心负担，缓解疲劳，还能够提高患者生活质量，缓解心衰症状，改善睡眠，缓解不良情绪。

适当运动训练是慢性心衰患者一项重要的康复手段，尤其伴有焦虑与抑郁患者，以轻体力、小活动量、长期坚持为原则。另外，不同体质、不同季节、不同年龄、不同性别以及不同生活背景的患者应采用不同运动方式的个体化"运动处方"。例如，气虚体质适合柔缓的康复运动方法，如气功、太极拳、八段锦等，以健脾补气益气；阳虚体质选用按摩穴位、五禽戏中的"虎戏"等，以补肾助阳；夏季锻炼时间应选在清晨凉爽时，以步行、太极拳等运动形式为主，以免伤津耗气等。

心衰患者，如若运动量过大，运动强度过猛，还可能造成其他疾病的合并产生，而运动量过小又不能起到明显的帮助效果。起初时，每次的运动时间可保持30min左右，运动方式以热身运动、常规运动、整理运动为主，运动应在餐后的2h进行。另外，运动期间也需注意监测好患者的心率变化。对于那些机体免疫功能较为低下的心衰患者，则可适当将热身运动时间延长，保持 10 ~ 15min 的热身时间，随后再进行正常的运动活动，运动活动也同样维持 15min 即可，而运动频率保持在每周 3 ~ 5 次。

3. 五音疗法

《黄帝内经》首次记载了"五音疗疾"，即以五音为核心，将五音分别与五脏相对应以进行身心调节的音乐疗法。五音疗法可通过特定的旋律、节奏等影响人的情感，从而达到消除心理障碍，恢复或增强身心健康的目的。五音对五脏，角音入肝，疏肝利胆；徵音入心，通脉降火；宫音入脾，健脾养胃；商音入肺，行气补肺；羽音入肾，滋肾养神。高静、戈新、吴晨曦等人发现，子午流注择时五行音乐疗法可有效提高慢性心衰焦虑患者睡眠质量，减轻日间疲劳程度。

嘱患者取舒适体位，全身放松，同时放松紧张情绪，放空思绪，均匀缓慢呼吸，焦虑倾向者可选择自然背景的音乐，如流水声、鸟鸣等，或是节奏平稳安静类及柔和抒情类音乐；孤独、抑郁型患者可选择旋律优美多彩、欢快活泼、节奏明快的乐曲，能够缓解患者不良情绪。

4. 五味疗法

《素问·五运行大论篇》云："酸生肝，肝生筋，筋生心。心生血，甘生脾，脾生肉，辛生肺，肺生皮毛，咸生肾，肾生骨髓。"由此可见，酸入肝，苦入心，甘入脾，辛入肺，咸入肾。五味化生精血方能形成人的有机整体。慢性心衰患者常伴有不同程度的营养不良，是心衰加重的重要原因之一，能增加心衰的发病率和死亡率。韦亚林、马依彤研究发现通过调整患者饮食，使患者饮食结构符合自然规律，能够部分阻断和灭活神经体液激素，限制炎性进展，延缓心脏重塑，促进临床康复，提高患者生活质量和降低远期死亡率。

冼绍祥教授根据患者的证候及体质，辨证施膳，如气虚血瘀痰浊患者可服用黄芪党参淮山瘦肉汤，痰多者可加陈皮；浮肿者加薏苡仁、毛冬青；气虚重者可配伍五指毛桃；血瘀者加丹参、田七等。冼教授临床多指导心衰患者清淡饮食，少油腻。少食多餐，避免过饱，进食富含维生素的食物；限制水的摄入量，包括水果、粥等，以减轻心脏容量负荷。

五、典型医案病例

病案一：心衰

夏某某　　女　　　65 岁　　首诊：2020.09.03

【主诉】气短喘促反复发作。

【现症见】气短喘促，下肢浮肿，尿少，汗出，动则尤甚，面色暗，自觉怕热，寐差，舌淡苔腻，脉滑。

【既往史】高血压病史 5 年。

【西医诊断】左心衰竭，心功能Ⅲ级（NYHA 分级）

【中医诊断】心衰。

【证型】气阴两虚证。

【治法】益气养阴，活血化瘀。

【处方】生脉散、葶苈大枣泻肺汤、升降散、麻杏石甘汤加减。

太子参 15g	五味子 5 g	麦 冬 15 g	葶苈子 6 g
大 枣 6g	地 龙 15g	佩 兰 10g	竹 茹 15g
黄 芪 15g	丹 参 20g	僵 蚕 10g	蝉 蜕 10g
薏苡仁 30g	芦 根 20g	射 干 6g	厚 朴 15g
炙麻黄 3g	杏 仁 10g	石 膏 50g	

拾服水煎服，浓煎 300mL，每日早晚各服 150mL。

【按语】生脉散出自《医学启源》："补肺中元气不足。"方中人参甘温，益元气，补肺气，生津液，故为君药。患者动易汗出，怕热为肺内郁热，气阴两虚之象，又因水饮内停，故气短喘促，下肢浮肿，尿少，面色暗。以生脉散、葶苈大枣泻肺汤、升降散、麻杏石甘汤四方联用，行滋补气阴，升清降浊，利水消肿，清热平喘之效。《古今名医方论》引柯韵伯："麦冬甘寒，清权衡治节之司；人参甘温，补后天营卫之本；五味酸温，收先天天癸之原。三气通而三才立，水升火降，而合既济之理矣。"生脉散之太子参，麦冬，五味子：三药一补一清一敛，共奏益气养阴，生津，敛阴止渴之效。配合葶苈大枣泻肺汤之葶苈子、大枣：泻肺行水，下气平喘；升降散之僵蚕、蝉蜕，清化而升阳，清虚而散火，引清气上朝于口，故逆浊结滞之痰，散热解郁。麻杏石甘汤中炙麻黄、杏仁、石膏，清泻肺热，平喘。"汗出而喘，无大热者，可与麻黄杏仁甘草石膏汤"，再配伍佩兰、竹茹、薏苡仁、芦根，厚朴以利水，化中焦水湿；地龙以平喘；黄芪，"补药之长"，具有利水消肿、益气升阳的功效，干预心室结构重塑、改善心肌泵血功能和调控神经内分泌系统。丹参，活血祛瘀，安神宁心。可以增加冠脉血流量，从而有效降低冠脉循环阻力，提高肺部血容量，以解除肺部血管痉挛。

【二诊】2020.09.17

药后症减，喘促及睡眠好转，汗出好转，下肢浮肿好转，紧张、步行后后背疼痛，咽痛有痰，咯白痰，舌淡苔白腻，脉沉滑。

【处方】2020.9.3 方去炙麻黄、石膏，加干姜 3g，陈皮 6g，橘红 15g。

拾肆服水煎服，浓煎 300mL，每日早晚各服 150mL。

病案二：心衰

张某某　　男　　67 岁　　首诊：2020.11.11

【主诉】气短喘促反复发作，加重伴下肢浮肿。

【现症见】气短喘促，下肢浮肿，平躺呼吸不畅，畏寒肢冷，乏力，寐差，入睡困难，口干，纳差，食后腹胀，尿少，脉结代，舌尖红，苔白腻。

【既往史】高血压病史；酒精肝；痛风 10 余年；脐疝、阴囊疝 1 年余。

【西医诊断】左心衰竭，心功能Ⅳ级（NYHA 分级）。

【中医诊断】心衰。

【证型】阳虚水泛证。

【治法】温阳益气，化湿利水。

【处方】真武汤、五苓散、牛膝木瓜汤加减。

茯　苓 25g	白　芍 15g	苍　术 15g	制附子 15g
生　姜 6g	泽　泻 20g	肉　桂 10g	大腹皮 15g
木　香 6g	砂　仁 10g	黄　芪 30g	大　黄 9g
香　附 15g	仙　茅 15g	杜　仲 15g	菟丝子 20g
枸　杞 20g	细　辛 5g	川　芎 6g	仙灵脾 15g
当　归 6g	牛　膝 20g	杏　仁 10g	炙麻黄 6g
藿　香 6g	佩　兰 6g	草　果 10g	肉豆蔻 10g

拾服水煎服，浓煎 300mL，每日早晚各服 150mL。

【按语】真武汤出自《伤寒论·辨太阳病脉证并治》，本方治疗脾肾阳虚，水湿泛滥证；亦可治疗太阳病发汗太过，阳虚水泛证。脾阳虚则水湿难运，肾阳虚则气化不行，脾肾阳虚则水湿泛溢。肾阳虚衰，气化失常，水气内停则小便不利；水湿内停，溢于肌肤，则四肢沉重疼痛，甚则浮肿；湿浊内生，流走肠间，则腹胀甚则腹痛；上逆肺胃，则喘促，呼吸不畅。阳虚水泛，上凌于心，则心悸不宁；法当以温阳益气，化湿利水。方中君药以大辛大热之附子，温肾助阳以化气行水，暖脾抑阴以温运水湿。茯苓、白术补气健脾，利水渗湿，合附子可温脾阳而助运化，同为臣药。佐以辛温之生姜，配附子温阳散寒，茯苓、术辛散水气，并可和胃而止呕。配伍酸收之白芍，其意有四：一者利小便以行水气，《本经》言其能"利小便"，《名医别录》亦谓之"去水气，利膀胱"；二者柔肝缓急以止腹痛；三者敛阴舒筋以解筋肉瞤动；四者防止附子燥热伤阴，亦为佐药。全方泻中有补，标本兼顾，辛热渗利合法，纳酸柔于温利之中，脾肾兼顾，重在温肾，共奏温阳利水之功。配以五苓散合用，以增强温阳利水之功，配牛膝木瓜汤以补肝肾、化痰。再配伍佩兰、藿香：利水，化中焦水湿；木香、砂仁、草果、肉豆蔻以温脾；大黄、杏仁、当归以通便；细辛以温肺化饮；麻黄以利水；大腹皮、香附、川芎以行气、宽中；仙茅、仙灵脾以温肾壮阳；黄芪："补药之长"，具有利水消肿、益气升阳的功效。

【二诊】2020.11.25

药后症减，气喘、乏力好转，下肢水肿、平躺呼吸不畅缓解，入睡困难，口干，纳差，食后腹胀，尿少，大便4—5次/d，畏寒肢冷，舌淡，苔薄滑微腻，脉沉滑。

【处方】2020.11.11 方

　　　黄芪 40g　　　　加厚朴 20g　　　丹皮 6g　　　　升麻 5g

　　　　　　　　　拾服水煎服，浓煎 300mL，每日早晚各服 150mL。

【三诊】2020.12.23

药后症减，气喘、乏力、下肢水肿明显减轻，入睡困难，纳差，大便3—4次/d，酒后便溏，舌胖大，水滑。

【处方】2020.11.25 方 加夜交藤 20g，远志 20g。

　　　　　　　　　拾服水煎服，浓煎 300mL，每日早晚各服 150mL。

参考文献：

[1] 罗良涛，付帮泽，郭淑贞，等.中医古籍中的"心衰"及其与心力衰竭的关系 [J].中医杂志，2014，55（06）:532-534.

[2] Müller-Tasch T, Löwe B, Lossnitzer N, et al. Anxiety and self-care behaviour in patients with chronic systolic heart failure: A multivariate model. Eur J Cardiovasc Nurs. 2018，17（2）:170-177.

[3] Celano CM, Villegas AC, Albanese AM, Gaggin HK, Huffman JC. Depression and Anxiety in Heart Failure: A Review. Harv Rev Psychiatry. 2018, 26（4）:175-184.

[4] Kim YK, Na KS, Myint AM, Leonard BE. The role of pro-inflammatory cytokines in neuroinflammation, neurogenesis and the neuroendocrine system in major depression. Prog Neuropsychopharmacol Biol Psychiatry. 2016（64）:277-284.

[5] 朱铮，蒋燕升，魏黎刚.焦虑症患者血清IL-1β、IL-6、IL-10水平分析 [J].国际精神病学杂志，2019，46（03）:425-427+434.

[6] Murri MB, Amore M, Menchetti M, et al. Physical Exercise for Late-Life Major Depression. Focus（Am Psychiatr Publ）. 2021，19（3）:365-373.

[7] Belvederi Murri M, Pariante C, Mondelli V, et al. HPA axis and aging in depression:systematic review and meta-analysis. Psychoneuroendocrinology. 2014（41）:46-62.

[8] Belvederi Murri M, Prestia D, Mondelli V, et al. The HPA axis in bipolar disorder: Systematic review and meta-analysis. Psychoneuroendocrinology. 2016（63）:327-342.

[9] Liguori I, Russo G, Curcio F, et al. Depression and chronic heart failure in the elderly: an intriguing relationship. J Geriatr Cardiol. 2018;15（6）:451-459.

[10] 左权，方定一，卢小华，等.慢性心力衰竭伴焦虑患者常规治疗联合抗焦虑治疗的临床观察 [J].心脑血管病防治，2016，16（06）:436-438.

[11] 林祉均，陈梓欣，董鑫，等.慢性心力衰竭伴焦虑抑郁机理及中医药诊治特色与思考 [J].北京中医药大学学报，2021，44（12）:1133-1140.

[12] Amare AT, Schubert KO, Klingler-Hoffmann M, Cohen-Woods S, Baune BT. The genetic overlap between mood disorders and cardiometabolic diseases: a systematic review of genome wide and candidate gene studies. Transl Psychiatry. 2017，7（1）:e1007.

[13] Angermann CE, Kaspar M, Marx A, et al. A functional variant of the neuropeptide S receptor-1 gene modulates clinical outcomes and healthcare utilization in patients with systolic heart failure: results from the Interdisciplinary Network Heart Failure（INH）Study. Eur J Heart Fail. 2017，19（3）:314-323.

[14] SAVOY C, VAN LIESHOUT R J, STEINER M. Is plasminogen activator inhibitor-1 a physiological bottleneck bridging major depressive disorder and

cardiovascular disease？〔J〕. Acta Physiol (Oxf)，2017，219（4）：715-727.

[15] CHIAIE R D，CAPRA E，SALVIATI M，et al. Persistence of subsyndromal residual symptoms after remission of major depression in patients without cardio-vascular disease may condition maintenance of elevated platelet factor 4 and β-thromboglobulin plasma levels〔J〕. J Affect Disord，2013，150（2）：664-667.

[16] RODIER M，PRIGENT-TESSIER A，BÉJOT Y，et al.Exogenous t-PA administration increases hippocampal mature BDNF levels plasmin-or MDA-dependent mechanism？〔J〕. PLoS One，2014，9（3）：92416.

[17] Liu M，Liu J，Zhang L，Geng Q，Ge Y. Antidepressant-like effects of ginseng fruit saponin in myocardial infarction mice. Biomed Pharmacother. 2019（115）:108900.

[18] 赵丽娴，袁天慧，陈汉裕，等. 冼绍祥教授从"双心"角度论治慢性心力衰竭思想荟萃 [J]. 西部中医药，2020，33（05）:38-41.

第六节 失眠伴焦虑抑郁状态

一、理论溯源

失眠在中医上又称不寐，即以长期不能获得正常睡眠为特征的一类病症，以入睡困难，甚则彻夜不眠，睡眠时间深度不足为主要表现。现在的人们由于生活节奏加快和不良生活习惯等原因，导致睡眠质量普遍较差，各个年龄人群均有不同程度的失眠。无论中医学还是现代医学对失眠都有着深入的研究，以下将从中西医两个方面阐述失眠的理论溯源，旨在为临床辨证诊治提供思路。

（一）现代医学理论溯源

失眠常伴日间功能损害，如疲劳、情绪低落、认知损害等，是以频繁而持续的睡眠起始或维持困难并导致睡眠满意度不足为特征的睡眠障碍，而睡眠障碍又是精神疾患的主要表现形式。《2023 中国健康睡眠白皮书》显示，我国 60.4% 的人群存在睡眠紊乱症状。其中，约 10% 的成年人受到失眠症状困扰，女性失眠患病率高于男性（17.6% VS 10.1%）。失眠障碍常伴焦虑、抑郁和物质依赖等精神障碍疾病，又易与心血管、神经系统等躯体疾患共病。

（二）中医理论溯源

失眠在中医理论中归属于"不寐""少寐""不得卧""目不瞑"等范畴。《黄帝内经》从阴阳营卫之气和脏腑理论阐释睡眠机理。《灵枢·口问篇》曰："卫气昼日行于阳，夜半则行于阴，阴者主夜，夜者卧；阳者主上，阴者主下……阳气尽，阴气盛，则目瞑；阴气尽而阳气盛，则寤矣。"即卫阳之气于日间向上升发，阳气升发使得阳盛阴尽时则寤；卫阳之气于晚间向下潜行，当阳尽阴盛时则寐。因此，失眠的发生与卫气的运行失常、人体的阴阳状态息息相关。人与自然节律、阴阳天地相应，昼醒而夜寐，任何因素致使阴阳不能顺利转化就可导致失眠发生。

《灵枢·大惑论》曰："卫气留于阴，不得行于阳，留于阴则阴气盛，阴气盛则阴跷满，不得入于阳则阳气虚，故目闭也。"《灵枢·营卫生会篇》曰："卫气不得入于阴，常留于阳，留于阳则阳气满，阳气满则跷脉盛，不得入于阴则阴气虚，故目不得瞑。"此即说明失眠乃人体阴阳不交、阳不入阴而引起阳盛阴衰的病理变化。

《灵枢·营卫生会篇》曰："老者之气血衰，其肌肉枯，气道涩……其营气衰少而卫气内伐，故昼不精，夜不瞑。"正常情况下，昼精而夜瞑，即白天精力充沛，精神饱满，夜间能安睡。若出现"昼不精，夜不瞑"，则多为营卫气血亏虚导致。

《素问·逆调论》曰："人有逆气……不得卧……是阳明新逆也。阳明者，胃脉也。胃者，六腑之海，其气亦不行。阳明逆，不得从其道，故不得卧也。"《素问·逆调论》曰："胃不和则卧不安。"饮食不节，肠胃受伤，宿食停滞，酿为痰热，壅遏于中，痰热上扰，胃气不和，以致不得安寐。《素问·刺热》曰："肝热病者……胁满痛，手足躁，不得安卧。"

肝藏魂，其魂随寐而出入游返于内外，如邪热扰肝，气机不发，则魂不入肝，反张于外，神不安居而致不寐。或情志所伤，肝失条达，气郁不舒，郁而化火，火性上炎，或阴虚阳亢扰动心神，神不安宁以致不寐。肝胆互为表里，故《太平圣惠方·治胆虚不得睡方》曰："夫胆虚不得睡者，是五脏虚邪之气干淫于心。心有忧奎，伏气在胆，所以睡卧不安。心多惊惧，精神怯弱，盖心气忧伤，肝胆虚冷，致不得睡也。"此属体弱心胆素虚，善惊易恐，夜寐不宁，亦有因暴受惊骇，情绪紧张，终日惕惕，渐至心虚胆怯而不寐者。以上说明心虚胆怯，决断无权，遇事易惊，心神不安，情绪异常亦能导致不寐。《素问·病能论》曰："肺气盛则脉大，脉大则不得偃卧"等古籍文献均说明脏腑功能失调是不寐发生、发展的重要因素。

《景岳全书·不寐》曰："寐本乎阴，神其主也，神安则寐，神不安则不寐。"即正常睡眠是在心神主导下，阴阳之气自然转化的结果。若心神不宁，终日忧心忡忡，致使神气不得内守，则发生失眠。

《景岳全书·不寐》曰："血虚则无以养心，心虚则神不守舍，以致终夜不寐，及忽寐忽醒，而为神魂不安等证。""……凡人以劳倦思虑过度者，必致血液耗亡，神魂无主，所以不寐。""劳倦思虑太过者，必致血液耗亡，神魂无主，所以不眠。"《类证治裁·不寐》曰："思虑伤脾，脾血亏虚，经年不寐"等，均阐明心脾气血两虚是不寐发生的根本原因之一，血不养心则神失其主而不寐。

自《黄帝内经》之后，确立中医以五脏为中心的藏象理论，历代医家对不寐的理论也进行了完善与丰富。除以上论述外，《伤寒论》和《金匮要略》将失眠病因分为外感和内伤两类，提出"虚劳虚烦不得眠"。王焘《外台秘要》和孙思邈《备急千金方》等提出了胆寒不得眠。《圣惠方》认为胆虚不眠为"五脏虚邪干淫于心"等。

二、发病机制

（一）失眠的影响因素

失眠障碍受性别、年龄、既往病史、遗传因素、应激及生活事件、个性特征、对环境反应性、共病性疾病等影响。研究显示，病前心理脆弱性与失眠障碍患病率密切相关，较低的心理健康功能人群更易罹患失眠障碍；患有心理疾病或内外科疾病的患者普遍存在失眠症状；失眠普遍参与神经退行性疾病的进展，与大脑疾病之间存在双向关系。

（二）失眠的发病机制

失眠是以频繁而持续的入睡困难或睡眠维持困难并导致睡眠满意度不足为特征的睡眠障碍。《国际睡眠障碍分类》（第 3 版）（ICSD-3）标准中按照病程分类，失眠障碍可以分为短期失眠障碍、慢性失眠障碍以及其他失眠障碍，时间界限是 3 个月。短期失眠障碍往往与患者素质因素和应激事件有关，需及时处理应激事件，防止出现不良应对模式而导致失眠慢性化。慢性失眠障碍患者通常已无法回忆最初的应激事件，常表现为不良的睡眠应对模式，如卧床时间过长、过度担忧、入睡困难等。

失眠的发病机制假说包括如下几种。

1. 过度觉醒假说

过度觉醒假说是指失眠患者出现觉醒度增高的现象，表现为：①中枢神经系统觉醒度增高或觉醒时间比例增加，睡眠期频繁出现 α 和 β 快波，因此自觉经过整夜睡眠并未得到很好休息；同时伴有交感神经兴奋性增高。②过度觉醒呈持续性，多数失眠患者不仅存在夜间睡眠不佳，而且白天入睡困难，如午睡困难，表明过度觉醒是 24h 存在的。过度觉醒模型是用于解释原发性失眠患者病理生理学机制的模型之一，它将慢性失眠的产生同心理与生理因素的相互作用联系在一起，表明失眠患者在 24h 内都存在生理、皮层、认知过度兴奋的状态，既是失眠主要的病因，也是失眠的持续因素。

2. 3P 假说

3P 假说包含 3 项因素，即易感因素（predisposing factor）、促发因素（precipitating factor）和维持因素（perpetuating factor）。易感因素与睡眠调节中枢的发育和个性发展有关，包括生物、心理与社会因素。生物因素如遗传易感性、睡眠觉醒相关递质改变、应激系统功能亢进、基础代谢率、情绪反应性和睡眠反应性的增高等；心理因素即容易失眠的个人特质，如敏感、追求完美，或过度沉思、过度忧虑倾向；社会因素如不规律的生活作息、与床伴的休息时间不一致等。促发因素往往是应激性的生活事件以及躯体疾病和精神障碍等，在与易感因素的相互作用下，导致急性失眠的发生。维持因素是指为了应对失眠而采取的一系列不良应对措施，这往往导致睡眠机会与睡眠能力的不匹配，引起睡眠效率降低，从而加剧了急性失眠向慢性失眠的转化。

3. 快速眼动睡眠不稳定假说

快速眼动睡眠不稳定假说是指失眠患者的觉醒增加及非恢复性睡眠体验与快速眼动睡眠的片段化增加相关。

4. 认知假说

认知假说是指失眠患者经常具有过度忧虑、敏感多疑的体质，易诱发更多与睡眠相关的焦虑和警觉性，从而降低睡眠质量。

5. 情绪应对假说

情绪应对假说是指与睡眠相关的神经核团同时也与负性情绪的处理有关，夜间痛苦体验消除障碍的情况下会干扰睡眠质量，长期形成恶性循环。

虽然失眠障碍的机制假说在不断丰富，但目前的病理学机制都过于笼统，未探索出失眠障碍的具体神经通路及神经核团，相关分子机制不明，对临床治疗指导意义有待进一步加强，临床上运用最为广泛的3P模型也属心理学范畴，未进一步探究到神经生物学机制。

三、病因病机

（一）病因

不寐合并郁证多因情志内伤而发病，恼怒、忧愁、思虑、恐惧等七情内伤，或素体脏腑虚弱、年老体弱、久病体虚，脏气本弱又兼思虑过重，耗伤气血，气机不畅而成气郁，气郁日久化火可致火郁；气行则血行，气滞则血行不畅，日久可成血郁，或气郁日久化火，火邪伤津耗液而成血郁；气郁则津液运行不畅，水湿内停而成湿郁；湿聚成痰，痰气相互搏结而成痰郁；忧愁思虑伤脾，以致脾气郁结，或肝郁横逆克脾，脾失健运，饮食不化而成食郁，由此产生血、痰、火、湿、食、瘀等病理产物所致之郁，致使脏腑功能失调，气血不足，心失所养或邪扰心神而不得寐，不寐与郁证二者互为因果，最终发为不寐合并郁证的双心疾病状态。

（二）病机

失眠和焦虑抑郁状态在中医学中分别属于"不寐""郁证""百合病""脏躁"等情志病范畴。《灵枢·大惑论》云："卫气不得入于阴，常留于阳，盖卫气昼行于阳而夜行于阴，行于阳则寤行于阴则寐。"阳盛不得入于阴，或阴虚不得纳阳，总属阳盛阴衰，阴不入阴而发不寐。此外，五志七情过极，气机运行不畅为失眠合并焦虑抑郁状态的常见病机。然情志虽发于五脏，但与心、肝关系最为密切，失眠合并焦虑抑郁状态作为情志疾病的一种，其病位主要在心、肝两脏，张景岳认为"情志之伤，从心而发"，"若情志之郁，则总由乎心，此因郁而病也"。费伯雄也有"七情之伤，必归于心"的论断。肝为刚脏主疏泄，喜条达而恶抑郁，善于调畅情志和气机，肝主疏泄功能正常则全身气机通畅，情志畅达；若情志过极，怒则伤肝，肝主疏泄功能失常而出现气机郁滞，甚则逆乱，轻者可出现失眠，若心神失养，气机运行不畅日久，则发为焦虑抑郁状态。焦虑抑郁状态等情志变化可以引起失眠，而失眠也伴随着许多情志因素的变化，长期反复的失眠更容易导致患者出现焦虑、抑郁等情绪问题的发生。反之，这些异常情志变化又会加剧失眠，二者常相互作用、互为因果，最终形成恶性循环，致使失眠迁延难愈以及焦虑抑郁情绪的发生。

四、中西结合治疗

(一) 西医治疗

1. 心理治疗

心理治疗作为失眠合并焦虑抑郁状态患者的初始治疗方法，包括睡眠卫生教育、失眠认知行为疗法（cognitive behavioral therapy for insomnia，CBT - I）、人际心理治疗（Interpersonal Psychotherapy，IPT）、行为治疗等方法。

针对慢性失眠并伴随轻至中度抑郁和焦虑的患者，CBT-I 被推荐作为初始的治疗方案。然而，对于那些抑郁和焦虑症状较为严重、药物治疗效果不佳或存在用药依从性问题的患者，通常建议将心理治疗与抗抑郁焦虑药物相结合，以实现更全面的治疗效果。这种联合疗法旨在通过药物缓解患者的症状，同时利用心理治疗的手段帮助患者建立健康的睡眠习惯和良好的心理状态，从而达到更好的治疗效果。CBT-I 致力于引导患者摆脱对失眠的困扰，形成积极、科学的睡眠认知。通过这一过程，患者能够逐渐建立起健康的睡眠卫生习惯，并重新构建起正常且规律的睡眠模式。

2. 药物治疗

（1）失眠合并抑郁状态的药物治疗

一种是镇静催眠药：主要包括苯二氮䓬类药物（BZDs）、非苯二氮䓬类药物（non - BZDs）、褪黑素受体激动剂等。① BZDs 包括地西泮、艾司唑仑、劳拉西泮、奥沙西泮、阿普唑仑、氯硝西泮等。② non - BZDs 包括唑吡坦、佐匹克隆、右佐匹克隆和扎来普隆等。③褪黑素受体激动剂包括雷美尔通、阿戈美拉汀等。

另一种是抗抑郁药：①常用药物包括选择性 5-羟色胺再摄取抑制剂（SSRIs）、5-羟色胺和去甲肾上腺素再摄取抑制剂（SNRIs）、去甲肾上腺素（NE）及特异性 5-羟色胺能抗抑郁剂（NaSSA）、5-羟色胺阻滞和再摄取抑制剂（SARIs）、三环类抗抑郁剂（TCAs）等。②具有镇静作用的抗抑郁药包括盐酸舍曲林片、盐酸帕罗西汀片等部分选择性 5-羟色胺再摄取抑制剂和部分三环类抗抑郁剂等。

还有一种是合剂：如氟哌噻吨美利曲辛合剂，适用于失眠伴轻中度抑郁、焦虑患者。

（2）失眠合并焦虑状态的药物治疗

失眠合并焦虑状态的药物治疗应根据患者实际情况合理选用。

①失眠为主者，选用 BZDs 类药物等。BZDs 类药物，如阿普唑仑、氯硝西泮、劳拉西泮、地西泮等，对失眠伴焦虑患者疗效较好，此类药物具有明显的催眠、镇静和抗焦虑作用，但它们也具有一定的副作用，如口服该类镇静催眠药于次日白天可能会出现困倦、头昏症状等。此外，老年人对这类药物的敏感性相对较高，代谢速度更慢，因此可能增加认知功能损害和跌倒的风险。②以焦虑症状突出者，选用具有镇静作用的抗焦虑 / 抑郁药物等。③失眠与焦虑共病者联合使用 BZDs 类 / 褪黑素受体激动剂和抗焦虑 / 抑郁药物。

（3）失眠合并焦虑抑郁状态的药物治疗

对于失眠合并抑郁、焦虑状态的患者，在治疗过程中，应首先评估焦虑和抑郁状态的主次关系，以便针对主要问题进行精准治疗。当焦虑和抑郁情绪同时存在，而其中一种症状占据主导地位时，我们应首先针对该主要问题进行干预。无法明确区分抑郁和焦虑状态的主次关系时，要根据患者的具体情况，合理选择能同时对抗抑郁和焦虑的药物。药物的选择中应遵循个体化原则，根据患者的年龄、性别、病史、药物耐受性等因素进行综合考虑，以确保用药的安全性和有效性。

3. 失眠数字疗法（DTI）

失眠数字疗法中国专家共识提出一种基于数字技术的治疗方法，它是指应用数字技术，如移动应用、在线平台、人工智能、虚拟现实技术等，采用以上技术提供治疗服务，从而将传统的面对面治疗转化为在线数字诊疗，为失眠症患者提供有循证医学证据支持的数字化诊疗措施。

目前，常见的 DTI 包括数字化失眠认知行为疗法（dCBT-I）、数字化失眠短程行为疗法（dBBT-I）、数字化密集睡眠再训练治疗（dISR）、数字化失眠正念疗法（dMBTI）、昼夜节律支持（CRS）、VR、远程神经生物反馈（NFB）、神经调控技术等。

例如：① dCBT-I 是通过在线程序和应用程序等多媒体互动方式提供一系列失眠相关的 CBT-I 课程，采用以 CBT-I 为理论核心的交互式多媒体模块，能够提供个性化的治疗方案，以适应不同的患者需求。② dBBT-I 主要通过睡眠限制和刺激控制等行为干预来调节内稳态和昼夜节律，进而改善失眠问题。③ dISR 主要通过急性睡眠剥夺诱导稳态睡眠压力，以促进夜间快速入睡。④ CRS 数字疗法包括光疗、可穿戴睡眠追踪器，昼夜节律调整应用程序等。

（二）中医治疗

1. 辨证分型下的中药治疗

（1）肝气郁结证

证候：不寐多梦，睡后易醒，醒后难以入睡，甚至彻夜不寐，情绪不宁，心情抑郁，易怒喜哭，伴有胸胁胀满，嗳气，善太息，大便不调，时干时稀，女子月经不调，舌质淡红，苔薄白，脉弦。

治法：疏肝解郁，调畅情志。

方剂：柴胡疏肝散加减。

方药：柴胡、芍药、川芎、枳壳、陈皮、甘草、香附。

加减：伴有胸胁胀闷不舒，善太息加香附、郁金、枳壳、青皮、苏梗、合欢皮、佛手、绿萼梅以疏肝解郁；肝郁化火而见急躁易怒，胸胁胀痛者加牡丹皮、栀子、香附、龙胆草以清泻肝经实热；肝气犯胃而见嗳气频作，脘腹不舒者可加旋覆花、代赭石以重镇降逆。

（2）肝火扰心证

证候：不寐多梦，睡后易醒，醒后难以入睡，甚至彻夜不寐，情绪不宁，心情抑郁，易怒喜哭，伴有头晕头胀，急躁易怒，面红目赤，胸胁胀痛，口干口苦，渴喜冷饮，小便黄赤，大便干结，舌边尖红，苔黄，脉弦数。

治法：疏肝泻火，镇心安神。

方剂：龙胆泻肝汤加减。

方药：龙胆草、栀子、黄芩、柴胡、生地黄、车前子、泽泻、木通、甘草、当归。

加减：肝火犯胃而见吞酸嘈杂，呃逆呕吐者加吴茱萸、黄连清肝泻火；腰膝酸软、神疲健忘、手足心热、心悸怔忡者，可用天王补心丹以养心肾安神；健忘多梦，心神烦乱，心悸失眠加龙骨、牡蛎、磁石以重镇安神。

（3）痰气郁结证

证候：不寐多梦，睡后易醒，醒后不易再入睡，甚至彻夜不寐，情绪不宁，心情抑郁，易怒喜哭，伴有胸部满闷，咽喉中如有物梗塞，吐之不出，吞之不下，舌淡苔白腻，脉滑。

治法：行气解郁，化痰散结。

方剂：半夏厚朴汤加减。

方药：半夏、厚朴、茯苓、生姜、紫苏。

加减：痰气郁结，久结成瘀而见胸胁刺痛，舌质紫暗有瘀斑瘀点，舌底瘀曲者，加桃仁、红花、丹参、郁金、川芎以活血化瘀。痰饮停聚而见脘腹胀满、苔厚腻者加半夏、苍术、厚朴、砂仁化湿行气，燥湿化痰。

（4）痰热扰心证

证候：不寐多梦，睡后易醒，醒后不易再入睡，甚至彻夜不寐，情绪不宁，心情抑郁，易怒喜哭，伴有心烦心悸，头晕头重，胸脘满闷，口苦，口渴喜冷饮，形体肥胖，咳痰黄稠，小便黄，大便干结，舌质红，苔黄腻，脉滑数。

治法：清热化痰，清心安神。

方剂：黄连温胆汤加减。

方药：黄连、茯苓、半夏、甘草、枳实、竹茹、陈皮、生姜、大枣。

加减：饮食停滞，嗳腐吞酸，甚至呕吐酸臭食物残渣，加焦山楂、炒神曲、炒麦芽、莱菔子以消食除胀；伴有脘腹胀满，大便不爽，苔腻脉滑者加砂仁、槟榔、厚朴通腑降气；兼纳呆，身重，大便粘腻，苔白厚腻者加白术、苍术、厚朴、茯苓以燥湿化痰。

（5）心脾两虚证

证候：不寐多梦，睡后易醒，醒后不易再入睡，甚至彻夜不寐，情绪不宁，心情抑郁，易怒喜哭，伴有面白无华或萎黄，唇甲色淡，头晕眼花，肢体麻木，心悸，脘腹胀满，倦怠乏力，神疲食少，便溏，女子月经色淡量少，舌淡红苔薄白，脉细弱无力。

治法：益气健脾，养血安神。

方剂：归脾汤加减。

方药：白术、人参、黄芪、当归、甘草、茯神、远志、酸枣仁、木香、龙眼肉、生姜、大枣。

加减：心情抑郁焦虑较重者，可加香附、玫瑰花、合欢花、佛手、香橼疏肝解郁；神志恍惚，喜悲伤欲哭，数欠伸，像如神灵所作者，加小麦、郁金、大枣；心血不足偏重者加芍药、熟地黄、阿胶养心血；不寐较重者加合欢皮、夜交藤、远志、石菖蒲养心安神；气短神疲，倦怠乏力，泄泻较重者加白术、防风、党参、当归益气养血；兼见口渴心烦者加太子参、麦冬、五味子以养心阴。

（6）心肾不交证

证候：不寐多梦，睡后易醒，醒后不易再入睡，甚至彻夜不寐，情绪不宁，心情抑郁，易怒喜哭，伴有心悸，烦躁，头晕耳鸣，腰膝酸软，手足心热，潮热盗汗，小便频数，舌红少苔，脉细数。

治法：交通心肾，滋阴降火。

方剂：六味地黄丸合交泰丸加减。

方药：熟地黄、山茱萸、山药、丹皮、茯苓、泽泻、黄连、肉桂。

加减：心肾阴虚较重者，可合天王补心丹；伴有心烦不宁，大便干燥者可加竹叶、栀子、酒大黄清火；多梦不寐，甚至彻夜不眠者可加龙齿、朱砂、磁石重镇安神；小便频数，遗精滑精者可加龙骨、芡实、莲子肉、金樱子、海螵蛸。

（7）心胆气虚证

证候：不寐多梦，睡后易醒，醒后不易再入睡，甚至彻夜不寐，情绪不宁，心情抑郁，易怒喜哭，伴有心悸，触事易惊，胆怯怕声，终日惕惕，惶恐不安，气短神疲，倦怠乏力，舌淡苔薄白，脉细弱。

治法：益气养血，镇心安神。

方剂：安神定志丸合酸枣仁汤加减。

方药：茯苓、茯神、远志、石菖蒲、龙齿、人参、酸枣仁、川芎、知母、甘草。

加减：伴有心悸，肢体麻木，爪甲色淡，头晕目眩等心肝血虚较重者，加白芍、当归、党参、黄芪以养肝血；心悸多梦重者，加龙骨、龙齿、珍珠母、牡蛎以重镇安神。

2. 针灸治疗

（1）毫针法　失眠合并焦虑抑郁状态的总体针刺选穴原则为疏肝解郁、滋阴补肾、宁心安神。选穴以手少阴心经、足厥阴肝经、足少阴肾经腧穴为主。

主穴：神门、太冲、照海、申脉、百会、安眠。

方义：①照海和申脉为肾经和膀胱经腧穴，两经互为表里具有交通心肾之功；②照海又通阴跷脉、申脉又通阳跷脉，阴阳跷脉具有主司机体睡眠及眼睑的开合功能，通过调节机体阴阳，阴平阳秘，改善不寐患者的睡眠质量；③五脏有疾当出之十二原，五脏有疾应取之十二原，因此神门作为手少阴心经之原穴具有宁心安神之功；④太冲穴作为足厥阴肝经原穴具有疏肝理气、调畅情志之功效，对焦虑抑郁状态患者有解郁之用；⑤安眠穴为治疗失眠的经验穴；⑥百会为督脉腧穴，具有助眠安神、通窍、升发清阳之用。

配穴：①根据辨证分型来加减配穴；②肝气郁结证配合谷、太冲、膻中；

③肝火扰心者大墩、行间点刺放血；④痰气郁结证配丰隆、中脘、阴陵泉；⑤痰火扰心证配中冲、劳宫、内关；⑥心脾两虚证配心俞、脾俞、足三里、关元；⑦心肾不交或心肾阴虚者配以心俞、肾俞、太溪、涌泉；⑧心胆气虚者配以心俞、胆俞、阳陵泉。

操作：背俞穴处斜刺，注意针刺的方向及深度，百会穴平刺，其余穴位毫针常规针刺，留针时间 15 分钟。

（2）灸法　取百会、心俞、肾俞、神阙、足三里。百会穴可用温和灸、回旋灸、雀啄灸，神阙穴可采用隔盐灸。心俞、肾俞、足三里可直接灸。

灸法具有温经散寒、扶阳固脱、消瘀散结、防病保健的作用，常用于治疗寒凝气滞、经络闭阻所致的寒湿痹痛，中气不足、阳气下陷的脏腑体虚滑脱及瘰疬瘿瘤等气血凝滞诸疾，针对痰火内扰、肝郁化火等里实热证灸法不为适宜。

（3）耳针　取神门、心、肾、肝、胆。王不留行籽按压或毫针针刺，每日早、中、晚、睡眠各进行 1 次，每次按压 2 分钟。

3. 五行音乐疗法

五行音乐疗法是以五脏相音为理论基础，将五音与五脏相结合，通过中医辨证，给予对证曲目对失眠焦虑抑郁状态患者进行的一种非药物疗法。其运用形式主要分为三种：①主动式，患者跟随音乐节拍表演唱歌、舞蹈、乐器等演奏；②被动式，患者欣赏已经录制好的音乐或音乐治疗师的现场表演；③综合式，将五行音乐与运动、芳香等其他非药物疗法相结合，构成多种模式的综合干预疗法。传统五行音乐疗法在轻度焦虑不寐中的应用研究明确指出，五行音乐疗法作为中医独特的七情相胜情志疗法，可以改善患者的睡眠质量。《灵枢·五音五味》曰："宫音悠扬谐和，助脾健运，旺盛食欲；商音铿锵肃劲，善制躁怒，使人安宁；角音调畅平和，善消忧郁，助人入眠；徵音抑扬咏越，通调血脉，抖擞精神；羽音柔和透彻，发人遐思，启迪心灵。"可见，不同调式的曲目会产生不同的情绪，而这些与中医五行相应的具有五行属性的音乐调式对人体的睡眠情况和情绪均有不同程度改善作用。

《灵枢·五音五味》曰："宫音悠扬谐和，助脾健运，旺盛食欲；商音铿锵肃劲，善制躁怒，使人安宁；角音调畅平和，善消忧郁，助人入眠；徵音抑扬咏越，通调血脉，抖擞精神；羽音柔和透彻，发人遐思，启迪心灵。"可见不同调式的曲目会产生不同的情绪，五行音乐疗法作为中医独特的七情相胜情志疗法，可以改善患者的睡眠质量及抑郁情绪。

4. 运动疗法

指通过八段锦、太极拳、五禽戏等中医传统运动方式来改善患者焦虑抑郁状态，提高睡眠质量的一种治疗方法。有研究表明，八段锦可有效降低失眠伴焦虑患者 PSQI 及 HAMA 评分，太极拳能明显改善老年人抑郁程度和认知功能，针刺联合八段锦等运动疗法能有效控制失眠患者病情，降低失眠患者复发率，提升生活质量。

五、典型医案病例

病案一：不寐合并郁证

贾某　　女　　42 岁　　首诊：2022.08.13

【主诉】失眠反复发作伴焦虑、抑郁情绪。

【现症见】寐差，入睡困难，夜间易醒，易疲劳，乏力，晨起口干、口苦，性情急躁，平素自觉焦虑抑郁、身体燥热，月经有血块，纳可，二便可，舌淡苔薄白，舌底紫暗瘀曲，咽红，左脉沉取滑而有力，右脉沉滑有力。

【既往史】桥本氏甲状腺炎，甲状腺结节，乳腺结节。

【西医诊断】失眠。

【中医诊断】不寐，郁证。

【证型】肝郁脾虚证。

【治法】疏肝健脾，解郁安神。

【处方】越鞠丸加减。

白 术 10g	香 附 6g	栀 子 6g	炒神曲 12g
川 芎 6g	木 香 6g	藁 本 6g	远 志 20g
桔 梗 6g	酸枣仁 20g	知 母 10g	龟 甲 5g
白芥子 10g	苏 子 6g	莱菔子 6g	紫苏叶 10g
柴 胡 10g	黄 芩 5g	龙 骨 20g	牡 蛎 20g
半 夏 6g	夏枯草 10g	磁 石 20g	百 合 30g
熟 地 15g	合欢皮 15g		

拾伍服水煎服，浓煎 300mL，每日早晚各服 150mL。

【按语】患者以失眠、焦虑为主症，全方以越鞠丸为基础方加减，越鞠丸为治疗郁证的代表方剂，用于治疗气、血、痰、火、湿、食六郁。方中川芎为血中之气药，香附为疏肝解郁第一品，为气中之血药，二者疏畅气血全身之郁结。患者平素疲乏无力皆为脾虚之症，因此换越鞠丸中苍术为白术以益气健脾，脾喜燥而恶湿，以藁本散寒除湿，顺应脾之生理功能，以防气郁日久成湿郁之患，炒神曲健脾消食，以解越鞠丸六郁中之食郁，栀子清三焦之火、利三焦之湿以除六郁中之火郁，又以辛、苦、温之木香健脾消食以增炒神曲之力，与紫苏叶相配又行气止痛和胃，助香附、川芎活血行气之功，肝气从左而升，肺气从右而降，以桔梗开宣肺气，肺之宣肃功能正常则肝能发挥其主疏泄之生理功能，则气郁自除。患者既往有结节病史且脉象沉滑提示素有痰湿，方中以苏子、莱菔子、白芥子此三子降气祛痰，其中白芥子又擅去皮里膜外之痰，夏枯草清火散结，二者均为治疗结节病的常用方药。远志交通心肾，酸枣仁养心肝之血共奏养心安神之功。龙骨、牡蛎、磁石以重镇安神助眠，龟甲为血肉有情之品，滋阴潜阳以增安神之功效。牡蛎又有祛痰之功，助三子、白术化痰之力。合欢皮、百合助香附畅情解郁，百合又养阴清热、宁心安神增加全方安眠之力。口干口苦为少阳病主症，以小柴胡汤之柴胡、黄芩、半夏为基础和解少阳，柴胡、黄芩内清里热外畅少阳气机。熟地、知母滋阴润燥以缓解其燥热之症。全方以行气解郁为主，配合安神、化痰、养阴、清热、消食之法以治疗患者失眠合并抑郁状态。

【二诊】2022.08.28

寐差易醒，情绪不稳，月经少量血块，咳黄黏痰，舌淡苔薄，舌边齿痕，舌底瘀紫，咽红，左脉中取滑，右脉中按沉略滑。

【处方】2022.08.13 方加白芥子 5g，柏子仁 10g，郁金 10g，石菖蒲 10g，茯苓 10g，太子参 6g，五味子 5g，麦冬 5g，鸡内金 10g，当归 5g。

拾伍服水煎服，浓煎 300mL，每日早晚各服 150mL。

【三诊】2022.09.17

寐差易醒、咳黄黏痰较前缓解，现仍急躁易怒，月经少量血块，焦虑，自觉身体燥热，无口干口苦，纳可，二便可，左脉中按弦滑，右脉中按弦滑。

【处方】2022.08.28 方加女贞子 10g，旱莲草 10g，夏枯草 15g，王不留行 20g，浙贝母 30g，牡蛎 30g。

拾伍服水煎服，浓煎 300mL，每日早晚各服 150mL。

【四诊】2022.10.09

睡眠较前缓解，仍心情郁闷，自觉头晕，气短乏力，二便可，月经量偏少色淡、血块较前减少，咽红，舌淡苔薄微黄，舌边有齿痕，左脉中按弦滑，右脉中按滑。

【处方】越鞠丸合升降散加减。

柴　胡 6g	百　合 12g	蝉　蜕 6g	僵　蚕 6g
郁　金 10g	石菖蒲 10g	桂　枝 3g	合欢皮 12g
茯　苓 10g	太子参 12g	石　斛 15g	麦　冬 6g
黄　芩 6g	赤　芍 10g	苍　术 6g	香　附 10g
炒神曲 15g	栀　子 6g	法半夏 6g	紫苏叶 10g

| 川　芎 6g | 木　香 6g | 藁　本 6g | 远　志 12g |
| 夏枯草 10g | 浙贝母 20g | 牡　蛎 20g | 白　芷 5g |

拾伍服水煎服，浓煎 300mL，每日早晚各服 150mL。

【五诊】2022.10.22

药后症减，睡眠好转，仍多梦，焦虑，乏力，自觉对肢体控制力产生偏差，体检示乳腺结节变小，二便可，咽可，月经正常，舌淡苔薄白，轻度齿痕舌，左脉中按滑，右脉中按略滑。

【处方】2022.10.09 方加葛根 10g，桃仁 6g，土茯苓 10g。

叁拾服水煎服，浓煎 300mL，每日早晚各服 150mL。

病案 2：不寐合并郁证

何某某　　女　　43 岁　　首诊：2022-09-03

【主诉】失眠伴焦虑、抑郁情绪。

【现症见】焦虑伴抑郁，心悸，入睡困难，多梦，自觉胸中热，喜冷饮，月经后期 2 天，有血块，无痛经，晨起打喷嚏、流清涕，遇冷空气时加重，舌淡苔薄白，舌尖红，舌边尖齿痕，咽红，左脉细，右脉沉急略数。

【既往史】现口服盐酸舍曲林片抗抑郁。

【西医诊断】失眠。

【中医诊断】不寐，郁证。

【证型】阳气郁结证。

【治法】除烦安神，透热养阴。

【处方】越鞠丸、开心散合并导赤散加减。

蝉蜕 5g	僵蚕 5g	姜黄 5g	大黄 2g
荆芥 5g	防风 5g	栀子 5g	淡豆豉 5g
芦根 20g	白茅根 10g	酸枣仁 20g	知母 6g
远志 20g	川芎 3g	白术 10g	香附 10g
炒神曲 15g	石菖蒲 12g	茯苓 10g	太子参 10g
紫苏叶 10g	郁金 10g	珍珠母 20g	麦冬 6g
莲子 5g	五味子 6g	丹皮 5g	石斛 10g
生地黄 10g	通草 5g	夏枯草 10g	女贞子 10g
旱莲草 10g	夜交藤 20g		

拾肆服水煎服浓煎 300mL，每日早晚各服 150mL。

【按语】患者以失眠为主症，同时伴有焦虑抑郁情绪，全方以越鞠丸、开心散、导赤散、升降散为基础方加减。越鞠丸为治疗郁证的代表方剂，用于治疗气、血、痰、火、湿、食六郁。方中川芎为血中之气药，香附为疏肝解郁第一品，为气中之血药，二者疏畅全身气血之郁结，换越鞠丸中苍术为白术以燥湿健脾，方中配伍炒神曲以健脾消食助白术健脾之力。患者自觉胸中烦热，咽红，脉数均为火郁于内之象，以升降散全方蝉蜕、僵蚕、姜黄、大黄四味药以奏"火郁发之"之用，使里热上下透散，给邪以出路则体内之诸郁自除，配合夏枯草清火散结以解阳热内郁之证；栀子配伍淡豆豉以清热除烦；丹皮清血分之热，知母滋阴润燥，麦冬、石斛以滋养胃阴，五味子敛液生津，以除清热伤阴之弊；荆芥、防风疏风散邪，使得里热透散，芦根、白茅根清热利尿，配伍导赤散里生地黄与通草增加清热利小便之功，使邪气从小便而解。石菖蒲、远志、茯苓、太子参为开心散方剂组成，患者焦虑抑郁，情志不舒，以开心散加减以行气散郁；紫苏叶、郁金二药行气宽中、凉血解郁增加开郁之力及清热之功；酸枣仁、莲子、夜交藤以交通心肾、养心肝血安神，珍珠母以平肝潜阳，重镇安神增加安神之力；患者月经不规律，以女贞子、旱莲草滋补肝肾，清热凉血；全方共奏除烦安神，透热养阴之功。

【二诊】2022.09.17

药后症减，焦虑抑郁状态、心悸、晨起打喷嚏、流清涕均较前缓解，仍入睡困难，多梦，喜冷饮，手足心热，舌边尖略红，苔薄黄，舌底略红，咽略红，左脉中按弦紧略急，右脉中按沉细。

【处方】2022.9.3方加百合20g，合欢皮15g，生地黄12g，滑石12g，龙骨20g，牡蛎20g。

拾伍服膏方，早晚两次口服。

【三诊】2022.10.09

药后症减，手足心热较前缓解，入睡困难，多梦，舌淡红苔薄白，舌底暗红瘀曲，咽红，左寸脉细涩，中取关尺弦滑。

【处方】2022.09.17方加柏子仁12g，香附6g。

拾肆服颗粒，早晚两次口服。

参考文献：

[1] 许晓伍，吕薇，肖佩琪，等．中医药治疗失眠的理论与临床研究概况 [J].世界睡眠医学杂志，2019，6（07）：1001-1008.

[2] HARVEY CJ，GEHRMAN P，ESPIE CA. Who is predisposed to insomnia: a review of familial aggregation, stress-reactivity, personality and coping style. Sleep Med Rev. 2014，18（3）:237-247.

[3] RIEMANN D，SPIEGELHALDER K，FEIGE B，et al．The hyperarousal model of insomnia: a review of the concept and its evidence. Sleep Med Rev. 2010，14（1）:19-31.

[4] 刘帅，张斌．《中国失眠障碍诊断和治疗指南》解读 [J].中国现代神经疾病杂志，2017，17（09）：633-638.

[5] 张伯礼，吴勉华．中医内科学 供中医学、针灸推拿学专业用 新世纪第 4 版 [M].北京：中国中医药出版社，2017.

[6] 高树中，杨骏．针灸治疗学 [M].北京：中国中医药出版社，2016.

[7] 刘渊，王平．基于五脏相音理论运用中华五行音乐治疗失眠探讨 [J].中国中医基础医学杂志，2024，30（02）:209-212.

[8] 贾会芳，王克勤，贾晓锟．失眠伴焦虑抑郁状态的中西医研究进展 [J].中国民间疗法，2023，31（09）:112-116.

[9] 李港，周平，唐成林．失眠相关抑郁状态针灸治疗研究进展 [J].实用中医药杂志，2023，39（01）:203-206.

[10] 臧晓峥，王道成，薛刚，等．中医非药物疗法治疗失眠的研究进展 [J].湖南中医杂志，2023，39（03）:187-190.

[11] 周宇馨，岳利峰，马培，等．郁证与寤寐失常的相关性探究 [J].现代中医临床，2022，29（06）:30-35.

[12] 林艺如，王进义．中医治疗抑郁症研究现况 [J].中国中医药现代远程教育，2022，20（03）:197-199.

[13] 吕红，赵凌霄，闫咏梅．失眠伴焦虑抑郁障碍中医诊疗研究进展 [J].辽宁中医药大学学报，2022，24（06）:101-105.

[14] 王恒，杨本德．隔药灸神阙穴联合中医情志疗法治疗卒中后抑郁失眠共病的临床研究 [J].光明中医，2021，36（15）:2578-2581.

[15] 王洋，周秀玲．传统五行音乐疗法在轻度焦虑不寐中的应用研究 [J].中国临床护理，2020，12（02）:146-148+152.

[16] 张二箭，郁文录，田福利，等．心血管疾病焦虑抑郁状态的中医论述及临床研究近况 [J].中西医结合心脑血管病杂志，2017，15（21）:2716-2720.

[17] 中华医学会神经病学分会，中华医学会神经病学分会睡眠障碍学组，中华医学会神经病学分会神经心理与行为神经病学学组．中国成人失眠伴抑郁焦虑诊治专家共识 [J].中华神经科杂志，2020，53（8）:564-574.

[18] 中国睡眠研究会，张斌，艾思志，等．失眠数字疗法中国专家共识 [J].中国全科医学，2024，27（04）：381-390.

第四章　双心疾病临证体悟

第一节　双心疾病的中西医诊疗思维

　　于睿教授坚持从事临床工作近 30 年，精心专研，悉心待患，时刻站在临床前沿。于睿教授临床诊疗过程中提到，针对临床双心疾病的患者一定要善于抓住主症，重视病证结合，患者来诊不仅要根据其主诉是否为胸闷痛、心悸等心系疾病及焦虑抑郁的情志疾病，还要根据四诊对患者主要症状及表现进行双心疾病的诊疗。于睿教授针对双心疾病有着自己独到的见解，强调辨证论治，如患者就诊表现多以心情抑郁、神志淡漠等为主，治疗上一定要重视养心解郁、以焦虑、善惊易恐、情绪不宁为主要表现的患者多要重视镇惊安神。在多年的临床工作及教学中，于教授尽力勉学，思学不怠，为临床治疗双心疾病提出了多个重要理论。

一、"血中伏火"理论

　　中医认为，心对机体健康状态和心理状态有主导作用，双心疾病的产生与"心藏神"和"心主血脉"功能失调密切相关。双心疾病患者总体来说就是心脏功能和（或）心理状态失代偿而导致的。心系疾病易伴情志异常，情绪波动易致心血管不良事件发生。心君之气凝滞不顺，就会在血脉中产生"阴火"，即非清净有制的君火，正如其言："夫阴火之炽盛，由心生凝滞，七情不安故也。"而血脉本为神之舍，君主不宁产生的阴火灼烧五脏所藏的七神，即魂、魄、神、意、智、精、志导致一系列病理反应。"心脉者神之舍，心君不宁，化而为火，火者七神之贼也。故曰阴火太盛，经营之气不能颐养于神，乃脉病也。""血中伏火"为李东垣对"阴火"的发挥，认为津液、血、脉为七神之根，火动则神乱。李东垣云："饮食劳役所伤，自汗小便数，阴火乘土位，清气不生，阳道不行，乃阴血伏火。""伏"即制服、潜藏之意，"伏火"为收敛、潜藏之火。病理状态下，元气受损，心火独亢为"阴火"，阴火引动肾火上行，土弱不能伏火，合而出土入血，形成"血中伏火"。于睿教授研究团队认为"阴火"系指多种因素而致神经内分泌系统失调，心脏交感神经兴奋之虚"火"。

二、"神气舍心"理论

《灵枢·天年》曾记载："血气已和，荣卫已通，五脏已成，神气舍心，魂魄毕具，乃成为人。……百岁，五脏皆虚，神气皆去，形骸独居而终矣。""神气舍心"的理论便出自于此，其有着广义、狭义之分，广义泛指人体一切的生命活动，而狭义则特指心藏之神，心神主精神、思维、情感等活动。而"神气舍心"主要代表了人体正常的生理功能，可以分而论之，神乃精神活动；气即气机；舍指位置，《素问·调经论》提道："神有余……神气乃平。"指的就是生理状态下，情志愉悦，气机调畅，神气也居于心脏。《类经图翼》云："七情动神，首先影响气，情志失常，气机失调，而致郁滞不通，百病发之。"则是病理状态下，气机失调，情志失常。血脉不利，精神不居，导致神不舍心，发为双心疾病。

于睿教授认为，本病进展与心、肝关系密切，主要体现在两方面。第一，肝主疏泄，能调畅情志和影响心藏神。肝失疏泄，使气机逆乱，气血运行失常致痰浊、瘀血阻滞心脉，引发心脏疾病。二则见"木土不舒，横犯脾胃"，影响脾胃运化功能导致心血不足，进而心神失养。神无所归。基于此，于教授提出肝心和合治法理念，其中"和合"谓和谐共生，融合存异。心为君，肝为将，君将一心，则肝心和合，身愉心悦，是为"肝心和合"。人之神赖血而存，由心而主，由肝而调，肝心和合，则血静神安，强调运用双心同调的治疗方法。

肝与心之间的关系从以下四个方面来说明：五行共济、阴阳相关、经脉络属和七情相系。在五行共济上，《素问·阴阳应象大论》曰"东方生风，风生木，木生酸，酸生肝，肝生筋，筋生心"，体现了肝与心的母子关系，肝属木，心属火，木生火，故肝与心的生理功能与病理联系关系密切。心主血藏神，肝藏血主疏泄。由此可见，血液运行与心、肝密不可分。阴阳相关上，心为阳中之阳，通于夏气，主通明；肝为阴中之阳，通于春气，主疏泄。与春气相违背，少阳无以生，肝气受损；与夏气相违背，太阳之气化生无源，导致心气受损。可见，阴阳失衡，发为疾病。经脉络属上，手少阴心经和足厥阴肝经在经脉循行上相互络属，因此心肝两经在生理上相互联系，在病理上相互影响。七情相系上，心藏神，主精神活动，"心气虚则悲，实则笑不休"，肝藏血，血舍魂，"肝气虚则恐，实则怒"。心肝调和，则阴阳平衡。若心肝功能失调，气滞血瘀，化生百病。《素问·举痛论篇》云"怒则气上，喜则气缓，悲则气消，恐则气下，惊则气乱，思则气结"，强调了情志与气的密切关系。说明精血充足和气机调畅是正常情志活动的基础，故情志活动与心肝两脏密切相关。

三、"木郁土壅"理论

"木郁土壅"理论源于中医五行乘侮理论即五行关系的异常制胜状态。《丹溪心法·六郁》谓："气血冲和，万病不生，一有怫郁，诸病生焉。"故人身诸病，多生于郁。《类经》载："天地有五运之郁，人身有五脏之应，郁则结聚不行，乃当升不升，当降不降，当化不化，而郁病作矣。"提示郁乃人体气机升降失调所致。所谓木郁即木气太过，郁极而发可引发人体相关疾病。戴思恭继承丹溪论郁的理论，并作更深入的阐述："凡有六淫、七情、劳役妄动，故上下所属之脏气，致有虚实克胜之变。而过于中者，其中气则常先四脏，一有不平，则中气不得其和而先郁，更因饮食失节，停积痰饮，寒湿不通，而脾胃自受者，所以中焦致郁多也"，由此可知"郁病多在中焦"。

"郁"在《说文解字》中原指木丛、茂林，后释义为积、聚、滞、塞等。郁，即壅滞不通，所以土郁即土壅之意。李用粹《证治汇补》云："食滞中焦，痰凝脾藏，热壅肠胃，皆土郁也。"土壅不仅指肝气犯脾胃，且指湿邪、饮食积滞、瘀血内停等多种原因所致的脾胃之气郁滞之实证。《金匮要略》云："见肝之病，知肝传脾"，肝病传脾，是木乘土。《程杏轩医案辑录》云："木虽生于水，然江河湖海无土之处，则无木生。是故树木之枝叶萎悴，必由土气之衰，一培其土，则根本坚固，津液上升，布达周流，木欣欣向荣矣。"脾病及肝，是土侮木。木郁与土壅二者相互作用、相互影响，互为因果。情志失调、饮食失节等因素影响肝、脾生理功能及生理特性。病责之肝，既可干扰肝喜条达而恶抑郁的生理特性，影响全身气机，又会影响肝调节情志、促进消化吸收、藏血、调节血量等生理功能的正常发挥。同样，病责之脾，不仅影响脾喜燥而恶湿的生理特性，更会影响脾运化、统血、升清与升举等生理功能。肝脾常可相因为病，日久则肝脾失和，壅滞化浊，郁于血分，诱发"木郁土壅"，致使水谷不化，精微不布，清阳不升，浊阴不降，聚而成痰，阻遏气机，影响气血运行。

第二节　双心疾病的辨证思路

一、应用"血中伏火"理论治疗双心疾病

（一）心火炽盛，火郁血中，治以清肝育阴

血中郁火多为伏火初起阶段，此时若及时用以清肝育阴之法，可使伏火得

清。刘完素云"假令心火太旺者，治肝气所生，乃子母相生，皆为淫溢之病治也"。李中梓认为泻心汤可泻四经血中伏火。李文来论述泻心汤称"肺者阴之主，肝者心之母，血之舍也，肺肝火退则血归经自安矣"。叶天士以"柔肝育阴法"对木郁日久之火，其云"若郁勃日久而伤及肝阴，木火内燃络者，用柔肝育阴法"。犀角地黄汤可体现心病治肝之法，《济阳纲目》云："治病必求其本，故以凉心之药主之，生犀能解心热，生地能凉心血，白芍、丹皮酸寒之物也，酸者入肝，寒者盛热，所以心病而治肝者，肝是心之母，木能生火，故从肝而治之，乃迎夺之兵也。"

（二）火陷于脾，阴火上冲，治以补土伏火

火陷于脾多为伏火发展中期之候。气缓治以"甘温生血"；气浮治以"养阴镇固"；气郁则"升之散之"。土弱火伏以补中益气汤补之，心神浮乱以朱砂安神丸镇之，阳遏土中以升阳汤、升阳散火汤、升阳益胃汤以升之散之。

补脾胃绝阴火之源，调气机断阴火上蹿之路，清阳得升，脾气复归中焦土位，阴火得伏。补中益气汤方后注："血虚以人参补之，阳旺则能生阴血，更以当归和之。少加黄柏以救肾水，能泻阴中之伏火。如烦犹不止，少加生地黄补肾水，水旺而心火自降。如气浮心乱，以朱砂安神丸镇固之则愈。"东垣在《脾胃论》中强调："如气浮心乱，则以朱砂安神丸镇固之。得烦减，勿再服，以防泻阳气之反陷也。"

东垣以升阳汤"补脾胃泻阴火"；以升阳散火汤治四肢困热、肌热等因血虚而热伏地中或因胃虚饮冷而阳遏脾土之证；升阳益胃汤用于治疗脾虚湿热伤中之证。此三方以甘温为主的同时，以风药升之，或佐咸苦寒，此三方都有柴胡，研究表明柴胡为治疗双心疾病的基础药物。东垣讲求"用药如权"，不可从一而治之，应三因而制宜。

清代林佩琴认为火多属内因，并在《类证治裁》中总结了"实火、虚火、湿火、郁火、阴火、五脏六腑火、游行不归经之火"。认为"心为君火，心主藏神属阳，在天为太阳之火；相火附于肝肾，代君行令属阴，在天为龙雷之火"，"相火附木，木郁则化火"，指出因"肝胆乃风木之脏，相火内寄，其性主动主升"最易从阳化火。归纳了火证治法，将龙雷之火按肾水与命火之强弱分以八味丸、六味丸、滋肾丸、七味丸引之归元。

临床诊疗工作中，于睿教授以封髓丹压制伏火，同时益肾水、降心火。封髓丹出自元代《御药院方》，方中黄柏味苦性寒，如清代医家郑钦安在《医理真传》中所言："黄柏味苦入心，禀天冬寒水之气而入肾"，且黄柏其色黄而入脾，"脾也者，调和水火之枢也"，甘草甘温，能补后天脾土，厚土以伏火，亦调和

上下，砂仁辛温，"能纳五脏之气而归肾"。又有黄柏之苦合甘草之甘，苦甘化阴；砂仁之辛合甘草之甘，辛甘化阳，"阴阳合化，交会中宫，则水火既济，心肾相交"。

（三）痰火交阻，血中瘀火，散标为先，理肝脾为要

瘀可因痰阻而成，亦可因虚气留滞，为血中伏火后期表现。"虚气留滞"观由杨士瀛提出，《医方集解》云："气与血犹水也，盛则流畅，虚则鲜有不滞者。"气血如江河，气血盛则运行不息，气血不足则运行滞塞。心君不宁，化而为火，灼烧津血，成血中瘀火，亦是伏火病理表征之一，治以和营通滞法。于睿教授对于临床上痰瘀互结的患者多加入法半夏、陈皮、丝瓜络、路路通。四药同用，化痰祛瘀之效显著。诸半夏之中，祛痰之力以法半夏为魁，与陈皮同用，理气化痰之功尤甚，丝瓜络以其中空多孔，诸丝韧而相连之性，可通络利脉，且现代药理研究发现丝瓜络具有降血脂、改善心脏功能等功效，路路通可祛风通络，通达十二经，四药相合奏化痰通络奇功。

此外伏火不出，郁于体内，易成火郁，双心疾病患者的舌脉若为火郁于内之象，治以火郁发之，常以升降散为主，一升一降，内外通和，宣发郁火。升降散成方于明代龚廷贤所著《万病回春》，成名于清代杨栗山所著《伤寒瘟疫条辨》，方以僵蚕为君，蝉蜕为臣，姜黄为佐，大黄为使，米酒为引，蜂蜜为导，其僵蚕味辛咸性平，得天地清化之气，蝉蜕吸风得清阳之真气，二者清透而升阳中之阳，姜黄祛邪伐恶，行气散郁，入心脾，大黄味苦而寒，力猛善走，上下通行，二者重浊降阴中之浊阴，酒引之使上行，蜜润之使下导，阴阳相配，升降相施。

于睿教授临床用药颇有考究，不仅要辨证论治，更要审证论治，在临床中药治疗中根据需要常配伍不同的药对，如荆芥、防风二药解表发散，具升散外达之性，能发散郁火，使郁热开解，正如《素问·六元正纪大论篇》所言："火郁发之"；栀子、淡豆豉伍用，出自汉代张仲景《伤寒论》栀子豉汤，栀子性寒味苦，色赤而入心，长泻心之邪热，而导火热下行使其由小便而出，又善解三焦之郁火而清热除烦，淡豆豉性寒味苦，可散郁除烦，二药清解合法，清宣透热；黄连、肉桂二者伍用取自方剂交泰丸，取肉桂一钱以应"天一"之数，取黄连六钱以应"地六"之数，意在天一生水，地六成水，以交济水火，黄连苦寒，入心经，降心火，不使其炎上，肉桂辛热，入肾经，暖水脏，不使其润下；寒热并用，水火既济，驱心中之阳下降至肾而不独盛于上，同时引火归源，致肾中之阴得以气化而上济于心；柴胡、黄芩二者伍用升清降浊，使气机调畅，内蕴郁热得消，柴胡一药，轻清升散，又能疏泄透热，黄芩苦寒，"毕竟治标之药，惟驱壳热者宜之"；黄柏、栀子、牡丹皮、地骨皮四者合用可泻阴阳火，栀子可泻三焦实火，

地骨皮通气分，育阴而清气分虚火，牡丹皮行于血分，活血而泻血中伏火，二者合用可使阴火得平，黄柏色黄禀寒水，可调和水火枢纽。

二、应用"神气舍心"理论治疗双心疾病

在双心疾病中，于睿教授首倡"肝心和合"思想。"和合"思想发轫于《周易》，为古代学术界所认可和承袭。对自然生命、疾病、治疗及养生等各个相关领域均应用到和合思想，是中医和合思想的渊源。生命活动的最佳状态是和合，主要阐释人与自然、社会以及人与人之间的三者和谐统一。

著名医家秦伯未在其《谦斋医学讲稿·论肝病》明确提出了"（肝脏）以血为体，以气为用，血属阴，气属阳"。说明了肝之气、血、阴、阳于肝脏的重要性，四者之间紧密相关，他们既是构成肝脏的物质基础，同时又共同维系着是肝脏生理功能，保证了肝脏的正常功能活动。肝气充盛，肝血充足，肝阴滋润，肝阳平和时肝脏气血阴阳调和之根本。在临床中诊治疾病，首先应当辨清标本虚实，从肝脏之气、血、阴、阳角度出发，在原发性高血压病这一疾病上，实则多属于肝阳、肝气，虚则多表现在肝阴、肝血、肝阳、肝气，肝脏之气、血、阴、阳之或偏盛或偏衰，对于诊疗双心疾病意义重大。

生活节奏的加快，生活压力的增大，负面情绪显著增长而不得排解，形成了情志以及心理上的不良应激反应，短期的这种状态心脏系统可以代偿工作，但是长期处于高强压、负面情绪的影响之下，使得情志难以调畅，将导致脏气内伤，或肝气郁结或肝阴亏耗或肝血亏虚或肝阳亢盛，终发为双心疾病。

在方药的运用上，于睿教授常以越鞠丸、四逆散、金铃子散为主方，配以柴胡、黄芩可疏解肝胆之气，透散郁火；木香、砂仁以行气止痛，理气温脾；麦芽、厚朴可行气消食、健运脾胃；远志、石菖蒲以宁心安神开窍益智；青皮、陈皮二药合用可调和肝脾，行气止痛；合欢花、郁金以疏肝理气解郁，宁心安神；当归、白芍以柔肝健脾，养血行血；佛手、香橼以疏肝解郁、理气和中。

越鞠丸出自《丹溪心法》，人以气为本，气和则病无由生，若喜怒无常，忧思过度，或饮食失节，寒温不适等，均可引起气机郁滞。肝气郁结，气机不畅，六郁之病主要在肝脾郁滞，尤以气郁为主。其治法重在行气解郁，使气行则血行，气顺则火、湿、痰、食诸郁皆消。方中香附行气舒肝开郁，以治气郁，为君药。川芎为血中之气药，既助君药行气开郁，又可活血祛瘀，以治血郁；苍术燥湿健脾，以治湿郁；神曲消食和胃，以治食郁；栀子清热泻火，以治火郁，共为臣佐药。本方五药，理气为先，统治六郁证。于睿教授团队研究发现，越鞠丸高剂量组能有效减轻高脂饲料喂养的 ApoE-/- 复合动物慢性不可预知应激模

型小鼠的主动脉斑块，改善抑郁焦虑并保护心肌。但应注意的是，越鞠丸所治应为实证，证属虚者不宜单用。

四逆散出自《伤寒论》，《素问·六微旨大论》有云："故非出入，则无以生长壮老已；非升降，则无以生长化收藏。"气机升降出入促进了机体的新陈代谢，从而维持了正常的生命活动。此证四逆，多以少阳气滞，气机不畅而阳气郁遏。其治法重在疏肝和脾，解郁透热；使肝气条达，诸郁可解。柴胡既可疏肝解郁，又可升清阳以使郁热外透，佐以枳实行气散结，舒畅气机；一升一降，加强舒畅气机之功，并奏升清降浊之效。芍药为臣养血敛阴，与柴胡相配，一升一敛，使郁透解而不伤阴。炙甘草为仲景益气和中常用药，和里缓急，调和诸药。

金铃子散出自《太平圣惠方》，肝郁气滞，气血运行不畅，不通则诸痛可见；《杂病源流犀烛·肝病源流》有云："气郁，由大怒气逆，或谋虑不决，皆令肝火动甚，以致肤胁肋痛。"其治法疏肝泄热，活血止痛；金铃子善入肝经，疏肝行气，泄肝之郁火；延胡索可活血利气，行血中气滞，气中血滞。二味相配，一泄气分之热，一行血分之滞，解郁泄火，气行血畅，则诸痛可止。

三、应用"木郁土壅"理论治疗双心疾病

郁病发病以气机郁滞为主。若思虑过度而神凝，气结于中，气机升降出入失常，气的推动能力下降，津液代谢障碍，则可聚湿成痰。一方面痰浊不化可上蒙清窍，内扰心神，出现情绪低落，对生活失去兴趣等抑郁症的临床表现；另一方面，长期的情志不舒，影响津液代谢又可生痰。痰入脉中，注于脉壁，日渐成瘀，痰瘀互结，渐成窠囊，不通则痛，发为胸痹心痛。所以于睿教授提倡从肝论治、从痰论治。临床中多以宣痹汤、三仁汤、温胆汤为主，辅以枇杷叶、射干以清化湿热，宣痹通络；半夏、厚朴以行气散结，降逆化痰；白芷、防风解表散寒，疏肝畅脾；枳实、竹茹二者配伍，共奏理气开郁、清热化痰之功；茯苓、桂枝二者伍用，温阳化气，利水除湿之功益彰。

宣痹汤出自《温病条辨》，于睿教授临证之时加减化裁宣痹汤为枇杷叶、淡豆豉、郁金、射干、通草五味药为底方，再由患者不同症状加药治之。中焦土壅久之化热，治以清热之法。取枇杷叶入胃经，长清胃热，与淡豆豉为伍，兼清心除烦，加入通草使热从小便出。郁金，主疏解肝郁，郁久为火，佐以清热宣散之品射干，使热清土疏木畅。如遇湿热下注、脚膝酸痛之症，可合"二妙散（黄柏、苍术）"同用。黄柏沉香合以苦燥之苍术，使下焦湿热退去，健脾燥湿以通络；若下肢痿软无力，关节不舒，可配牛膝为三妙散，牛膝用之，一则引药下行，二则补肾强骨；若肢萎更甚，加入薏苡仁，健脾渗湿以疏筋缓急。

三仁汤出自吴鞠通《温病条辨·上焦篇》，选用轻灵宣畅利窍之品，集芳香化湿、淡渗利湿、苦温燥湿于一体，更兼以宣展气机，使上焦津气畅行无阻，中焦水湿运化自如，下焦湿邪自有出路，体现了以除湿为主，清热为辅的立方宗旨。方中杏仁开宣肺气、豆蔻仁畅中和胃、薏苡仁通渗下焦。杏仁为用，有"提壶揭盖"之意，滑石、竹叶、通草甘寒之品，助薏苡仁利湿清热。三仁汤通过辛开、苦降、淡渗三法，实现了宣上、畅中、渗下三焦分消的配伍特点，气畅湿行，暑解热清，三焦通畅，诸症自除。徐大椿云："治湿不用燥热之品，皆以芳香淡渗之药，疏肺气而和膀胱，此为良法。"在临证之时需谨记"三禁"，《温病条辨》云："一不可见其头痛恶寒，以为伤寒而汗之；二不可见其中满不饥，以为停滞而下之；三不可见其午后身热，以为阴虚而用柔药润之。治宜宣畅气机、清热利湿。"由此，三仁汤原方在处方时应详记而用之。

温胆汤出自《三因极一病证方论》，半夏、陈皮、生姜偏温，竹茹、枳实偏凉，温凉兼进。方中半夏合竹茹，寒温并用，痰热兼施。枳实取其散结之意，辅竹茹清热化痰；陈皮理气燥湿，助半夏化痰理气，气顺则痰消；茯苓，健脾利湿，使水湿不聚。全方不寒不燥，理气化痰以和胃，胃气和降则郁得舒，痰浊得去则胆无邪扰，如是则复其宁谧，诸症自愈。若心热烦甚者，加黄连、山栀、豆豉以清热除烦；失眠者，加琥珀粉、远志、酸枣仁以宁心安神；惊悸者，加珍珠母、生牡蛎、生龙齿以重镇定惊；眩晕，可加天麻、钩藤以平肝熄风。

第三节 双心疾病的临证验方

中医药是中华文明的瑰宝，是在历史的长河中经过不断的洗礼所传承下来的，通过调理人的身体和心理健康来达到治疗疾病的效果。这就要求医者在诊疗实践中要注重患者的心理健康，给予患者更多的关怀和支持。

于睿教授常在临床中对学生强调，我们不仅要传承中医，更要学会灵活应用，在临床治疗疾病中要学会临证化裁，在诊疗双心疾病的过程中，我们要抓其主症，也要辨证看待疾病的本质，从疾病根本着手治疗，牢牢抓住病证方药，只有这样才能发挥中医独特的诊疗优势，同时更好地传承和发展中医。

一、疏肝类

开心散

【出处】《备急千金要方》

【组成与用法】菖蒲 30g、远志 12g、人参 12g、茯苓 60g，上四味治，下筛，饮服方寸匕，日服 3 次。

【功效】养心止忘，开窍益智。

【方解】于睿教授认为心肾相交、水火既济则阴阳平衡、心安神宁。方中远志作为君药滋补心肾精血，人参为臣药增强远志补益、交通心肾之功。菖蒲和茯苓为佐药相须为用，增加全方的开窍渗湿之力。四药合用，养心以安神，补脾以益气，开窍以渗湿，标本兼治，明心强志。

【应用】用于心系疾病、神经系统疾病、遗精、视力下降等。于睿教授常运用此方治疗焦虑、抑郁、失眠、情志不畅等症属心肾不交、心气不足、湿阻中焦的情志疾病，以及糖脂代谢紊乱。

【宜忌】忌酸味、甜味以及羊肉等刺激性食物。

【现代药理研究】

有临床试验表明，慢性心力衰竭合并抑郁症的患者在常规西医治疗的基础上给予开心散服用，患者抑郁状态和心衰症状均有所改善，这种综合治疗方法的临床效果优于单独使用西医药物。

抑郁症患者生化检查中激素含量升高，其早期褪黑素（MT）分泌下降，睡眠时相紊乱。经实验表明，开心散可以通过提高中枢 5- 羟色胺（5-HT）、去甲肾上腺素（NE）含量，增强神经元活性，对内源性 MT 水平进行调控，从而起到抗抑郁的作用。还有研究提出开心散可以显著提高慢病毒介导短发夹状 RNA3（LVshBDNF-3）在中枢神经系统中的活性，修复受损神经元和促进海马区域磷酸化环磷酸腺苷反应元件结合蛋白（P-CREB）的表达，从而发挥抗抑郁作用。有研究发现，给予开心散干预肾缺血再灌注大鼠后，血清和肾组织中超氧化物歧化酶（SOD）活性升高，过氧化脂质分解产物丙二醛（MDA）含量降低，血清和肾脏中一氧化氮（NO）含量明显升高，可明显改善肾脏再灌注损伤的病理变化。实验中肾缺血再灌注动物血清和肾组织中 NO 含量下降与心肌缺血再灌注时出现冠状血管内皮损伤，NO 释放水平下降结果一致，预测开心散可能有保护血管内皮细胞损伤的作用。

人参甘微寒，补益心脾、养血安神，其主要有效成分人参皂苷对心血管系统有显著的益处，包括增加心排出量、增强心肌收缩力、降低心率和改善冠脉血流，从而发挥强心作用。这种作用主要通过促进儿茶酚胺的释放和增加 Ca^{2+} 内流来实现。特别是人参皂苷 Rg2，通过静脉注射对心功能不全的血流动力学有改善作用。石菖蒲归心、脾两经，开心窍、益心智、安心神。石菖蒲的抗抑郁有效成分主要存在于其水提液和醇提液中，这些成分通过提高全脑 5- 羟色胺的含量，来发挥其抗抑郁作用。此外，石菖蒲还可能通过阻断中枢神经系统中 5- 羟色胺等单胺类递质的再摄取过程，从而增加这些递质在突触间隙的浓度，增强其神经传递功能，进而改善抑郁情绪。远志以其宣泄通达的特性，能够有效地开心气而宁心安神，其主要成分包括皂苷类化合物、脂肪油、挥发油、无机金属和四氢非洲防己胺。研究显示，远志具有显著的抗抑郁效果，主要通过调控 Bcl-2/Bax 比例来抑制神经细胞凋亡，减少脑部神经元的损害，并通过神经内分泌调节来改善抑郁状态。茯苓能益心脾而宁心安神，《神农本草经》谓之"久服安魂、养神"。全方诸药，药性平和，对于神志不宁、焦虑失眠、抑郁怔忡等情志性疾病具有良效。

越鞠丸

【出处】《丹溪心法》

【组成与用法】香附、苍术、川芎、栀子、神曲各等份（各 6～10g）。上为末，水泛为丸如绿豆大。现代用法：水丸，每服 6～9g，温开水送下；亦可作汤剂，水煎服，日服 2 次。

【功效】行气解郁。

【方解】香附为君，行气解郁以治气郁。川芎为血中之气药，功善行气活血，以解血郁；苍术燥湿运脾，以解湿郁；栀子清热泻火，以解火郁；神曲消食和胃，以解食郁，四药皆为臣佐之品。

【应用】常用于心系疾病、肝胆系、脾胃系疾病，慢性胃炎、慢性肠炎、胃及十二指肠炎、胃神经症、慢性肝炎、慢性胰腺炎、胆囊炎、肋间神经痛及妇女之痛经、月经不调属气郁者。

越鞠丸始载于《丹溪心法》，素来被冠以"治郁圣药"，以"凡郁皆在中焦"为立方原则，在治疗上着重调理中焦气机。于睿教授多将此方用于治疗胸闷、胸痛、心悸之冠心病伴焦虑抑郁的双心疾病。

【宜忌】脾胃虚弱者慎用。

【现代药理研究】

现代医家将越鞠丸广泛应用于各类疾病。相关临床试验观察到越鞠丸可降低高血压患者 24h 收缩压，且改善中医临床症候，高血压患者在服用他汀类药物基础上服用越鞠丸加减方可有效改善高血压患者血管内炎症反应，促进脂质代谢，降低动脉硬化风险，预防心血管并发症。赵静等人研究发现在奥氮平基础上加用越鞠丸治疗精神分裂症，能够更有效地改善患者阴性症状，提高其认知功能，促进患者社会功能恢复。在真实世界实验中观察到，越鞠丸具有治疗气郁型抑郁症患者的临床疗效，结果显示越鞠丸组患者抑郁量表评分降低，进一步检验治疗前后脑源性神经营养因子（BDNF）水平变化，发现血清 BDNF 水平升高。同时研究发现越鞠丸可上调 BDNF 改善焦虑抑郁状态，而 BDNF 表达上调也可以有效缓解原发性高血压。

越鞠丸中栀子作为其关键成分，具有快速抗抑郁效应。栀子—川芎是越鞠丸抗抑郁作用的关键药对，二者协同增强海马区神经元 BDNF 及其受体 TrkB 蛋白的表达，改善神经可塑性从而发挥抗抑郁作用。TIAN J S 等研究发现，栀子中的成分京尼平显著提高小鼠海马中 5-HT 和 NE 的水平，与氟西汀相比，京尼平的治疗效果更佳。肠道微生物群可影响神经系统，导致抑郁的发生，张雯等通过 Human Phenotype Ontology 数据库搜索并筛选出抑郁症与肠道功能紊乱的共同靶点有近 100 个，与抑郁症相关的细菌有很多种，其中双歧杆菌、干酪乳杆菌和希腊乳杆菌等细菌具有明显的抗抑郁作用。有研究表明越鞠丸促进肠道菌群中双歧杆菌科、乳杆菌科和毛螺菌科等细菌的生长。

本方五味药中，苍术善行，能径入诸经，疏泄阳明之湿，泻水开郁，苍术中的苍术酮可稳定降低血压且停药后血压稳定期较西药更长。川芎为开郁宽胸之药，直达三焦，善通阴阳气血，升气以散郁，川芎所含的川芎嗪可以扩张血管、降低外周阻力从而降低舒张压。香附味苦而甘，专解气郁气痛，为解郁圣药，可入肝脾二经，降气以推陈，香附既可改善"血瘀"的血小板聚集情况，又可调节中枢系统改善焦虑抑郁状态。栀子为苦寒之品，入心、肺、三焦经，清热利湿，泻火除烦，既可宣发火郁之邪，又善除躁郁之神不安。现代药理研究表明，栀子可降血压并改善高血压引起的肾损伤，且栀子可上调抑郁动物海马区神经递质水平以达抗抑郁的效果。神曲中含有酵母菌、消化酶以及多种维生素，可以调节肠道菌群、增加人体有益菌，通过调节肠道菌群降低高血压和焦虑抑郁相关危险因素。

逍遥散（附：丹栀逍遥散）

【出处】《太平惠民和剂局方》

【组成与用法】柴胡 9g、当归 9g、白芍 9g、白术 9g、茯苓 9g、生姜 3 片、薄荷 6g、炙甘草 6g，（加丹皮 6g、栀子 6g 为丹栀逍遥散）。上药水煎服，日服 2 次。

【功效】疏肝解郁，养血健脾。

【方解】柴胡苦平，疏肝解郁，使肝郁得以调达，为君药；当归甘辛苦温，养血和血，且其味辛散，乃血中之气药，白芍酸苦微寒，养血敛阴，柔肝缓急，归、芍与柴胡同用，补肝体而助肝用，使血和则肝和，血充则肝柔，共为臣药；木郁则土衰，肝病易传脾，故以白术、茯苓、甘草健脾益气，非但实土以御木乘，且使营血生化有源，共为佐药；加薄荷少许，透达肝经郁热，烧生姜降逆和中，且能辛散达郁，全方气血兼顾，肝脾同调，为调肝养血健脾之名方。

【应用】常用于治疗慢性肝炎、肝硬化、胆石症、胃及十二指肠溃疡、慢性胃炎、胃肠神经官能症、经前期紧张症等属于肝郁血虚脾弱者。

【宜忌】阴虚阳亢者慎用。

【现代药理研究】

在治疗肝郁脾虚型抑郁症方面，逍遥散通过调节 5– 羟色胺（5-HT），去甲肾上腺素（NE）等神经递质浓度、上调脑源性神经营养因子（BDNF）功能表达、通过调控下丘脑—垂体—肾上腺（HPA）轴功能失衡，显著降低皮质醇（CORT），促肾上腺皮质激素（ACTH）含量，显著增加促肾上腺皮质激素释放激素（CRH）的含量，对 HPA 轴的改变有显著的调节作用，且逍遥散对下丘脑、皮层 CRH 基因的表达具有双向调节作用以治疗肝郁脾虚型抑郁症、此外还通过改善肠道微生态及胃肠道功能、调控内源性代谢物水平等途径发挥治疗肝郁脾虚型抑郁症的作用。

对于冠心病的治疗，方中柴胡含有柴胡皂苷，它对于生物膜有直接的保护作用，可保护血管内膜，抗动脉粥样硬化。当归里含有阿魏酸和藁本内酯，有抗血小板、抗血栓和抗动脉粥样硬化的作用，使心肌毛细血管开放增多，增加心肌血液供应，对心肌缺血有明显的保护作用，其可通过调整前列环素与血栓烷的比值来抗血小板聚集以及抑制血管平滑细胞增殖来抗动脉粥样硬化。白芍能扩张冠状动脉，使冠脉血流量增加，并能显著增加心肌营养性血流，抑制血小板的聚集，清除氧自由基。茯苓中含有茯苓多糖，研究表明其可增强巨噬细胞的吞噬功能进而提高免疫力。黄芪里含有黄芪多糖以及多种生物碱，其能够保护心肌细胞和减少缺血再灌注损伤。甘草经现代药理学研究认为其对消化、内分泌、心血管、呼吸各个系统均有一定的药理作用。

现代药理研究表明，逍遥散全方能够调节中枢神经、内分泌、免疫、机体激素水平及血液微循环，降低 IL-1、IL-6、环氧酶 –2、前列腺素 E2 等炎性细胞因子水平，有较好的镇静和抗焦虑的功效，从而对双心疾病的治疗发挥重要作用。其组方中的有效成分能降低心脏耗氧量，对抗血小板聚集和抑制血栓形成，通过多个靶点和途径发挥抗动脉粥样硬化的作用，诸药合用，心肝脾同调，气血神兼顾。

双心疾病患者常因情志不畅导致心血管疾病与心理疾病并存。于睿教授通过辨证施治，为患者开具逍遥散加减方，旨在疏肝解郁、调和气血。经过治疗，患者不仅心脏功能得到改善，心理焦虑、抑郁症状也明显缓解。可见逍遥散在治疗双心疾病中展现了独特的优势，体现了中医身心并治的理念。

天麻钩藤饮

【出处】《中医内科杂病证治新义》。

【组成与用法】天麻 9g、钩藤 12g、生决明 18g、山栀 9g、黄芩 9g、川牛膝 12g、杜仲 9g、益母草 9g、桑寄生 9g、夜交藤 9g、朱茯神 9g。水煎服，日服 2 次。

【功效】平肝熄风，清热活血，补益肝肾。

【方解】方中天麻、钩藤、石决明平肝熄风；山栀，黄芩清肝泻火；杜仲、桑寄生补益肝肾；夜交藤、朱茯神养心安神；益母草活血利水；川牛膝活血通络，引血下行。诸药合用，共成清热平肝，潜阳熄风之效。

【应用】临床常用于治疗高血压病、急性脑血管病、内耳性眩晕等属于肝阳上亢，肝风上扰者。

【宜忌】津液衰少、血虚、阴虚者等慎用。

【现代药理研究】

现代研究揭示了血管紧张素Ⅱ（AngⅡ）在高血压血管衰老中的核心作用。AngⅡ能提升 ROS 水平，削弱抗氧化能力，并通过调控 p53/p21 通路加速血管衰老。然而，天麻钩藤饮的介入显著改变了这一趋势。它明显提升了原发性高血压大鼠细胞自噬小体的数量，可能是通过增加 ATG5 的 mRNA 和蛋白表达，同时降低 p62 的 mRNA 和蛋白表达，进而增强了细胞自噬小体和自噬流，有效促进了细胞的自我保护机制，维持了血管稳态，从而有效延缓了血管衰老的进程。

方中天麻的化学成分可通过促进一氧化氮生成，发挥一定的降血压作用，还能够通过刺激血管来治疗缺血性心血管疾病和动脉粥样硬化，如天麻中酸性多糖与天麻素、酚类化合物在改善脂代谢及抗凝血、抗血小板聚集方面均有较好的作用。钩藤中所含化学成分种类丰富，其中以生物碱类为主要活性成分。相关研究证实，钩藤生物碱主要作用于心血管系统和中枢神经系统，钩藤碱主要表现在抑制心室重构、抗心律失常、抑制 AngⅡ诱导的心肌细胞肥大等方面，且呈现出剂量相关性的特点，钩藤碱能降低血浆 AngⅡ的含量，缓解心肌组织的病理损伤及胶原纤维沉积，下调转化生长因子－β1（transforming growth factor-β1，TGF-β1）及其下游介质 Smad3 的表达，从而减轻心肌纤维化，抑制心室重构，最终达到降压目的。夜交藤的有效成分夜交藤皂苷可提高中枢神经系统去甲肾上腺素水平，同时抑制脑内多巴胺的释放，从而抑制中枢神经，进而达到镇静催眠的功效。

在一项针对天麻钩藤饮加减治疗的临床观察中，在 HAMA 和 HAMD 评定量表的评估方面，观察组的表现明显优于常规西药组。这一结果有力证明了天麻钩藤饮加减治疗对于肝阳上亢型高血压合并焦虑抑郁患者具有显著疗效。它不仅能够有效控制患者的血压，还能有效缓解他们的焦虑抑郁状态。整体而言，天麻钩藤饮加减治疗在这类患者中展现出了卓越的临床效果。

于睿教授常运用天麻钩藤饮治疗高血压合并心理疾病，天麻钩藤饮能平肝息风、清热活血，对于高血压合并焦虑、失眠等心理症状的患者尤为适用，通过精准辨证施治，患者血压稳定下降，同时心理症状显著改善，情绪平稳，睡眠质量提高。天麻钩藤饮的运用，体现了中医在治疗高血压合并心理疾病方面的独特优势。

龙胆泻肝汤

【出处】《医方集解》

【组成与用法】龙胆草 6g、栀子 9g、黄芩 9g、木通 6g、泽泻 12g、车前子、柴胡 6g、甘草 6g、当归 3g、生地黄 9g。水煎服，亦可制成丸剂，每服 6~9g，日服 2 次，温开水送下。

【功效】清泻肝胆实火，清利肝经湿热。

【方解】方中龙胆草大苦大寒，既能清利肝胆实火，又能清利肝经湿热，故为君药。栀子、黄芩苦寒泻火，燥湿清热，共为臣药。木通、泽泻、车前子渗湿泄热，导热下行；实火所伤，损伤阴血，当归、生地黄养血滋阴，邪去而不伤阴血；共为佐药。柴胡舒畅肝经之气，引诸药归肝经；甘草调和诸药，共为佐使药。

【应用】临床上多用于治疗高血压、顽固性偏头痛、结膜炎、急性肾盂肾炎、急性胆囊炎、膀胱炎、外阴炎、急性盆腔炎、尿道炎、睾丸炎等属于肝经实火及湿热下注者。

【宜忌】脾胃虚寒和阴虚阳亢者慎用。

【现代药理研究】

方中龙胆草在心血管疾病领域展现出显著的药理作用。其丰富的黄酮类化合物能够降低血脂，减少血栓形成，有效预防动脉硬化等心血管疾病，为心脏健康筑起坚实防线。同时，龙胆草中的活性成分还能减少心绞痛发作次数，改善心肌供血不足，为心血管疾病患者带来福音。黄芩，作为一味历史悠久的中药材，其内含的黄芩苷、黄芩素等活性成分，对生物体的调节作用尤为显著。这些成分能够直接干预线粒体的凋亡途径，进而对活化的 B 细胞、T 细胞产生促进凋亡的效果。这一特性正是黄芩在抗炎、解痉清热等方面发挥关键作用的基础。在黄芩的众多化学成分中，黄芩素和总黄酮等更是对心脑血管系统具有显著的保护作用。黄芩素能够稳定心脏心肌细胞的功能，有效抵御病理机制的侵害，对于细胞缺血的改善具有独特的优势，现代研究进一步揭示了黄芩素的独特作用。它能够有效抑制炎性递质如前列腺素 E2（PGE2）和 NO 的生成，进而改善环氧化物酶 –2（COX-2）蛋白的表达水平。值得一提的是，黄芩素的抗炎效果与其药物浓度成正比，浓度越高，抗炎效果越为显著。而总黄酮则能够在短时间内修复血管堵塞，实现血管再通，进而提升大微血管循环的再通量。这一过程不仅有助于恢复患者血脑脊液的正常屏障功能，还为脑水肿、神经损伤等病变的修复与预防提供了坚实的支持。

此外，黄酮类物质通过直接作用于机体血管，保护血液循环及神经功能，预防脑脊液屏障、海马区微血管等神经功能关键区域的受损。它们还具备增强免疫功能、抗肿瘤、抗器官纤维化等多重作用。而方中栀子的重要成分栀子苷，则能够显著提升胰岛细胞的抗氧化能力和抗炎症损伤能力，从而发挥降血糖、降血脂的功效。在临床应用中，张华等人将龙胆泻肝汤加减运用于肝郁化火型失眠症患者的治疗中，取得了显著的疗效。该疗法不仅有效改善了患者的睡眠质量，还有助于调节单胺类神经递质和血清肿瘤坏死因子 –α（TNF-α）水平，进一步提高了降压效果。

于睿教授曾有一位中年男性患者，因长期工作压力大，导致肝火旺盛，出现头晕、目赤、口苦等症状，严重影响工作和生活。于睿教授为他开具了龙胆泻肝汤，并结合情绪疏导，经过一个疗程的治疗，他的头晕症状明显减轻，目赤口苦也得到改善，情绪也稳定了许多。这充分展示了龙胆泻肝汤在治疗肝火旺盛所致疾病方面的独特疗效。

柴胡疏肝散

【出处】《医学统旨》。

【组成与用法】陈皮（醋炒）、柴胡各 6g，川芎、香附、枳壳（麸炒）、芍药各 5g，甘草炙 3g。水煎服，日服 2 次。

【功效】疏肝解郁，行气止痛。

【方解】于睿教授门诊常见因肝气郁滞而致胸闷、善太息、情志抑郁、易怒等症，因此于睿教授运用此方重用柴胡为君药，疏肝解郁；香附理气疏肝，以助君药；川芎行气活血而止痛，助柴胡以解肝经之郁滞，二者共为臣药；陈皮、枳壳理气行滞；芍药、甘草养血柔肝，缓急止痛，为佐。甘草兼调和诸药，为使。

【应用】常用于心系疾病、心系疾病合并情志病、肝胆系疾病、脾胃系疾病、神经系统疾病、内分泌系统疾病、妇科等疾病，如冠状动脉粥样硬化性心脏病、高血压合并焦虑状态、原发性肝癌、肝硬化、慢性胃炎、消化性溃疡、卒中后抑郁、甲亢、乳腺癌等。于睿教授善用此方治疗胸闷、抑郁、急躁易怒、嗳气因肝气郁滞于胸中而致病的患者。

【宜忌】本方辛燥，易耗气伤阴，不宜久服；孕妇慎用。

【现代药理研究】

临床研究结果表明，在冠心病心绞痛患者中，除了常规使用尼可地尔和瑞舒伐他汀外，辅以柴胡疏肝散的加减方治疗，能够发挥较好的协同作用。这种治疗方案能够改善患者体内的炎症因子水平，如 C 反应蛋白（CRP）、白细胞介素 –8（IL-8）和肿瘤坏死因子 –α（TNF-α），同时降低血液流变学的相关指标，如纤维蛋白原、血细胞聚集指数和血细胞黏滞度，从而有助于患者病情的恢复。对于高血压患者，如果同时存在焦虑症状，在服用苯磺酸氨氯地平片和氟哌噻唑美利曲辛片的基础上，配合柴胡疏肝散的加减方治疗，不仅可以有效控制血压，还能缓解焦虑情绪，其临床疗效优于单纯使用降压药的治疗效果。

有研究表明，炎症反应是冠心病与抑郁症共同的重要发病机制之一。而 IL-1β、IL-6、TNF 均是生物体内重要的炎症因子。柴胡疏肝散所含中药的有效活性成分多为黄酮类，其中槲皮素具有显著的抗炎和抗氧化功能，能够降低细胞内的 IL-6、TNF-α 和 IL-1β 水平，还可以抑制下丘脑—垂体—肾上腺皮质轴对应激的应答反应来发挥抗抑郁作用，而山柰酚作为另一种成分，通过抑制炎症因子如 IL-1β 的表达，促进海马区域的神经再生，减少由炎症引起的心肌损伤，并发挥抗抑郁的作用；其还能抑制 B 细胞淋巴瘤 –2 相关蛋白 X 诱导的线粒体细胞色素 C 的释放，降低含半胱氨酸的天冬氨酸蛋白水解酶（Caspase）的表达水平，进一步抑制细胞凋亡和 DNA 降解的过程，进而延缓心肌细胞及海马神经元细胞的凋亡，实现对心肌的保护和抑郁症状的改善。

方中柴胡归肝胆经，可条达肝气而疏郁结，其主要提取物或分离成分柴胡皂苷，可通过刺激合成和分泌肾上腺、糖皮质激素，增加毛细血管的通透性，抑制炎症介质释放，在炎症早期或后期发挥抗炎作用。柴胡皂苷类还可通过提高 5– 羟色胺（5-HT）的含量，来调节负性情绪。陈皮味辛苦，性温，入肺脾二经，以理气燥湿为长，与柴胡配伍可增强疏肝理气的作用。陈皮中的黄酮类化合物，特别是橙皮苷，已被证实具有降低血脂、改善血流动力学和延缓动脉粥样硬化进程的作用。此外，陈皮素等成分还具有抗血小板聚集的功能，有助于减少血栓形成的风险，对预防心脑血管疾病具有积极影响。芍药酸敛肝阴，配伍柴胡，即柔肝与疏肝相配，避免味辛之药耗伤气血，芍药苷能够调节大脑皮质、海马组织中谷氨酸及其受体的表达，从而发挥其抗抑郁的作用。枳壳味辛、苦、酸，归脾胃经，具有破"至高之气"的效果，与柴胡配伍，二者一升一降，调畅气机。橙皮素作为枳壳的化学成分之一，具有激活 Sirt1/Nrf2 通路，发挥抗氧化、抗炎等作用，保护心肌缺血中的受损细胞。枳壳还可以通过单胺作用来达到抗焦虑抑郁作用。川芎味辛性温，《本草汇言》说其上可达头目、中可开郁结，旁可通脉络，下可调经水，可通达一身之气血，被称为"血中之气药"，川芎素 A 可以保护血管内皮功能，减轻缺血再灌注损伤。川芎挥发油可以增加多巴胺及去甲肾上腺素在脑内组织的含量，达到抗焦虑抑郁作用。炙甘草性平，协调诸药，《神农本草经》曰："解百毒、协诸药"，甘草总黄酮通过抑制炎性细胞因子的基因表达，从而发挥抗抑郁作用；甘草次酸还可减少心肌细胞的凋亡，延缓疾病的进程，用于冠心病的防治。

羚角钩藤汤

【出处】《通俗伤寒论》

【组成与用法】羚角片 4.5g、霜桑叶 6g、京川贝 12g、鲜生地 15g、双钩藤 9g、滁菊花 9g、茯神木 9g、生白芍 9g、生甘草 3g、淡竹茹 15g。用鲜淡竹茹 15 克与羚羊角先煎代水，煎上药，日服 2 次。

【功效】凉肝熄风，增液舒筋。

【方解】方中羚羊角咸寒入肝，清热凉肝息风；钩藤甘寒入肝，清热平肝，息风解痉。两者合用，相得益彰，清热凉肝、息风止痉之功益著，共为君药。桑叶、菊花辛凉疏泄，清热平肝，助君凉肝息风之效，用为臣药。热极动风，风火相煽，最易耗阴劫液，故用鲜生地凉血滋阴，白芍养阴柔肝，二者与辛疏之桑叶、菊花相伍，亦寓适肝体阴用阳之法，又白芍合甘草，酸甘化阴，养阴增液，舒筋缓急，与君药相配，标本兼顾，可增强息风解痉之效；邪热亢盛，每易灼津成痰，故用川贝母、鲜竹茹以清热化痰；热扰心神，以茯神木平肝宁心安神，俱为佐药。甘草兼和诸药，为使。诸药相配，共奏凉肝息风、增液舒筋之功。

【应用】临床主要用于治疗中风、视网膜病变、高热痉厥、子痫、乙型脑炎、支气管肺炎、偏头痛、高血压病引起的头痛、眩晕、抽搐等属肝经热盛者。

【宜忌】热病后期，阴虚风动，而病属虚风者，不宜应用。

【现代药理研究】

多研究证实羚角钩藤汤在高血压的治疗中发挥着显著作用，也证实羚角钩藤汤具有改善高血压急性脑出血和意识障碍患者的昏迷状态、促进患者认知功能和神经功能恢复的临床作用。现代药理研究表明，羚角钩藤汤中羚羊角可降低血浆 ET-1、AT-Ⅱ水平，改善血管内皮细胞功能，增加 NO 含量，使血管收缩因子与血管舒张因子之间的协调趋于平衡改善血管内皮细胞功能，从而具有较强的降压作用；钩藤提取物对乙酰胆碱诱导的内皮依赖性血管松弛有增强趋势，故而对高血压可能有血管保护作用，从钩藤中提取的异钩藤碱、钩藤碱、钩藤总碱及非生物碱均有降压作用；桑叶的提取物对动脉粥样硬化有抑制作用；菊花含黄酮，有显著的清除人体自由基、抗老化、调脂、降血压等药理功能；白芍、地黄均能抑制 Ang II 受体；甘草所含甘草次酸有拮抗 AT1 受体的作用。一项 meta 分析也验证了羚角钩藤汤加减联合常规降压药物在总有效率，降低收缩压、舒张压方面优于单纯使用相应的常规降压药物。

双心疾病患者往往伴有心火旺盛、肝风内动的症状。于睿教授根据患者的具体病情，采用羚角钩藤汤清热平肝、息风解痉。经过精心治疗，患者的心脏功能和心理状态均得到明显改善，心悸、烦躁等症状明显减轻。羚角钩藤汤在双心疾病的治疗中展现出独特的优势，值得进一步研究和应用。

镇肝熄风汤

【出处】《医学衷中参西录》

【组成与用法】怀牛膝 30g、生赭石 30g、生龙骨 15g、生牡蛎 15g、生龟板 15g、生杭芍 15g、玄参 15g、天冬 15g、川楝子 6g、生麦芽 6g、茵陈 6g、甘草 4.5g，水煎服，日服 2 次。

【功效】镇肝息风，滋阴潜阳。

【方解】方中怀牛膝归肝肾经，入血分，性善下行，故重用以引血下行，并有补益肝肾之效为君。代赭石之质重沉降，镇肝降逆，合怀牛膝以引气血下行，急治其标；龙骨、牡蛎、龟板、杭芍益阴潜阳，镇肝熄风，共为臣药。玄参、天冬下走肾经，滋阴清热，合龟板、白芍滋水以涵木，滋阴以柔肝；肝为刚脏，性喜条达而恶抑郁，过用重镇之品，势必影响其条达之性，故又以茵陈、川楝子、生麦芽清泄肝热，疏肝理气，以遂其性，以上俱为佐药。甘草调和诸药，合生麦芽能和胃安中，以防金石、介类药物碍胃为使。

【应用】临床主要用于治疗高血压、脑血管病、围绝经期综合征、帕金森病、小儿抽动秽语综合征，也可用于治疗慢性胃炎、顽固性失眠、肾炎、舞蹈病、面肌痉挛、哮喘等病症。

【宜忌】属气虚血瘀之风不宜使用。

【现代药理研究】

镇肝熄风汤以其卓越的镇肝熄风、滋阴潜阳之功效，在现代医学领域展现出了对高血压治疗的显著疗效。其治疗机制深入而全面，涉及多条生物学途径，为原发性高血压病患者带来了福音。在高血压的治疗过程中，镇肝熄风汤展现了其独特的优势。它通过调节胃肠激素的分泌，如促胰液素、生长抑素、酪酪肽、胆囊收缩素等，达到降低血压的目的。这一机制不仅体现了中医药治疗疾病的整体观念，也展示了其深入细胞层面的治疗能力。

镇肝熄风汤还能显著改善血管内皮功能，改善血管重构，为高血压患者带来长期的益处。同时，它还能够阻断 RAAS 系统（肾素—血管紧张素—醛固酮系统）的过度激活，这是高血压发生发展的重要机制之一。此外，镇肝熄风汤还能调控血脂水平，抑制交感神经的过度活动，进一步降低血压。更为值得一提的是，镇肝熄风汤在维护肠道黏膜屏障完整性方面发挥了重要作用。它通过影响肠黏膜紧密连接蛋白 Occludin 和 ZO-1 的表达，减少了 D- 乳酸、二胺氧化酶等炎症因子进入体循环，从而减轻了心血管系统的再次损伤。

在胰岛素抵抗和细胞膜离子通道方面，镇肝熄风汤同样展现出了其治疗效果。它通过改善胰岛素抵抗，降低血糖水平，减轻高血压患者的代谢负担。同时，它还能干预细胞膜离子通道的功能，调节细胞内外的离子平衡，从而减轻高血压对心血管系统的损害。

此外，镇肝熄风汤还通过增加与 5-HT 代谢相关、降低与肠道炎症相关致病菌相对丰度，直接或间接地影响了血压水平。这一发现为我们理解高血压的发病机制提供了新的视角，也为我们治疗高血压提供了新的思路。

于睿教授运用镇肝熄风汤治疗高血压合并心理疾病，取得了显著成效。镇肝熄风汤能够平肝潜阳、镇肝熄风，对于高血压合并焦虑、烦躁等心理症状的患者尤为适用。经过精心治疗，患者血压得到良好控制，同时心理症状也明显改善，情绪稳定，睡眠质量提高。这一经验证明了中医在治疗高血压合并心理疾病方面的独特优势和显著疗效。

二、化瘀类

消瘰丸

【出处】《医学心悟》

【组成与用法】元参（蒸）120g，牡蛎（煅，醋研）120g，贝母（去心，蒸）120g。共为末，炼蜜为丸，每服 9g，日二服。

【功效】清热化痰，软坚散结。

【方解】方中君药以贝母苦、寒，能清心肺之热、化痰散结消瘰，为治痰火瘰病之要药；辅以元参咸、寒、质润，既清肺、胃、肾之热以泻火解毒，又可软坚散结，更能滋养阴液；牡蛎咸、微寒，归肝、肾经，可化痰软坚以散结，经过煅制醋淬加强了入肝经和软坚散结的作用。元参与煅牡蛎二药共为臣药。方中三药合用，软坚散结治其标、养阴清热治其本，标本同治能使热清痰化、阴虚得养、瘰病自消。

【应用】常用于甲状腺病变如甲状腺功能亢进、亚急性甲状腺炎、良性甲状腺结节、甲状腺肿瘤；乳腺疾病如陈旧性宫外孕术后包块等；妇科疾病如乳腺增生症等；儿科疾病如小儿腺样体肥大等；五官科疾病如视网膜静脉阻塞等；其他如淋巴结肿大等。于睿教授临床上常用此方加减化裁治疗甲状腺结节并发胸痛伴急躁易怒、寐差之双心疾病。

【宜忌】阴疽流注者不宜。

【现代药理研究】

消瘰丸临床上广泛用于甲状腺病变，包括甲状腺疾病伴随的情志异常与心血管系统疾病。在一项消瘰丸联合黄连温胆汤加减治疗甲亢性心脏病的临床研究中发现，上述两方联合可以有效缓解甲亢性心脏病的临床症状如：烦躁易怒、心悸不宁、少寐多梦、恶热多汗、口干口苦等。基于网络药理学，消瘰丸可以影响碱性成纤维细胞生长因子、VEGF、胰岛素样生长因子 -1 和 5- 羟色胺水平。

甲状腺疾病继发心血管疾病其发生机制主要为过量的甲状腺激素入血后到达心脏，使心肌代谢加快耗氧量增加，同时使心肌对儿茶酚胺类物质敏感性增强，最终表现为心脏负荷增加，达到极限后失代偿导致心力衰竭。消瘰丸中以浙贝母为君药，浙贝母中含有生物碱、多糖和总皂苷等有效成分，其中生物碱包含贝母甲素、贝母乙素、贝母辛、浙贝宁、浙贝酮等多种成分，其中的浙贝母甲素、浙贝母乙素对肿瘤细胞的耐药性起逆转作用，能和其他抗肿瘤药物起协同作用，为肿瘤的治疗提供了有效途径，是浙贝母中的抗肿瘤的主要成分。研究表明浙贝母可以显著降低甲状腺激素水平，降低基础代谢率，减少因甲状腺激素异常而耗氧量增加的心肌代谢。

元参、牡蛎共为臣药：牡蛎软坚散结，助贝母清消痰热郁结；元参亦能软坚散结清热养阴，助贝母、牡蛎消痰核瘰疬。基础实验发现玄参的提取物对甲亢大鼠体内 14 个潜在生物标志物存在显著逆转作用，这些生物标志物在玄参提取物的作用下表达逐渐恢复正常水平，防止优甲乐药物可能引发的脂代谢紊乱，并减少模型大鼠发生脂肪肝的风险。牡蛎显著抑制大鼠甲状腺滤泡上皮细胞增生，可改善滤泡形态和大小、纠正三碘甲状腺原氨酸和 T4 水平异常。三药联用有效治疗甲状腺疾病，改善因甲功异常所致的双心疾病。

鳖甲煎丸

【出处】《金匮要略》

【组成与用法】鳖甲（炙）90g，乌扇（烧）22.5g，黄芩 22.5g，柴胡 45g，鼠妇（熬）22.5g，干姜 22.5g，大黄 22.5g，芍药 37g，桂枝 22.5g，葶苈（熬）7.5g，石韦（去毛）22.5g，厚朴 22.5g，牡丹皮（去心）37g，瞿麦 15g，紫葳

22.5g，半夏 7.5g，人参 7.5g，䗪虫（熬）37g，阿胶（炙）22.5g，蜂窠（炙）30g，赤硝 90g，蜣螂（熬）45g，桃仁 15g。

上二十三味，为末，取煅灶下灰一斗，清酒一斛五斗，浸灰，候酒尽一半，着鳖甲于中，煮令泛烂如胶漆，绞取汁，内诸药，煎为丸，如梧桐子大。空心服七丸，日 3 服次。

【功效】消癥扶正，化瘀祛痰。

【方解】方以鳖甲为君者，以鳖甲守神入里，专入肝经血分，能消。用活血药桃仁、牡丹皮、芍药、凌霄花、硝石、大黄、鼠妇、土鳖虫、蜂房、蜣螂和利湿药葶苈子、石韦、瞿麦辅助君药消癥去积，促进机体的恢复。柴胡、桂枝、干姜、半夏、厚朴、黄芩祛风邪、清热散寒，疏解病邪在半表半里之气机，使气血畅通，痰消瘀除。疟疾日久必耗伤气血，故用人参、阿胶益气养血，扶助人体正气。清酒引经入血分起活血作用诸药合用，组方合理，能够达到活血化瘀，软坚散结的作用。

【应用】于睿教授在临床应用时，活用古方，多用于治疗动脉粥样硬化血管疾病、肝病（肝纤维化、肝硬化、非酒精性脂肪肝、肝癌）、各类肿瘤（子宫肌瘤、卵巢囊肿）、乳腺增生、甲状腺调节、免疫调节等疾病治疗。

【宜忌】孕妇忌服。

【现代药理研究】

现代研究表明鳖甲煎丸可能通过多种途径抑制肝纤维化，鳖甲煎丸对血管紧张素 II（angiotensin II，Ang II）诱生的活性氧簇（reactive oxygen species，ROS）诱导下肝星状细胞（HSC）中 PKC-Pyk2/SRC 通路的影响，结果显示鳖甲煎丸高、中、低剂量组均能显著抑制 HSC-LX2 细胞增殖，高、中剂量组还能减少 ROS 生成，显著抑制 PKC、Pyk2、SRC 蛋白表达。探讨鳖甲煎丸通过改变大鼠肝癌癌前病变血管生成和微环境的抗癌机制，结果显示鳖甲煎丸能抑制 DEN 诱导大鼠肝癌的发生、发展，且 TGF-β1、基质金属蛋白酶 2（MMP2）、超氧化物歧化酶（SOD）、环氧化物酶 2（COX-2）、血管内皮生长因子（VEGF）的表达水平及微血管密度（MVD）均显著降低，表明鳖甲煎丸可能通过改善肝癌细胞微环境，抑制肝脏微血管生成以达到抑制肿瘤发生、发展作用。据研究显示蜣螂水提取物能显著延长大鼠耐热时长，减少扭体次数，并有效降低了胸膜炎大鼠胸腔渗出液中蛋白含量、血清中前列腺素 E2（PGE2）与 TNF-α 含量，表明蜣螂水提取物具有明显的镇痛抗炎作用。药理研究显示鳖甲提取物对 TGF-β 诱导的大鼠肝星状细胞活化的影响，结果显示高浓度鳖甲提取物显著上调 α-平滑肌肌动蛋白（α-SMA）以及基质金属蛋白酶组织抑制因子 1（TIMP-1）mRNA 的表达，下调 MMP-2 mRNA 的表达，表明其能抑制大鼠肝星状细胞的活化增殖，减少细胞外基质生成并促进其降解，从而发挥抗肝纤维化作用。

血府逐瘀汤

【出处】《医林改错》

【组成与用法】桃仁 12g、红花 9g、当归 9g、生地 9g、川芎 4.5g、赤芍 6g、牛膝 9g、桔梗 4.5g、柴胡 3g、枳壳 6g、甘草 6g。水煎服，日服 2 次。

【功效】活血行气，化瘀止痛。

【方解】本方由桃红四物汤与四逆散为主方化裁而成。于睿教授多用此方加减治疗心系疾病合并情志病的治疗，可用于治疗冠心病、高血脂等心血管疾病，瘀血内生，结于胸中，经气不利，则胸痛，方中桃仁破血行滞而润燥，红花活血化瘀以止痛，共为君药。川芎、赤芍助君药活血化瘀；牛膝长于祛瘀通脉，引血下行，共为臣药。血瘀脉络，气滞不通，则痛如针刺，疼痛位置固定不移。当归养血活血，祛瘀生新；生地凉血且除瘀热，合当归养血润燥，使祛瘀不伤正；方中包含四逆散，气机通畅则情志舒展。枳壳疏畅胸中气，配伍桔梗宣肺利气，一升一降，开胸行气，使气行血行；柴胡疏肝理气，为佐药，故也用于治疗情志疾病。甘草调和诸药，为使药。本方活血祛瘀药、行气药、养血药合用，活血而又行气，祛瘀而又生新。

【应用】于睿教授辨证加减可治疗病机以气机失调、血瘀为主的"双心疾病"。还可用于心血管疾病（冠心病、心绞痛、高血压、肺源性心脏病、风湿性心脏病）、情志类疾病（焦虑症、抑郁症）、脑部疾病（偏头痛、头麻痹震颤、脑囊虫、脑积水、脑动脉硬化、眩晕、颅脑损伤、脑外伤后遗症、脑水肿、脑血管病）、神经类疾病（精神分裂症、三叉神经痛、神经衰弱综合征、癫痫）、胃肠道疾病（慢性胃炎、慢性肠炎、胃肠功能紊乱）、代谢综合征、痛经、无脉症、血栓性静脉炎等血瘀气滞者等。

【宜忌】本方含有活血化瘀药，因此孕妇禁用。

【现代药理研究】

现代学者研究血府逐瘀汤生物学机制，通过对本方有效成分的研究，发现该方具有抑制血小板凝集的作用，主要应用肝病、心脑血管疾病及痛经等疾病。血府逐瘀汤化学成分包括生物碱类、黄酮类、有机酸类、皂苷类、酚类等。有研究基于中药成分数据库筛选出血府逐瘀汤的 210 余个化学成分，与具有活血功效的关键靶点进行分子对接，最终判定血府逐瘀汤发挥活血功效的潜在有效成分群包括川芎嗪、毛蕊花糖苷、柚皮苷、橙皮苷、甘草苷、新橙皮苷、羟基红花黄色素 A，阿魏酸、梓醇、甘草酸等，并将这些成分来源的中药川芎、地黄、枳壳、甘草及红花进行抗血小板聚集活性验证，发现其可显著抑制二磷酸腺苷（adenosine diphosphate，ADP）诱导的血小板聚集。

血府逐瘀汤可改善缺血心肌的代谢抑制障碍，提高心肌缺血缺氧的耐受性，减少心肌耗氧量，扩张血管，增加冠脉流量，使心肌缺血得到改善。血府逐瘀汤加减治疗气虚血瘀型脑梗死患者安全有效，可改善神经功能、凝血功能，有效调节血脂水平。血府逐瘀汤可以显著降低高血压脑出血患者血清肿瘤坏死因子 – α（TNF- α）、白细胞介素 –1β（IL-1β）等炎症因子水平，改善神经功能缺损程度，有效减轻气滞血瘀型原发性肝癌患者的癌痛程度，改善气滞血瘀证相应的中医症状，以及患者生存质量和预后情况。血府逐瘀汤加减治疗肾病综合征高凝血症，可有效改善患者血液高凝状态，改善肾功能等。

补阳还五汤

【出处】《医林改错》

【组成与用法】生黄芪 120g（于睿教授临证常用量 30g），当归尾 6g，赤芍 4.5g，地龙（去土）3g，川芎 3g，红花 3g，桃仁 3g。水煎服，日服 2 次。

【功效】补气活血通络。

【方解】本方证治正气亏虚，气虚血滞，脉络瘀阻所致。方中重用生黄芪，补益元气，意在气旺则血行，瘀去络通，为君药。于睿教授在此方中重用黄芪，一则补气之力大增，气行则血行；二则气机通畅，百病不生。当归尾活血通络而不伤血，为臣药。正如《灵枢·刺节真邪第七十五》所言："虚邪偏客于身半，其入深，内居营卫，营卫稍衰，则真气去，邪气独留，发为偏枯"，对于心系疾病同时伴有情志异常的"双心疾病"，于睿教授在临证之时将赤芍、川芎、桃仁、红花协同当归尾以活血祛瘀；地龙通经活络，力专善走，周行全身，以行药力，俱为佐药。对患者久病兼虚或因西药攻伐太过的正虚邪恋之证候，于睿教授多用此方加减发挥扶正祛邪之功，标本兼顾，使气旺血行、瘀消络通。

【应用】临床常用于治疗心血管疾病系统的冠心病、高血压病、血栓闭塞性脉管炎等，精神系统的各种神经痛、神经衰弱、健忘、痴呆等，脑血管疾病脑梗死、脑血栓、脑出血、血管神经性头痛等；还可治疗偏瘫及其后遗症，如脑动脉硬化、小儿麻痹后遗症等，凡由气虚导致血瘀发为半身不遂而见上述症状者，运用本方较为贴切，如属血瘀实证需谨慎使用本方。

【宜忌】治疗中风后遗症之常用方。

【现代药理研究】

研究表明，补阳还五汤具有抗炎、降血脂、抑制血栓形成、保护血脑屏障、抗神经细胞凋亡、提高脑组织能量代谢等作用机制，对高血压、中风、动脉粥样硬化等脑血管疾病的治疗有显著的疗效。对于新生大鼠缺氧缺血性脑损伤，补阳还五汤可延迟大脑性能受损的时间，减少凋亡细胞和炎性细胞。补阳还五汤对血管痴呆大鼠的海马神经元发挥保护作用，参与突触的重建，促进血管痴呆大鼠的学习和记忆恢复。补阳还五汤中的化合物藁本内酯对脑缺血大鼠再灌注损伤具有神经保护作用，还可以减轻大鼠炎症反应；槲皮素可通过抑制炎症反应、抗细胞凋亡和抗血栓形成减轻脑卒中后的继发性损伤对神经元损害；阿魏酸具有抗血栓、抗氧化、抗炎、抗菌、免疫调节、抗动脉粥样硬化、抗肿瘤等药理作用。研究显示补阳还五汤可改善肾病综合征患者前列腺素 F1a、内皮素和降钙素等基因相关肽，还可以通过减少动脉血栓模型大鼠血液中血小板活化因子的含量来减少动脉血栓的形成，使血栓的干重和血栓干重与体重的比值降低。黄芪总皂苷通过抑制 BV2 细胞向 M1 型极化，减少 M1 型细胞数量，增加 M2 型细胞数量，并能抑制炎症相关信号通路 Toll 样受体 4（Toll-like receptor 4，TLR4）/ 核因子 kB（nuclear factor kappa-B，NF-KB）、从而减少炎症因子肿瘤坏死因子 – α（tumor necrosis factor- α，TNF- α）、白细胞介素 –1β（interleu-kn-1β，I-1β）的释放，减轻细胞的炎症反应发挥保护作用。

桂枝茯苓丸

【出处】《金匮要略》

【组成与用法】桂枝、茯苓、牡丹皮（去心）、桃仁（去皮尖，熬）、芍药各6g。上五味，末之，炼蜜为丸，每日食前服一丸（3g）；不知，加至三丸（9g）（现代用法：共为末，炼蜜为丸，每日服 3~5g；亦可作汤剂，水煎服，日服2 次）。

【功效】活血化瘀，缓消癥块。

【方解】方中桂枝辛甘而温，温通经脉，促血脉运行而散瘀，为君药；牡丹皮、桃仁活血化瘀、散结消癥，且牡丹皮能凉血以清郁热，共为臣药；芍药敛阴柔肝、缓急止痛，使破而不伤正，茯苓利水渗湿，以助消癥，健脾益气，以助扶正，共为佐药。炼蜜为丸，"丸者缓也"，取白蜜之甘缓，以缓和诸药破血之功，为使药。全方消补并行，寒温相宜，达缓消癥块之功。

【应用】于睿教授擅长从肝论治"双心疾病"，对于"双心疾病"同时伴有甲状腺结节、乳腺结节、子宫肌瘤等气滞痰凝之证，多用桂枝茯苓丸方加减。若结节较大者，方可采用消瘰丸（玄参、浙贝母、牡蛎），用之软坚散结。血瘀较重者，可加三棱、莪术破血消癥。临床还可用于心血管疾病（心力衰竭、冠心病、不稳定型心绞痛、窦性心动过缓、高血压等）、神经系统疾病（缺血性脑卒中、癫痫、卒中后遗症等）、消化系统疾病（慢性糜烂性胃炎、肝硬化、肝囊肿、脂肪肝、慢性肝炎等）、妇科疾病（子宫肌瘤、多囊卵巢综合征、慢性盆腔炎、宫颈癌、不孕症、卵巢囊肿、子宫内膜癌等）、皮肤科疾病（痤疮、带状疱后遗神经痛、过敏性紫癜、结节性红斑等）、外科疾病（慢性阑尾炎、术后肠粘连、粘连性不完全性肠梗阻、神经纤维瘤等）等。

【宜忌】脾胃虚寒者慎用

【现代药理研究】

药理研究表明，桂枝茯苓丸有多种作用。桂枝茯苓丸可以使大鼠血液中血管性假性血友病因子（vWF）、纤溶酶原激活物抑制物 -1（PAI-1）活性均显著降低，纤溶酶原激活物（t-PA）活性升高，可有效增加纤溶活性而发挥抗血栓作用。作为活血化瘀的基本方，药理研究显示桂枝茯苓丸可以降低血黏度，增加局部血流，这种作用有可能是通过扩张微血管管径、促进微血流、改善红细胞凝聚功能、改善红细胞凝聚亢进、降低纤维蛋白原浓度等多种环节来实现。有研究表明桂枝茯苓丸可使大鼠心肌血流动力学改变明显，左室收缩期平均压、左室内压力曲线最大上升和下降速率均显著降低；左心室舒张末期压力升高，同时还可以通过降低心肌细胞胞浆中 pkd1 蛋白的表达，抑制继发性高血压（SHR）大鼠的心肌纤维化，提高心肌顺应性，改善心室重塑。研究表明桂枝茯苓丸对大鼠肝纤维化的防治作用，结果发现桂枝茯苓丸可有效地防治大鼠纤维化，显著降低模型大鼠血清透明质酸含量，减轻肝脏胶原纤维增生程度。桂枝茯苓丸对缺血性脑损伤的治疗主要是对大脑缺血后再灌注产生抑制，并抑制 c-Fos 基因的表达，进一步阻断脑组织水肿的发生以及氨基酸兴奋造成的毒性损害，改善大脑缺血后的损伤。该方有抑制肿瘤生长、延长荷瘤小鼠生存期的作用，抑瘤率达 22.84%，生命延长率为 42.3%。桂枝茯苓丸可通过诱导肿瘤细胞凋亡及调控相关基因的表达、调节机体免疫及内分泌功能、抗炎等多种途径发挥抑制肿瘤的效果。

因此，桂枝茯苓丸具有扩张脑血管，修复脑损伤，改善微循环，抗凝，抑制自发性高血压，改善心室重构，调节机体免疫，抑制肿瘤转移，调节内分泌，抗炎，抑制前列腺增生等作用。

三、祛湿类

三仁汤

【出处】《温病条辩》

【用法】杏仁 15g，飞滑石 18g，白通草 6g，白蔻仁 6g，竹叶 6g，厚朴 6g，生薏苡仁 18g，半夏 15g。水煎服，日服 2 次。

【功效】宣畅气机，清利湿热。

【方解】方用"三仁"为君药，杏仁性苦味辛，普入肺经，宣上焦肺气，气化则湿化。白蔻仁芳香性苦味辛，行气化湿，宜畅中焦，升发脾气；薏苡仁味甘淡，溢湿健脾，疏畅下焦。杏仁宜上，白蔻仁畅中，薏苡仁渗下，三焦共调，臣以飞滑石、白通草，竹叶甘寒淡渗，清利下焦，合薏苡仁以引湿热下行。佐以半夏、厚朴辛开苦降，行气化湿，散满除痞，助白蔻仁以畅中和胃。三仁汤通过辛开、苦降、淡渗三法，实现了宣上、畅中、渗下三焦分消的配伍特点，气畅湿行，暑解热清，三焦通畅，诸症自除。

【应用】可用于治疗多种感染性疾病，如呼吸系统感染性疾病、胃炎、胃溃疡、尿路感染、冠心病、肾病、糖尿病及风湿免疫等属湿重于热者。于睿教授提倡从肝论治、从痰论治。临床中多以三仁汤为主，辅以枇杷叶、射干以清化湿热，宣痹通络；半夏、厚朴以行气散结，降逆化痰；白芷、防风；枳实、竹茹二者配伍，共奏理气开郁、清热化痰之功；茯苓、桂枝二者伍用，温阳化气，利水除湿之功益彰。

【宜忌】禁汗、禁下、禁滋阴。

【现代药理研究】

现代研究发现；三仁汤具有抗内毒素、调节免疫、改善血液流变等功能。如常淑枫等研究表明，三仁汤对湿热证大鼠血浆内毒素廓清作用可能与以下几个方面有关：抑制细菌繁殖，使细菌释放内毒素总量减少；恢复肠道粘膜屏障；降低肠源性内毒素入血；调节肠道菌群，保护肠道屏障，减少肠源性内毒素入血；缓解肝脏损害，加快恢复肝脏功能，提高机体对内毒素的清除能力，伤寒内毒素可抑制骨髓造血，导致贫血，临床上主要表现为发热、肝脾肿大、玫瑰疹、腹泻、便血、贫血。白细胞减少时，可并发心肌炎。贾月婷等采用多因素复合造模法制作温病湿热证大鼠模型、发现血清甘油三酯（TG）、胆固醇（TC）、高密度脂蛋白（HDL-C）、低密度脂蛋白（LDL-C）、超氧化物歧化酶（SOD）、过氧化物（CMDA）等多个指标变化，应用三仁汤对模型大鼠进行干预。实验结果表明三仁汤可以显著降低温病湿热证模型大鼠血清、TG、TC、LDL-C 水平、显著升高 HDL-C 水平、改善血脂，平衡脂代谢紊乱，在一定程度上提高 SOD 活性、降低 MDA 活力。

君药苦杏仁及宁球蛋白具有抗炎消肿作用，白蔻仁煎剂可使胃黏膜组织 SOD 增高，MDA 含量下降。薏苡仁浸出物可显著抑制中性粒细胞、淋巴细胞膜的甲基转换酶、磷脂酶 A2 和前列腺素 E2 的分泌，从而稳定炎症细胞的细胞膜；同时抑制中性粒细胞产生活性氧、超氧阴离子（O^-、H_2O_2、羟基、化学发光体），具有显著的抗炎、抗氧化作用。通草水煎剂有显著抗炎作用，所含通脱木多糖可明显降低血清及肝脏中 LPO 含量，降低脑组织中脂褐素含量，提高全血 SOD 活力。竹叶提取物可明显降低 LPO，提高 SOD 及 GSH 活力，竹叶黄酮类化合物有较强的清除超氧阴离子、羟基作用。半夏对肾上腺皮质功能有轻度刺激作用，可使血中皮质酮水平升高，发挥抗炎作用，能降低毛细血管通透性、抑制中性粒细胞游走，抑制纤维组织增生，同时可提高血浆 SOD 活性，降低 LPO 含量。

竹叶中含 18 种微量元素铝、钡、钛、锆、铅、锡、镓、锶、铁、锌、镁、钙、锰、镍、铜、银、硼、硅；通草中含有钙、钡、镁、铁等 18 种微量元素，滑石中含有 $3MgO$、SiO_2，还含有一部分 MgO、FO、N_2O_3 等，这些微量元素在神经、内分泌及其代谢活动中均发挥着重要作用。镁是许多酶的辅助因子和激动剂，可启动 300 多种酶，除参与体内重要的代谢过程外，神经冲动的产生和传递、肌肉的收缩等几乎生命的各个环节均与镁息息相关；特别是镁对细胞内钾的调节，镁缺乏时可导致细胞内钾外逸，同时诱发低钙血症，此时临床上多出现精神错乱、嗜睡等中枢神经功能障碍症状以及心律紊乱等心血管症状。

四妙散

【出处】《丹溪心法》

【组成与用法】苍术 125g，牛膝 125g，黄柏（盐炒）250g，薏苡仁 250g 以上四味，粉碎成细粉，过筛，混匀，用水泛丸。水泛丸，每次 6～9g，日 2 次服。

【功效】清热利湿，强筋壮骨。

【方解】于睿教授认为该方清热利湿之功更大，且能补肝肾而专注下焦湿热之证，对于多种因湿热所致的疾患均有较好的疗效。方中以黄柏为君药，取其寒以胜热，苦以燥湿，且善除下焦之湿热。苍术苦温，健脾燥湿除痹，为臣药。牛膝活血通经络，补肝肾，强筋骨，且引药直达下焦，为佐药。因《内经》有云：治痿独取阳明。阳明者主润宗筋，宗筋主束筋骨而利机关也。薏苡仁独入阳明，祛湿热而利筋络。诸药合用，共奏清热利湿之功。

【应用】于睿教授运用四妙散治疗患者痛风、湿疹属湿热证；患者心悸，血压高属湿热证；患者月经紊乱肝郁脾虚、阴虚内热属湿盛证；患者消渴、脱发属湿热证；患者高血压证、高脂血症属湿热中阻证。临床报道最常用于高尿酸血症、痛风的治疗；除此外还有及多种临床疾病的治疗，如治疗膝关节半月板损伤，有利于膝关节功能的恢复，可以膝关节滑膜炎，可以通过调节炎症因子水平改善超重 IGT 患者胰岛素抵抗；还有运用四妙散治疗下肢丹毒、直肠癌、湿疹、痤疮、急性糜烂性胃炎、湿热型肾结石等。

【宜忌】孕妇慎用。

【现代药理研究】

已有研究发现，四妙散加味方可上调尿酸盐转运子 mRNA 表达，从而增加尿酸分泌至管腔而排出体外，同时治疗剂量可下调有机阴离子转运体 mRNA 表达，从而减少尿酸盐重吸收。四妙散可改善尿酸引起的细胞活性抑制、下调 α-平滑肌肌动蛋白、转化生长因子 –β1 的表达，推测四妙散可能通过清热利湿促进尿酸排泄，减少尿酸沉积和重吸收。研究显示加减四妙散（四妙散去牛膝加黄连）对超重 2 型糖尿病患者炎症因子与胰岛素抵抗的影响，证实加减四妙散具有抗炎作用，可以通过 IKKβ/IRS—1/Akt 依赖途径对炎症因子及对胰岛素抵抗产生影响。

黄柏对尿酸性肾病大鼠有明显的治疗作用，其机制可能与其降低血尿酸，减少尿酸盐在肾小管沉积，下调 TNF-α 及 COX$_2$ 在肾组织的表达，抑制相关炎性反应，从而减轻肾脏损害，保护肾功能有关。现代药理研究，牛膝具有蛋白同化作用，所含昆虫变态甾体激素具有较强的蛋白质合成促进作用，牛膝阻止类脂质在血清潴留或渗透到动脉内膜，从而改变了脂质及嘌呤的代谢，最终达到降脂，降低尿酸，消除尿蛋白。牛膝总皂苷对 MSU 致 HUVEC 的损伤具有显著的保护作用，HUVEC 活力显著提高，接近正常细胞，在急性痛风 MSU 致 HUVEC 炎性损伤中具有较好的防治作用。

苍术燥湿健脾除湿邪之来源，苍术主要含有糖苷类、挥发油类、有机酸类、氨基酸类、黄酮类等多种化学成分 有抗肿瘤、抗辐射、抗氧化、抗炎、降血糖、保肝、免疫调节等作用；黄柏清热燥湿，走下焦除肝肾之湿热，黄柏具有抗氧化作用，已有研究发现黄柏降低高尿酸血症小鼠血清尿酸水平，抑制小鼠肝脏黄嘌呤氧化酶活性，从而具有抗痛风作用。薏苡仁入阳明胃经祛湿热而利筋络，薏苡仁的主要活性成分有薏苡仁油、醇类、醛酮类、酯类等多种化学成分。现代药理学证明薏苡仁具有解热、镇痛、镇静、抗炎之功效。牛膝补肝肾，强筋骨兼领诸药之力以直入下焦。牛膝具有降血压、抗炎、镇痛、调节免疫、抗肿瘤、抗衰老等方面的作用。

茵陈蒿汤

【出处】《伤寒论》

【用法】茵陈 18g，栀子 12g，大黄 (去皮)6g。现代用法：水煎服，日服 2 次。

【功效】清热利湿退黄

【方解】方为治疗湿热黄疸之常用方，《伤寒论》用其治疗瘀热发黄，《金匮要略》以其治疗黄疸。病因皆缘于邪热入里，与脾湿相合，湿热壅滞中焦所致。

湿热壅结，气机受阻，故腹微满、恶心呕吐、大便不爽甚或秘结；无汗而热不得外越，小便不利则湿不得下泄，以致湿热熏蒸肝胆，胆汁外溢，浸渍肌肤，则一身面目俱黄、黄色鲜明；湿热内郁，津液不化，则口中渴。舌苔黄腻，脉沉数为湿热内蕴之征。治宜清热，利湿，退黄。方中重用茵陈为君药，本品苦泻下降，善能清热利湿，为治黄疸要药。臣以栀子清热降火，通利三焦，助茵陈引湿热从小便而去。佐以大黄泻热逐瘀，通利大便，导瘀热从大便而下。

【应用】急性传染性黄疸性肝炎、胆囊炎、胆结石、钩端螺旋体病等。治湿热黄疸，一身面目尽黄，黄色鲜明，发热，但头汗出，身无汗，口渴，腹微满，大便秘，小便短赤等；于睿教授常以此方经过加减化裁治疗情志失调，脾运失常，湿郁化热类的双心疾病。

【宜忌】脾胃虚寒者、孕妇慎用。

【现代药理研究】

茵陈蒿汤虽一直广泛用于肝胆类疾病，但其清热利湿效果甚佳，可用于治疗多系统疾病。现代研究表明，茵陈蒿汤具有保肝利胆退黄、保护胰腺、抗炎、降血脂、降血糖及减少血清胆红素等作用。由君药茵陈具有抗炎消肿作用，同时拮抗细胞内 Ca^{2+} 超载，减轻 Ca^{2+} 超载引起的细胞损伤。臣药栀子也有抗炎作用。佐药大黄对炎症的水肿、渗出、毛细血管通透性亢进、白细胞游走等均有较好的抑制作用；大黄能清除超氧阴离子、H_2O_2 和其他活性氧，抑制脂质过氧化；大黄素还可抑制白三烯 B_4 生物合成，激活单核细胞分泌肿瘤 TNF-α 和 IL-1、IL-6、IL-8，同时抑制内毒素诱导的上述炎性因子的分泌，亦能协调植物血凝素（PHA），激活单核细胞分泌 IL-2 及 INF-α。实验研究显示，茵陈蒿汤具有利胆、排石、保肝、降脂作用。茵陈蒿汤能增加胆汁流量，降低 oddi's 括约肌张力；能非常显著地降低血清谷丙转氨酶和谷草转氨酶，对血清胆红素亦有一定的作用；能降低胆汁中胆固醇的相对浓度，从而对胆囊结石有一定的预防和治疗作用。茵陈蒿的利胆作用主要是通过调节胆固醇和胆红素代谢两个环节起效。茵陈蒿汤能够通过调控胆固醇代谢，调节胆固醇、磷脂、胆汁酸的失衡状态，降低胆汁中 Ca^{2+} 水平，改善胆汁流速及胆汁瘀积，防治胆囊胆固醇结石进展。刘军舰等研究表明，茵陈蒿汤可能通过肝—肾轴途径调节胆汁酸代谢，减少阻塞性黄疸大鼠的肝细胞 mtDNA 损伤，发挥利胆作用。茵陈蒿汤亦可改善致石饮食诱导的小鼠胆石症，其机理可能是改善胆汁胆固醇过饱和度和调节胆固醇代谢。

实验研究显示，茵陈蒿汤具有利胆、排石、保肝、降脂作用。茵陈蒿汤能增加胆汁流量，降低奥狄氏（oddi）括约肌张力；能非常显著地降低血清谷丙转氨酶和谷草转氨酶，对血清胆红素亦有一定的作用；能降低胆汁中胆固醇的相对浓度，从而对胆囊结石有一定的预防和治疗作用。

君药茵陈可从多方面提高免疫功能，茵陈中的咖啡酸有升高白细胞数目的作用，茵栀黄注射液有诱生和促进干扰素作用，复方茵夏兰汤可促进淋巴细胞转化，提高 T 细胞活性。大黄可显著提高免疫功能，可促进肠黏膜单核细胞内钙释放，又可促进外钙内流，因此对肠黏膜细胞可能发挥多种免疫调节作用，对脑细胞也有相似的效果，对巨噬细胞也有此作用；大黄素能协调植物血凝素激活单核细胞分泌 IL-2 及 IFN-γ；大黄还能保护骨髓细胞免受免疫抑制剂的破坏。

甘露消毒丹

【出处】《医效秘传》。

【组成与用法】飞滑石 450g、淡黄芩 300g、绵茵陈 330g、石菖蒲 180g、川贝母 150g、木通 150g、藿香 120g、连翘 120g、白蔻仁 120g、薄荷 120g、射干 120g。散剂，每服 6～9g；丸剂，每服 9～12g；汤剂，水煎服，用量按原方比例酌定。

【功效】利湿化浊，清热解毒。

【方解】方中重用滑石、黄芩、茵陈，其中滑石利水渗湿，清热解暑，两擅其功；黄芩清热燥湿，泻火解毒；茵陈善清利湿热而退黄。三药相合，正合湿热并重之病机，共为君药。湿热留滞，易阻气机，故臣以石菖蒲、藿香、白蔻仁行气化湿，悦脾和中，令气畅湿行；木通清热利湿通淋，导湿热从小便而去，以益其清热利湿之力。热毒上攻，咽肿咽痛，故佐以贝母、连翘、薄荷、射干，合以清热解毒，散结消肿而利咽止痛。

【应用】广泛应用于临床，治疗内伤杂证及外感热病，如胸痹、湿热型高血压、急慢性肝炎、肠伤寒、急性菌痢、尿路感染、钩端螺旋体病及流行性腮腺炎、咽喉炎、外感咳嗽等疾病。

【宜忌】若湿热入营、谵语舌绛者，则非本方所宜。

【现代药理研究】

姜智钊等人通过回溯研究台湾长庚医院 2004 年至 2015 年间中医门诊开立甘露消毒丹使用情况，得出甘露消毒丹的疾病谱首位为皮肤及软组织系统疾病（362 380 笔，占 15.6%），其次是骨骼关节系统疾病（326 034 笔，占 11.8%），接下来是消化系统疾病（308 210 笔，占 10.5%），其他如心血管疾病（9.9%）、呼吸系统疾病（8.2%）以及神经内分泌疾病也经常被使用，较少被使用在肿瘤疾病、精神疾病。曾娟等人选取 120 例湿热型高血压病前期患者治疗均有效果，临床转归情况较好，不良反应发生率较低。

程方平等研究发现甘露消毒丹对温病湿热证大鼠脂质代谢指标高密度脂蛋白胆固醇（HDL-C）、低密度脂蛋白胆固醇（LDL-C）的异常具有恢复调节作用。此方专攻湿热并重，具有清上畅中渗下、清热利湿的功效，是治湿温常用之名方。方中滑石清热利湿，茵陈清化湿热，黄芩清火解毒，三药相伍为君祛湿热；石菖蒲、广藿香辟秽和中，宣湿邪之壅滞；白豆蔻芳香悦脾行湿；木通导湿热由小便而去；佐以连翘、射干、浙贝母、薄荷解热毒上聚。诸药相伍，使湿邪得去，热毒得清，气机调顺，诸证自解。药理研究发现甘露消毒丹具有抗发炎、免疫调节、抑制乙型肝炎病毒、抑制肠病毒、对抗肝脏纤维化等作用。

半夏白术天麻汤

【出处】《医学心悟》

【用法】半夏9g，天麻6g，橘红6g，茯苓6g，甘草3g，白术18g，生姜1片，大枣2枚，水煎服，日服2次。

【功效】燥湿化痰，平肝息风。

【方解】本方证为脾虚生湿，湿聚成痰，引动肝风，风痰上扰所致。古人云："无痰不作眩"，风痰上扰，肝风内动，故眩晕头痛，眩晕甚者，自觉天旋地转；痰阻气机，浊阴上逆，故胸闷呕恶；舌苔白腻，脉弦滑，均为风痰之象。脾湿生痰，为病之本；肝风内动，风痰上扰，为病之标。本方证重点是痰与风，故化痰息风治标为主，健脾祛湿治本为辅。方中以半夏、天麻为君药，其中半夏燥湿化痰，降逆止呕；天麻平肝息风而止头眩，两药合用，为治风痰眩晕头痛要药。茯苓、白术健脾祛湿，以治生痰之源，共为臣药。橘红理气化痰，使气顺痰消，为佐药。甘草调和诸药，为使药。煎加姜枣，以和中健脾。诸药合用，能使风息痰消，眩晕自愈。

【应用】本方为治风痰上扰，眩晕头痛的常用方，以眩晕头痛、舌苔白腻、脉弦滑为辨证要点。常用于治疗高血压病、耳源性眩晕、神经性头痛等属风痰上扰者。于睿教授常以此方为基础方，经过加减化裁治疗临床风痰眩晕伴焦虑抑郁的患者。

【宜忌】肝肾阴虚、气血不足之眩晕，不宜使用。

【现代药理研究】

君药半夏水浸剂具有抗心律失常作用，尤其对室早、心动过速效果明显，同时半夏水煎醇沉液能增加兔冠脉血流。天麻水醇提取物能明显降低躯体血管、脑血管及冠状血管阻力，增加脑血流量和冠脉血流量，对抗垂体后叶素所致心肌缺血，降低血清MDA水平，缩小心肌梗死体积，对丝裂霉素C所致心肌细胞变性、坏死、中毒性损伤有保护作用；天麻、天麻素对多种动物均有降血压作用；天麻及天麻素、天麻苷元均有抗血小板聚集和抗血栓作用，能明显降低花生四烯酸诱发的急性肺血栓致小鼠的死亡率。臣药白术有扩张血管、降低血压的作用，白术内酯对心房肌有抑制作用，白术煎剂能显著延长凝血酶原时间，显著抑制血小板聚集。佐药茯苓水、醇及乙醚提取物均可使心肌收缩力加强、心率加快，茯苓对衰竭的心脏有显著的利尿作用，可有力地减轻心脏前负荷。橘红对心脏有兴奋作用，其水提取物静注可显著增加心输出量、心搏指数，并可短暂增加心肌耗氧量；橘皮注射液还有升压作用，其升压的有效成分是陈皮素，而其所含甲基橙皮苷静注则有降压作用；陈皮还有降血脂及抗动脉硬化的作用。使药甘草提取液、甘草黄酮对多种原因引起的心律失常均有拮抗作用；甘草次酸能减少心肌梗死范围，且具有血管紧张素Ⅱ AT1 受体激动剂样作用，同时有降血脂和抗动脉硬化作用；甘草中的异甘草素具有抗血小板聚集作用，甘草黄酮成分对胶原、ADP 诱导的血小板聚集有较强的抑制作用，其抑制作用比阿司匹林强 17.7 倍。生姜所含姜辣醇为强心药，姜辣烯酮可使心房肌收缩力加强，反复使用可使血压产生一过性降低、明显升高和持续降压三相性作用；生姜水提取物可影响血小板内花生四烯酸代谢，抑制 TXB_2 及 PGs 的合成，从而对抗花生四烯酸、肾上腺素、ADP、胶原诱导的血小板聚集。

现代药理研究表明，半夏白术天麻汤具有调节胰岛素抵抗、抑制炎症因子、抑制炎症反应等作用，降压作用与卡托普利类似，其中半夏抗炎、抗氧化应激等；半夏白术天麻汤可促进内皮细胞增殖，发挥内皮保护作用，拮抗高浓度 Hcy 对血管内皮损伤；川陈皮素可降压、降脂；酸枣仁中黄酮类可发挥心肌细胞保护作用；党参多糖具有免疫调节、抗氧化、抗炎等多种药理作用，促进机体运化及铁元素吸收合成；炙甘草可抗心律失常、调节免疫；赤芍、桃仁、川芎、红花具有抗氧化应激、抗血栓、促进血流速度、改善血管内皮功能等作用。

黄芩滑石汤

【出处】《温病条辨》

【组成与用法】黄芩 9g，滑石 9g，茯苓皮 9g，猪苓 9g，大腹皮 6g，白蔻仁 3g，通草 3g，水煎服，日服 2 次。

【功效】清热利湿。

【方解】黄芩清泄湿热；合以猪苓、茯苓皮、滑石、通草清热利湿；白蔻仁、大腹皮理气化湿。诸药配伍，有清热化湿之功。

【应用】湿温病，身疼痛，口不渴，或渴不多饮，汗出热解，继而复热，舌苔淡黄而滑，脉缓。于睿教授多用此方治疗湿热蕴结所致双心疾病，通过利小便，调畅气机与三焦，使湿热胶着之邪，从小便而祛。

【宜忌】脾胃虚寒者、孕妇慎用。

【现代药理研究】

方中黄芩之苦以清热燥湿；大腹皮、白蔻仁辛温芳香，以醒脾燥湿行气；滑石之寒以清热利湿；配以茯苓皮、猪苓、通草淡渗利湿。表有湿邪，而不能辛温发散，误用辛温则戕伐表阳，温煦失司而成痉；里有热邪，而不能苦寒攻下，误用则助湿伤阳，失于温运而成洞泄；"徒清热则湿不退，徒祛湿则热愈炽"，宜祛湿清热并举，如《温病纵横》所述，本证湿热裹结，胶着难解之候，单纯以苦寒药清热，则湿不能祛，反易冰伏，单纯用温燥药燥湿，则又易助热，二者皆非所宜，治疗当以通阳利小便为法，化湿清热并施，两解胶着之邪。

有研究表明加味黄芩滑石汤可有效减轻患者机体炎症反应，炎症同时也是导致心血管疾病的主要原因之一。有动物实验研究表明，黄芩滑石汤具有抗内毒素作用，且不仅只是直接抗菌解毒，还通过恢复、增强人体的诸系统功能来达到"祛邪"目的。另有临床研究表明，湿热证的发生与人体内氧化作用增强，抗氧化能力不足，氧化与抗氧化作用失衡，导致细胞过氧化有直接关系，而通过加入黄芩滑石汤治疗，能够使血清抗氧化活性明显上升，脂质过氧化物下降。

方中黄芩苦寒，清热燥湿，泻火解毒，其含有的黄芩苷具有抗炎作用；滑石清热利水祛湿，两药相合，正合湿热并重之病机，共为君药。臣以白豆蔻、石菖蒲增加化湿开胃之功，令气畅湿行，而石菖蒲微波水提液也有抗炎作用，加鼻渊之要药——辛夷芳香通窍，苍耳子祛风湿、通鼻窍，白芷芳香通窍、活血排脓，药理学证实辛夷能使鼻腔黏膜血管收缩、使分泌物吸收、抗炎及抑菌作用；白芷有解热、抗炎、抑制真菌和细菌的作用；苍耳子能有效抑制肺炎双球菌、金黄色葡萄球菌。佐茯苓皮、猪苓利水渗湿；甘草燥湿和中，甘草也有糖皮质激素样作用，能保肝、解毒、抗炎。诸药配伍，共奏清热利湿之效。

藿朴夏苓汤

【出处】《医原》

【组成与用法】藿香 6g，半夏 4.5g，赤苓 9g，杏仁 9g，生薏苡仁 12g，白蔻仁 3g，通草 3g，猪苓 9g，淡豆豉 9g，泽泻 4.5g，厚朴 3g，水煎服，日服 2 次。

【功效】芳香化浊，行气渗湿。

【方解】藿香、淡豆豉芳化宣透以疏表湿，使阳不内郁；藿香、白蔻仁、厚朴芳香化湿；厚朴、半夏燥湿运脾，使脾能运化水湿，不为湿邪所困。再用杏仁开泄肺气于上，使肺气宣降，则水道自调；赤苓、猪苓、泽泻、生薏苡仁、通草淡渗利湿于下，使水道畅通，则湿有去路。全方用药照顾到了上、中、下三焦，以燥湿芳化为主，开宣肺气，淡渗利湿为辅，与三仁汤结构略同，而利湿作用过之。

【应用】临床主要用于治疗腹泻、消化不良合并慢性胃炎、手足口病等病症。于睿教授提倡从痰论治。临床上以藿朴夏苓汤为主方。半夏、厚朴以行气散结，降逆化痰；茯苓、猪苓、泽泻、苡仁利湿于下，使湿有去路。

【宜忌】忌辛温发汗、苦寒攻下、滋养阴液。

【现代药理研究】

薏苡仁化学成分有淀粉、多糖以及酯类等化合物。薏苡仁油具有抗癌的药理作用，酚类化合物具有心血管保护作用，多糖类成分具有降糖作用可以治疗各种类型的糖尿病也可以增加机体的免疫能力等药理作用，淀粉具有调节肠道菌群作用。厚朴主要化学成分以厚朴酚为主。现代研究表明，厚朴酚具有降血压、改善心肌功能以及抗肺损伤等药理作用，和厚朴酚具有抗腹泻、保肝以及改善肠胃运动等药理作用。姜半夏的主要化学成分为生物碱、有机酸以及多糖等化合物。现代研究表明，姜半夏中生物碱、有机酸以及多糖类成分具有祛痰、抗炎以及镇静等药理作用。淡豆豉的化学成分有多糖类、黄酮类以及皂苷类等化学成分。现代研究表明，淡豆豉中异黄酮类成分具有解热、抗炎、抗菌以及抗动脉粥样硬化等药理作用。泽泻化学成分有三萜类、倍半萜类以及苯丙素类等化合物。现代研究表明，三萜类成分具有利尿、抗动脉硬化、抗炎以及保肝等药理作用。

四、安神类

归脾汤

【出处】《济生方》。

【组成与用法】白术、茯神（去木）、黄芪（去芦）、龙眼肉、酸枣仁（炒）（去壳）各18g，人参、木香（不见火）各9g，甘草（炙）6g，当归3g，远志（蜜炙）3g。现代用法加生姜、大枣适量，水煎服，日服2次。

【功效】益气补血，健脾养心。

【方解】黄芪甘温，补脾益气；龙眼肉甘平，既补脾气，又养心血，共为君药。人参、白术皆为补脾益气之要药，与黄芪相伍，补脾益气之功显著；当归补血养心，酸枣仁宁心安神，二药与龙眼肉相伍，补心血、安神志之力更强，均为臣药。佐以茯神养心安神，远志宁神益智；更佐理气醒脾之木香，与诸补气养血药相伍，可使其补而不滞。甘草（炙）补益心脾之气，并调和诸药，用为佐使。引用生姜、大枣，调和脾胃，以滋化源。

【应用】常用于心系疾病、神经衰弱、胃及十二指肠溃疡出血、功能性子宫出血、再生障碍性贫血、血小板减少性紫癜等属心脾气血两虚及脾不统血者。

于睿教授临证时根据患者的具体情况和体质差异，常常会选择使用党参来代替人参。党参与人参虽然在功效上有一定的相似性，但党参性味平和，更适合大多数人群，且价格相对亲民，能够达到相似的补益效果，同时减轻患者的经济负担。

于睿教授从脾论治失眠时，认为心脾两虚，心神失养型不寐，根源在脾，治疗应注重理脾补脾，常用归脾汤加减治疗。证见失眠、健忘、体倦乏力、食少纳呆、舌淡、苔薄白、脉细或弱等，予黄芪、人参、白术、甘草（炙）益气补脾；茯苓、酸枣仁、远志宁心安神；龙眼肉、当归补血养心；木香理脾气，姜、枣调理脾胃，助化生，共奏益气健脾、养血补心之功。偏气虚者，重用人参、黄芪等药物；偏血虚者，重用当归，或加熟地等药物。

于睿教授从脾论治心悸时，以归脾汤为基础方治疗心脾气血亏虚证。妙用黄芪、龙眼肉、白术、党参、炙甘草健脾益气，酸枣仁、当归补心血，茯神、远志安心神，木香理气醒脾，使补而不滞，生姜、大枣调理脾胃，全方以益气养血、健脾养心。兼痰浊盛者，加半夏、茯苓、竹茹、枳实；兼心神不宁者，加龙骨、牡蛎；兼气滞者，加陈皮、木香、香附等。

【宜忌】阴虚内热者慎用。

【现代药理研究】

临床研究表明，归脾汤在治疗气虚血瘀型心衰患者中可发挥药物价值，减轻症状，减少患者的痛苦，促进心功能改善，提高运动量，并降低低血压发生率，取得良好的治疗效果。归脾汤中有多种益气养心类中药，可帮助患者改善心功能，黄芪、酸枣仁宁心敛汗，人参补脾益气，可促进心肌收缩力增加，加速血液运行；远志可安心神、养心血、消肿利尿，木香具有行气止痛的效果，上述药物合用可使补血活血、利尿消肿效果增强。

药理研究表明，归脾汤还具有防治抑郁症的作用，其机制涉及调节神经可塑性、血管形态发生、视黄醇代谢通路、CREM 通路、雌激素和雄激素信号通路等，其所含成分三叶豆苷、吉九里香碱、11H-苯并［C］咔唑抑制 PDE4 的活性。研究发现，归脾汤治疗失眠效果颇佳，尤其合用他方或联合其他疗法治疗时，效果更佳，用药更安全，远期疗效更好，能显著改善患者失眠状态，提高睡眠质量，减少焦虑抑郁等不良情绪的发生，降低患心脑血管疾病的风险。实验研究发现，归脾汤可能通过调节 HPA 轴、控制 NE、DA、5-HT 等中枢神经递质的含量及调控某些炎性因子等方式改善睡眠，其有效成分主要为人参皂苷、黄芪甲苷、当归多糖、阿魏酸、酸枣仁皂苷、茯苓多糖、远志皂苷、龙眼多糖、白术多糖、白术内酯、木香烃内酯、甘草酸等。

方中当归、黄芪具有补气活血功效。黄芪可强化心肌功能，使心脏泵出有力，避免血瘀潴留；当归具有抗血栓的效果，还可强化造血系统，抑制病菌、排毒利尿；龙眼肉补心脾、益气血、安神。内含有大量维生素和葡萄糖，可起到镇静安心神效果；白术健脾燥湿，内含挥发油，服用后具有抗氧化、抗凝血、利小便效果，同时可促进血液流动、扩张血管、支气管平滑肌。远志安神定志，其中远志皂苷增强免疫、降低心肌收缩力、减慢心率。

酸枣仁汤

【出处】《金匮要略》

【组成与用法】酸枣仁 12 克，甘草 3 克，知母 6 克，茯苓 6 克，川芎 6 克。水煎服，日服 2 次。

【功效】清热除烦，养血安神。

【方解】于睿教授认为肝脾失调，虚热内扰；肝气郁结，甚则郁而化火，治疗重在同调气血，肝心同治；养肝血以宁心神，清内热以除虚烦，以养为主，养中兼清，宁心安神。方中重用酸枣仁性平味甘酸，入心肝之经，能养血补肝，宁心安神，为君药。茯苓宁心安神，知母滋阴清热，二药与酸枣仁配合，助君药安神除烦，共为臣药。川芎疏达肝气，与君药相配，酸收辛散，相反相成，有养血调肝之妙，为佐药。甘草和中缓急，调和药性，为佐使药。五药相伍，共奏养血安神，清热除烦之效。制方特点：主以酸收，辅佐以辛散、甘缓，为调肝配伍之要法。

【应用】于睿教授运用酸枣仁汤治疗患者不寐阴虚血燥证、肝郁脾虚血瘀证、阴虚肝火旺盛证；患者眩晕属肝血不足、肝脾不和证。用于治疗焦虑症以及失眠、心脏介入、心肌梗死等疾病合并焦虑；常用于心系疾病：可以治疗不寐、冠心病、心律不齐、高血压；气血津液病证：可治疗抑郁症、焦虑症、盗汗等疾病；还可以辅助治疗慢性重型肝炎；妇科疾病：治疗围绝经期妇女失眠；以及小儿夜啼，不安腿综合征。

【宜忌】体内有实邪郁火及患有慢性腹泻者慎用。

【现代药理研究】

研究显示酸枣仁汤能减少血虚模型小鼠的自主活动次数，缩短戊巴比妥钠诱导的睡眠潜伏期，从而促使睡眠时间延长，发挥镇静催眠作用。进一步研究发现酸枣仁汤能提高中枢神经系统内重要的神经递质 NO 与其合成限速酶 NOS 的含量，表明其具有扩张毛细血管、增大血脑屏障通透性的作用，进而增强对脑组织的作用，最终改善机体免疫作用并对镇静催眠起协同作用。酸枣仁汤还具有降血脂、抗惊厥、改善记忆、保护心脑血管系统及保护肝脏治疗慢性肝炎等作用。研究表明酸枣仁汤能降低血清中的总胆固醇（TC）、总甘油三酯（TG）、低密度脂蛋白（LDL-C）含量，升高高密度脂蛋白（HDL-C）和载脂蛋白 AI（APOAI）及降低载脂蛋白 B（APOB）水平而调节机体的血脂代谢。酸枣仁汤可以增加心肌ATP 含量，提高超氧化物歧化酶的活性，抑制丙二醛生成，从而改善心肌能量代谢，保护心肌细胞。

实验研究证明，酸枣仁中所含有的总皂苷可以明显抑制小鼠的中枢兴奋，进而实现增强小鼠睡眠时间和睡眠深度的效果，同时还对小鼠的睡眠参数、神经细胞、神经递质和受体具有调节作用；酸枣仁皂苷可延长正常大鼠睡眠时间，增强戊巴比妥催眠活性，其催眠作用可能与 5- 羟色胺能系统有关，还可以明显提高在缺氧缺糖条件下心肌细胞的耐受性，一定程度上可以抑制心肌细胞释放乳酸脱氢酶（LDH），从而达到减缓心律失常，保护心脏的目的。茯苓在全方中起镇静安神的作用仅次于酸枣仁，其味甘淡，能利水安神，辅助君药酸枣仁加强镇静安神的作用。现代药理实验研究表明茯苓中含有茯苓多糖，组胺酸、胆碱、卵磷酸、脂肪酸、蛋白酸、钾盐等。这些有效物质除了有明显的利尿作用，也与巴比妥类药物表现出协同作用。另外研究表明，茯苓与酸枣仁、甘草同用时，有利于酸枣仁的主要成分棘苷、酸枣仁皂苷的析出。

酸枣仁为君药甘酸性平，有滋心肝阴血而安神之效，通过多种机制发挥其镇静催眠、抗焦虑、抗抑郁、抗惊厥、保护心脑血管等药理作用；知母清润，滋阴泻火，知母主要化学成分为甾体皂苷、多糖、木脂素、黄酮等，具有改善阿尔茨海默病、抗抑郁、抗炎、抗病毒、抗凝血、抗肿瘤、增强免疫力等功能；茯苓利水渗湿，宁心健脾，主要活性成分为多糖类和三萜类化合物，具有镇静、利尿、保肝、调节胃肠功能、增强免疫力等作用；川芎辛散温通，入肝经，调肝血疏肝气，具有抗凝、调节血小板功能、扩张血管、降低血液黏稠度、改善微循环、保护血管内皮细胞、抗氧化等药理作用，川芎主要成分川芎嗪具有改善微循环的功效，可增加脑血流量；甘草味甘性平，入心、肺、脾、胃经，调和诸药。此方辛散与酸敛并用，补血与行血相结合。

天王补心丹

【出处】《校注妇人良方》。

【组成与用法】人参（去芦）、茯苓、玄参、丹参、桔梗、远志各 5g，当归（酒浸）、五味子、麦门冬（去心）、天门冬、柏子仁、酸枣仁（炒）各 9g，生地黄 12g。上为末，炼蜜为丸，如梧桐子大，用朱砂为衣，每服 6~9g，临卧，竹叶煎汤送下。现代用法亦可作汤剂，水煎服，日服 2 次。

【功效】滋阴养血，补心安神。

【方解】重用甘寒之生地黄，滋阴养血，清虚热，为君药。天门冬、麦门冬滋阴清热，柏子仁、酸枣仁养心安神，当归补心血，共助生地滋阴补血以养心安神，俱为臣药。人参补气．使气旺而阴血自生，以宁心神；五味子酸收敛阴，以养心神；茯苓、远志养心安神，交通心肾；玄参滋阴降火，以制虚火上炎，丹参养心血而活血，可使诸药补而不滞；朱砂镇心安神，兼治其标，共为佐药。桔梗为舟楫，载药上行，以使药力上入心经，为使药。

【应用】常用于冠心病、心绞痛、病毒性心肌炎、心血管神经症、心律失常、神经衰弱、精神分裂症、甲状腺功能亢进、复发性口疮，以及荨麻疹等多种病症属心肾不足、阴亏血少者。

于睿教授从心肾立论，认为心肾不调是失眠发生的基础，提出"平心益肾"为基本治则。常用天王补心丹加减滋补心肾、安神定志，治疗心肾之阴不足型失眠的患者。以心阴虚为主兼肾阴虚者，治疗上侧重补心阴兼补肾阴。因心阴虚不能涵阳，阳不入阴，神魂不守而外游，则为失眠。于睿教授在临床中以此方治疗失眠少寐、神志不安兼有心律失常者，颇有效验。

【宜忌】脾胃虚弱、纳食欠佳、大便不实者，不宜长期服用。

【现代药理研究】

现代研究发现天王补心丹有调节缺血心肌的血流供应、改善心肌缺血再灌注损伤等作用，从而能保护缺血心肌。研究表明天王补心丹有效成分可以与机体内特定的信号通路上的靶点结合发挥调控能量代谢作用，从而促进睡眠，改善睡眠质量。亦有研究证实了天王补心丸具有显著抗抑郁作用，其作用机制可能与抑制HPA轴活性、上调海马 p-GSK3β 和 BDNF 的蛋白表达有关。

方中重用生地壮水以制虚火；辅以酸枣仁、柏子仁、茯苓、远志养心安神，人参、五味子益气安神，朱砂镇心安神，天冬、麦冬、玄参清热滋阴，丹参、当归清心活血，桔梗载药上行以使药力上入心经；全方标本兼治，心肾两顾，共奏滋阴养血，补心安神之功效。现代药理学认为，人参中人参皂苷能促进造血功能还能抗心肌缺血，抗脑缺血、抗心律失常；茯苓具有镇静催眠、抗炎、免疫调节等作用；丹参、当归可以抑制炎性因子、TNF、黏附因子的释放，调节细胞周期，保护海马神经元细胞，减缓炎症对机体的损伤；桔梗中含有桔梗皂苷和桔梗酸等多种活性成分，与五味子、玄参具有抗炎、护肝、抗氧化、增强免疫力等；远志和酸枣仁以多组分、多靶点、多通路的协同作用发挥安神的作用；天门冬中含有天冬多糖、总皂苷、氨基酸等以及麦冬中含有麦冬皂苷和麦冬多糖，它们可以抑制炎症反应和改善氧化应激；柏子仁含有柏子醇、谷甾醇和双萜类成分，可以镇静、保护神经，还能使睡眠时间明显增长，有助于体力的恢复；生地中含有梓醇，可以缓解神经疼痛、抗抑郁、保护脑细胞以及改善学习记忆功能。

甘麦大枣汤

【出处】《金匮要略》。

【组成与用法】甘草 9g、小麦 15g、大枣 10 枚。上三味，以水六升，煮取三升，温分三服。现代用法：水煎服，日服 3 次。

【功效】养心安神，和中缓急。

【方解】方中重用小麦，取其甘凉之性，补心养肝，益阴除烦，宁心安神，为君药。甘草甘平，补养心气，和中缓急，为臣药。大枣甘温质润，益气和中，润燥缓急，为佐药。

【应用】常用于癔病、焦虑症、抑郁症、睡眠障碍、更年期综合征、神经官能症、神经衰弱、经前紧张症、产后出汗及小儿夜啼等属心阴不足、肝气失和者。

于睿教授治病求本，治疗失眠共病抑郁多从虚论治，临床多见于中青年女性，常表现为心悸失眠、寐浅易醒、疲乏无力、郁郁寡欢、纳呆食少、口唇色淡、面色无华、口淡不渴、舌质淡、脉细弱等症状，常用甘麦大枣汤加减补益心脾，养心安神。

【宜忌】痰火内盛之癫狂证不宜使用。

【现代药理研究】

甘麦大枣汤具有补益心脾，养心安神的作用，能有效改善抑郁状态。其作用机制主要包括提高脑内单胺类递质水平、调节下丘脑—垂体—肾上腺轴（Hypothalamus-Pituitary-Adrenal，HPA）、增加脑源性神经营养因子（Brain Derived Neurotrophic Factor，BDNF）及其 mRNA 的表达、改善细胞信号转导等。临床观察表明，甘麦大枣汤或其加味方单独使用治疗抑郁症均有确切疗效，且与西医常用抗抑郁药（氟西汀、黛力新、阿普唑仑）的作用相当，持续给药似乎作用更优。其与中医针刺，或心理疗法合用有增效作用。与西药抗抑郁药联用（特别是用于难治双相躁狂抑郁症），不仅有增效作用，且可减少西药的不良反应。覃文才等研究发现甘麦大枣汤能延长戊巴比妥钠诱导小鼠的睡眠时间，增加入睡动物数，明显抑制小鼠的自主活动及苯丙胺诱发的活动增强，降低戊四氯诱发的小鼠惊厥死亡率。实验结果表明甘麦大枣汤具有一定镇静、催眠、抗惊厥作用。

方中药仅三味，且均为药食同源，药性平和。小麦味甘性凉，养心除烦安神；甘草味甘性平，补养心气、调和诸药；大枣味甘性温，益气和中，润燥缓急。共奏养血安神，清热除烦之功。甘草在治疗抑郁症方面，甘草总黄酮以及甘草苷为主要的活性物质，甘草主要抗抑郁机制涉及调节单胺类递质及其受体；调节 HPA 轴；抗自由基；保护神经元细胞；抗炎症细胞因子等作用。现代药理研究表明，环磷酸腺苷（cyclic Adenosine Monophos-phate，c AMP）是大枣中重要的活性成分，成熟大枣中 c AMP 含量是一般动植物的数千倍至数万倍，大枣提取物中抗抑郁的可能作用机制是存在具有磷酸二酯酶抑制作用的物质，能够抑制磷酸二酯酶的活性，增加血清和海马组织内 c AMP 的含量。大枣所含有的环磷酸腺苷，是人体细胞能量代谢的必需成分，能够增强肌力、消除疲劳、扩张血管、增加心肌收缩力、改善心肌营养，对防治心血管系统疾病有良好的作用。

朱砂安神丸

【出处】《内外伤辨惑论》。

【组成与用法】朱砂 15 克另研，水飞为衣；黄连去须，净，酒洗，18 克；炙甘草 16.5 克；生地黄 4.5 克；当归 7.5 克。上四味共为细末，另研朱砂，水飞如尘，阴干，为衣，汤浸蒸饼为丸，如黍米大，每服十五丸（6 克），津唾咽之，食后。现代用法：上药研末，炼蜜为丸，朱砂另研，水飞为衣。每次服 6~9 克，临睡前温开水送服；亦可作汤剂，用量按原方比例酌定，朱砂研细末水飞，以药汤送服。

【功效】镇心安神，泻火养阴。

【方解】于睿教授认为患者心火上炎、灼伤阴血；治疗重在为交通心肾、重镇安神、清心泻火，滋养心血，以杜火气复炽，故心有所养。方中朱砂质重味甘性寒，入心经，既可镇心定惊，又能清降心火，《药性论》谓其"为清镇少阴君火之上药"，为君药。因心火偏亢，扰乱心神，恐朱砂清心之力不足，故配伍苦寒入心之黄连清心泻火除烦，为臣药。君臣相合，镇潜浮阳以安神定悸，清泻心火而除烦宁心。生地黄、当归滋养阴血，以补火热灼伤之阴血，使阴血充而养心神，同为佐药；其中生地黄又能滋肾阴，使肾水上济于心，令心火不亢。炙甘草健脾和中，调和诸药，既可制黄连苦寒太过之性，又能防朱砂质重碍胃之弊，是使药而兼佐药之用。五药合用，使心火得清，阴血得补，神志得安，则诸症可解，故以"安神"名之。

【应用】于睿教授运用朱砂安神丸治疗患者不寐肝郁脾虚证；患者室早肾阴不足，水不济火以致火亢扰心神证；患者盗汗心阴不足、心火亢盛证；患者焦虑抑郁心火亢盛证；患者惊悸证属心火亢盛，灼伤阴血，心神不宁证。临床症见夜间不寐且多梦易醒、睡而不沉，甚者彻夜不眠、心烦易怒、恍惚、头晕健忘、心悸耳鸣，证属心火亢盛、心失所养之失眠者，皆可尝试使用朱砂安神丸治疗。或者精神类疾病，郁证患者症有烦躁抑郁、心悸头晕、易怒少寐；心血管疾病方面常用于治疗心律失常、心肌炎、期前收缩、心血管神经官能症等疾病。

【宜忌】肝肾功能不全者禁用；朱砂安神丸中朱砂含汞有毒，尤忌火煅，不宜多服、久服，以防汞中毒。

【现代药理研究】

现代药理研究发现朱砂安神丸有镇静催眠作用，多导睡眠描记术描记猫的睡眠情况发现，朱砂安神丸能明显的缩短觉醒期、延长慢波睡眠（Slowwavesleep，SWS）1 期及总睡眠时间，但对 SWS2 期及异相睡眠无明显影响；且能缩短 SWS1、2 期及异相睡眠的潜伏期，能翻转对氯苯丙氨酸的睡眠剥夺效应。临床试验也证明朱砂安神较艾司唑仑片表现出更好的改善睡眠的作用，且不良反应少。除治疗失眠之外，朱砂安神丸还用于多种精神疾病的治疗，朱砂安神丸能显著拮抗 PTSD 大鼠的条件性恐惧记忆的形成并加速其消退，增强海马 CA1 区突触结构与功能的可塑性，保护神经元细胞作用相关。还可以治疗射频后心脏神经官能症，可以改善患者预后。此外临床或实验证据表明朱砂安神丸还有抗惊厥，解热，镇痛和抗心律失常等作用。

在朱砂安神丸中以朱砂与黄连为主药，君药朱砂具有对抗氯仿—肾上腺素和草乌注射液所致心律失常的作用，可以推论朱砂的抗心律失常作用可能为其镇心安神功效的主要基础之一。关于黄连治疗室性心律失常的作用机制尚未完全明确。已有研究显示小剂量黄连能增加乙酰胆碱作用，而乙酰胆碱则可增高膜的钾电导，故推测黄连抗心律失常可能是通过增加细胞内钾的外流而起作用的。

朱砂以其甘寒质重，兼具安神与清火之功效，为重镇佳品，是为君药，朱砂能够抗恐惧、抗焦虑，其抗心律失常作用也可能与朱砂的抗恐惧、抗焦虑有关。黄连清心泻火，除烦清热，为臣药；黄连中的小檗碱能显著抑制激活的钾离子流，从而延长心肌细胞的动作电位时间和有效不应期，增加有效不应期/动作电位时间比值，利于打断折返环和使折返环不易形成，这可能是小檗碱抗心律失常的主要机制，君臣配伍可起到安神泻火功效。再辅以生地黄和当归，前者滋阴清热，地黄中梓醇和毛蕊花糖苷具有较好的抗抑郁作用；后者补血养心，可保护脑与神经，改善抑郁行为。炙甘草则调和诸药，以防朱砂质重、黄连苦寒之性。以上诸药合用，标本兼治，清中有养，心火清、阴血补，则心神得养，进而达到安神定志之功效。

安神定志丸

【出处】《医学心悟》

【组成与用法】茯苓、茯神、人参、远志各 30g，石菖蒲、龙齿各 15g。炼蜜为丸，如桐子大，辰砂为衣，每服 6g。现代用法以温开水送服，日服 2 次。

【功效】安神定志，益气镇惊。

【方解】本方以茯苓、茯神、远志、人参养心安神为主，辅以石菖蒲、龙齿镇惊安神，补中有降，辰砂为衣重镇安神，诸药合用，共奏安神定志，益气镇惊之功。

【应用】常用于癫病、焦虑症、抑郁症、精神衰弱、精神分裂症、睡眠障碍等属心胆气虚、心神不宁者。

于睿教授多用此方治疗心虚胆怯型失眠患者，主要表现为精神烦乱、失眠、梦中惊跳怵惕、心悸胆怯、善惊易恐、坐卧不安、睡眠多梦、舌质淡、脉细弱等，亦治癫痫及遗精。

【宜忌】不宜长期服用，服药期间不得同时服用藜芦、五灵脂、皂荚及其制剂，不能喝茶和吃萝卜，以免影响药效。

【现代药理研究】

动物研究表明安神定志丸能协同戊巴比妥钠延长小鼠的睡眠时长及抑制戊四氮或士的宁导致的小鼠惊厥，并且通过抑制海马组织 mi R-103a-3p 的表达进而促进 BDNF 的表达，激活 Trk B 信号通路，调控 Tau 蛋白的磷酸化水平起到镇静、安神、抗痴呆作用。

张婉研究表明冠心病合并焦虑状态患者应用安神定志丸化裁而来的安神定志汤联合西药治疗，能显著改善冠心病患者的中医症状及焦虑抑郁状态，且安全无副作用。陈克文等研究证实，安神定志丸结合氟西汀可以提高心血管疾病伴焦虑症患者的治疗效果。现代药理研究证实安神定志丸加减方可能通过改善心肌缺血、保护心肌细胞、抗血栓、镇静、安神、抗抑郁等作用治疗冠心病合并焦虑状态。

方中人参甘微苦温，乃大补元气之品，补元气以益心胆之气，气足则心定，心定则神志安，洵为"补气生血，助精养神之药也"。人参中的人参皂苷能促进造血功能，抗心肌缺血。茯苓甘淡性平，于攻则渗泄水湿俾痰无以生，于补则健脾宁心而安魂养神。茯苓提取物为黄酮、多糖、蛋白质等多种化合物，具有提高心肌收缩力、改善心血管供血、镇静等功效。《本草蒙筌》记载：茯神"专理心经，善补心气；止恍惚惊悸，除恚怒健忘"。茯神含有多种生物活性成分，具有镇静作用。龙齿镇惊安神，使补中有降。其主要化学成分含有多种无机元素，主要是碳酸钙、磷酸钙及一些微量元素，具有中枢抑制、骨骼肌松弛、镇静 催眠等作用。远志苦辛性温，宣泄通达，入心开窍，逐痰涎，"为交通心肾、安定神志、益智强识之佳品"。远志主要活性成分为三萜皂苷类、寡糖酯类和生物碱类化合物，具有镇静安眠、抗抑郁、改善心肌缺血、营养脑神经、增强记忆力等作用。石菖蒲入心经，开窍醒神，豁痰辟秽，宁神定志。石菖蒲含有挥发油，对中枢神经系统有抑制、兴奋的双重调节作用。可抗抑郁，同时可以营养神经，还对心肌细胞有正向作用。

黄连温胆汤

【出处】《六因条辨》

【组成与用法】半夏、竹茹、枳实各 60g，陈皮 90g，炙甘草 45g，茯苓 45g，黄连 90g（于睿教授临证时除黄连 3g 外，其余药物均用原剂量的 1/6）。水煎服，日服 2 次。

【功效】清热燥湿，理气化痰，和胃利胆。

【方解】《诸病源候论》有载"百病皆由痰作祟"，黄连为君药，苦寒清热，燥湿泻火；半夏为臣药，辛温燥湿，化痰和胃。竹茹甘淡，清热化痰，除烦止呕；若痰热较重，则可增加陈皮、半夏、竹茹的用量，从根本清热化痰。陈皮辛苦温，枳实辛苦微寒以调理气机，两者配伍，共行化痰顺气和胃之效，再佐以甘淡之茯苓健脾以利水，湿气加重伴有情志异常可改白术变为苍术；取生姜辛温和胃之性，使以甘草调和全方。诸药配伍，温凉并用，清热而不寒，化痰而不燥。气行痰开，郁者自除，发挥治疗"双心疾病"之功。

【应用】于睿教授在临床上多治疗以痰热内扰为主的心血管疾病并伴有焦虑抑郁状态的患者。亦用于冠心病、失眠症、眩晕症、心律失常、糖尿病及其并发症、胆汁反流性胃炎、儿童注意力缺陷多动症、抽动秽语综合征、美尼尔氏综合征、抑郁症、感染性腹泻、妊娠剧吐、神经性呕吐、精神分裂症、脑卒中、青光眼等病。

【宜忌】脾胃虚寒者慎用。

【现代药理研究】

现代药理研究显示，黄连温胆汤具有抗 AS、抑制炎症反应、降低血糖等作用。动物实验表明黄连温胆汤具有抗 AS，对减少粥样斑块和稳定粥样斑块均具有一定作用。黄连温胆汤具有降脂作用，这可能为其抗 AS 作用机制之一。血清炎症因子 IL-1β、IL-18 水平显著降低，表明黄连温胆汤具有降低全身炎症反应作用。黄连温胆汤除改善 MS 大鼠血脂、血糖水平外，对胰岛素抵抗指数（HOMAIR）、葡萄糖转运蛋白 4（GLUT-4）有调节作用。黄连的药理作用，具有保护心脑血管、抗菌、抗肿瘤和抗心律失常及保护胃黏膜、镇静催眠、抗脑缺血、抗血小板聚集、降血糖等药理作用。半夏的主要药理作用有祛痰镇咳、镇吐、催吐、抗肿瘤、抑制腺体分泌、抗溃疡及抗心律失常、抗炎等作用。茯苓具有利水渗湿、消肿、健脾宁心的功效，故现代药理作用具有利尿、提高免疫功能、抗肿瘤、抗衰老、镇静安神、抗炎等作用；其中茯苓提取物可增强 5- 羟色胺代谢途径，改善神经递质及昼夜节律紊乱。中药枳实的药理作用具有镇痛和中枢抑制、兴奋平滑肌、升压、降血糖、肝脏保护作用等作用，其中对于镇痛和中枢抑制的作用。陈皮具有抗菌、抗炎、抗氧化、化痰、促消化和软化血管等作用，且陈皮具有广泛的生物活性，精油、黄酮类物质是生物活性的主要成分，有促消化、抗氧化、清除自由基、抗菌、抗炎、抗肿瘤、提高免疫功能、降脂、降压、抗病毒等方面。

黄连温胆汤具有行气解郁、清热化痰、宁心安神的功效，现代试验研究表明，黄连温胆汤主要通过镇静催眠，抗焦虑，抑制 5-TH 及松弛中枢性肌群，协调大脑兴奋和抑制过程，从而改善症状起到抗焦虑、改善睡眠的作用。

桂枝加龙骨牡蛎汤

【出处】《金匮要略》

【组成与用法】桂枝、芍药、生姜各 9 克，甘草 6 克，大枣 12 枚，龙骨、牡蛎各 9 克。以水七百毫升（700mL），煮取三百毫升（300mL），分 3 次温服。

【功效】调和阴阳，潜镇摄纳。

【方解】于睿教授认为患者久病体虚，损及心阳，心失温养；治疗重在温补心阳，益气养心，安神定志，使阳气得运，心神得安。桂枝汤，方中桂枝温补心肾之阳，芍药、甘草酸甘益阴，桂枝、芍药相合，温阳以益阴，敛阴以涵阳，并可调和营卫，使阳固阴守；少佐生姜、大枣助桂枝，白芍调和营卫之力；使以甘草调药和中。诸药合用，和中有补，补中有温，使阴阳平衡协调。外证得之可调和营卫以固表，内证得之则交通阴阳而守中。加龙骨、牡蛎，则具有潜镇固涩之力。阳能固涩，阴能内守，则诸症可愈。

【应用】于睿教授运用该方治疗心悸不寐属阴虚证；患者快慢综合征属血瘀证；患者心悸津液不足、肝火亢盛证。本方可广泛用于治疗更年期综合征、癔症、神经官能症、甲亢等症，调节中枢和自主神经作用。这些病症均有心悸、失眠、健忘表现，其症状与中枢神经和植物神经功能失调有关。以心悸为表现的疾病，如先天性心脏病、风湿性心脏病、心脏瓣膜病、病毒性心肌炎、冠心病心绞痛、心包炎合并心包积液、心律失常、低血压等；以失眠、自汗为表现的疾病，如更年期综合征、神经衰弱、焦虑症等；以气喘、头昏为表现的疾病，如支气管哮喘、肺气肿、心源性哮喘、贫血等；以自汗盗汗、脱发、抽搐为表现的疾病，如儿童缺钙、癫痫、脑瘫、大脑发育不良等；以性功能障碍或生殖障碍为表现的疾病，如阳痿、遗精、性梦、慢性前列腺炎、精子质量低下者。

【宜忌】本方宜汤剂不宜用散剂，散剂可能导致腹胀、食欲不振。心肾虚热证慎用，忌服海藻、菘菜、生葱、猪肉、生冷食物。

【现代药理研究】

本方中生姜对中枢神经有抑制作用，桂皮醛有明显镇静作用。大枣中黄酮—双—葡萄糖甙 A 有镇静催眠作用，并确认为柚配质 C 糖甙类有中枢抑制作用。桂枝加龙骨牡蛎汤具有清热消炎，改善消化系统功能，解痉、镇痛、镇静，改善心脑血管，增加血液循环，抗过敏及双向调节功能。

桂枝作为桂枝加龙骨牡蛎汤中重要成分，经研究发现桂枝对大鼠中枢神经系统具有镇静和抗焦虑作用，随着用药剂量的增加镇静作用增强，桂枝中含有桂皮醛、桂皮酸、肉桂醇、原儿茶酸等化学成分，具有抗病毒、抗菌、降糖、解热、抗炎、抗过敏、抗凝血、抗肿瘤、镇静，抗焦虑、降压、扩血管、神经保护等药理活性。牡蛎的化学成分包括糖原、牛磺酸、18 种氨基酸、B 族维生素、低分子活性肽、Fe、Zn、Se 等矿物质和微量元素等；药理研究表明其有抗氧化、抗肿瘤、降血糖、调节免疫系统等作用。龙骨主要成分有碳酸钙、磷酸钙、五氧化二磷、氧化镁、三氧化二铁和少量的铝、镁、氯四。现代药理研究显示其药理作用主要有镇静安神、抗抑郁等。已有研究显示龙骨和牡蛎壳粉末均可抑制小鼠惊厥反应，显示龙骨和牡蛎都具有镇静、抗惊厥作用。

桂枝辛甘温在本方中入心经，温心阳、助心气，研究显示桂皮醛有明显镇静作用；白芍苦酸微寒，养血敛阴和营，可缓本证少腹之玄急，白芍总甙对醋酸引起的扭体反应有明显的镇痛效果，同时，桂枝与白芍相伍，再加生姜、大枣、甘草合为桂枝汤，外调营卫，内通气血；甘草调和诸药，甘草中所含的 fm10 及生姜所含的姜烯酚，均有明显镇痛作用和不同程度的中枢神经调整作用；大枣所含黄酮—双—葡萄糖甙 A 也有镇静催眠作用。龙骨、牡蛎二药既可固涩止遗，又能宁心安神、收敛浮越之心神，龙骨、牡蛎均含有丰富的钙质，均可显示镇静效果，有镇静安神作用。诸药相伍，一者调和营卫濡心血，二者镇惊安神助心气，三者收敛可助固精，乃心神失养所致之虚劳病失精诸症之主方。

五、健脾类

升陷汤

【出处】《医学衷中参西录》

【组成与用法】生黄芪 18g，知母 9g，柴胡 4.5g，桔梗 4.5g，升麻 3g。水煎服，日服 2 次。

【功效】益气升陷。

【方解】升陷汤是以补中益气汤为基础加减化裁而来。黄芪大补元气，又善升阳，为方中君药；柴胡、升麻升阳举陷，助黄芪举陷升提，为方中臣药；知母凉润，制黄芪之温性，为方中佐药；桔梗为药中舟楫，可载药上行，直达病所，为方中使药。诸药合用，共奏益气升陷之功。

【应用】临床常用于治疗循环和呼吸系统疾病如病态窦房结综合征、冠心病、胸痛、慢性心力衰竭、哮喘、肺不张、气胸、呼吸窘迫综合征、肺纤维化；又可用以治疗胃下垂、慢性疲劳综合征、糖尿病、低血压病、胃扭转、子宫脱垂、便秘、脱肛、经行衄血、自汗、盗汗、感冒经久不愈、泄泻、尿频、皲裂等病症。于睿教授临床上常用此方加减化裁治疗阳气不舒之胸闷伴善太息类的双心疾病。

【宜忌】斟酌。

【现代药理研究】

升陷汤能够抑制细胞凋亡、降低细胞内活性氧（ROS）及 Ca^{2+} 的浓度从而发挥心脏保护作用。有研究表明升陷汤能够下调神经肽 Y（NPY）和促肾上腺皮质激素释放激素 b（CRHB）相关基因的表达，协调 γ-氨基丁酸（GABA）能突触、谷氨酸能突触的平衡从而抑制交感神经兴奋，调节钠、钾通道，实现治疗乌头碱诱导斑马鱼心脏损伤的作用。基于网络药理学和分子对接，探索升陷汤治疗冠心病的作用机制主要涉及以下几个信号通路：AGE-RAGE 信号通路、流体剪切应力和动脉粥样硬化、PI3K-AKT 信号通路、MAPK 信号通路。一项加味升陷汤对急性病毒性心肌炎合并抑郁症的临床试验表明：加味升陷汤能够改善病毒性心肌炎患者心电图变化，控制病毒性心肌炎所致频发房性期前收缩或室性期前收缩，并且可以降低 HAMD 抑郁量表积分。

升陷汤以黄芪为君药，现代药理学研究证明黄芪主要有效成分包括多糖、黄酮、皂苷等，对多种系统疾病均有较为显著的治疗作用。黄芪皂苷中生物活性最好的甲苷类，有保护脑血管、脑神经和心肌细胞及减轻心肌缺血再灌注损伤等作用，黄芪甲苷既可通过激活 PI3K/Akt 信号通路降低心肌细胞自噬水平，保护心肌细胞免受缺氧/复氧损伤；又能激活 PPARα 将糖酵解转换为脂肪酸β氧化，改善线粒体功能和 HF 中 ATP 酶的效率，增加心脏能量的产生。

余四味，共为佐使药：知母凉润黄芪之热性。柴胡为少阳之药，引大气之陷者自左上升。升麻为阳明之药，引大气之陷者自右上升。桔梗为药中之舟楫，能载药上行，开胸中之气。知母的活性成分知母皂苷及其苷元具有降血糖、降血压、降血脂、抗炎、抗氧化及抗凝血等作用；柴胡的有效成分柴胡皂苷可抑制神经细胞凋亡、调节单胺类神经递质、改善肠道菌群等发挥抗抑郁作用；升麻中的升麻苷可以减少氧化低密度脂蛋白刺激心脏微血管内皮细胞所引起的炎性因子分泌，保护血管内皮细胞、阿魏酸可通过抑制 β- 淀粉样斑块相关胶质增生，减轻神经炎症状；桔梗具有抑制脂质过氧化、增加冠脉血流量、抗炎、降低血糖、降脂的作用。

痛泻要方

【出处】《丹溪心法》。

【组成与用法】炒白术 90g、炒芍药 60g、炒陈皮 45g、防风 30g。上四切，分作八服，水煎或丸服。现代用法：水煎服，日服 2 次。

【功效】补脾泻肝、缓痛止泻。

【方解】于睿教授长于从肝脾论治疾病，认为肝失疏泄与脾失健运亦会影响心与神明，从而情志抑郁、急躁易怒甚则胸闷胸痹。此方中白术甘苦而温，补气健脾燥湿以扶脾虚，重用而为君药。炒芍药酸凉，泻肝以抑肝强，兼敛脾阴，与君药合用，扶土抑木，为臣药。陈皮辛苦而温，理气燥湿，醒脾和胃，助白术以加强脾运，为佐药。防风辛香，散肝舒脾，升阳胜湿，引药入脾经，既助白术以祛湿止泻，又合炒芍药使其敛而勿过，疏泄复常，兼为佐使。四味相合，扶脾助运。脾主运化，乃气血生化之源，脾气健运，血液化生有源，则心血充盈、心神得安。

【应用】多用于心系疾病、急慢性肠胃炎、肠易激综合征、慢性结肠炎、慢性肝炎、慢性胰腺炎、神经性腹泻、小儿消化不良等证属脾虚肝盛者。此方常被于睿教授应用于治疗肝脾不和、肝郁脾虚而致胸闷不舒、胸痹、情志抑郁、情绪急躁、腹泻的患者。

【宜忌】脾肾阳虚者慎用，湿热泻痢者忌用。

【现代药理研究】

现已有多项研究表明，痛泻药方可用于治疗心系疾病。炎症反应是冠心病重要发病机制之一，痛泻要方中君药白术，其成分白术多糖、白术内酯I、白术内酯Ⅲ，均有抗炎的作用，通过 NF-κB/Notch 和 MAPK 信号通路对炎性细胞因子肿瘤坏死因子 -α（TNF-α）、白细胞介素 -1β（IL-1β）和 IL-6 产生抑制，从而抑制炎症反应。白芍总苷是从白芍中提取的有效部位，含有芍药苷、芍药内酯苷、羟基芍药苷和苯甲酰芍药苷等单萜苷类成分。有动物模型实验显示，白芍总苷可以降低高脂饲料喂养家兔和豚鼠的血清总胆固醇（TC）、甘油三酯（TG）含量，升高高密度脂蛋白胆固醇（HDL-C），减少脂质沉积，减轻主动脉病变，对动脉粥样硬化的心肌和血管起到保护作用。白芍总苷还可以通过降低急性心肌缺血犬血清游离脂肪酸（FFA）和过氧化脂质（LPO）含量，提高超氧化物歧化酶（SOD）、谷胱甘肽过氧化物酶（GSH-Px）活性，缩小心肌缺血范围和心肌梗死面积，降低血清肌酸激酶（CK）和乳酸脱氢酶（LDH）的活性，以减轻心肌缺血程度。陈皮含有黄酮类、挥发油、生物碱、多糖等成分，黄酮类主要为橙皮苷，橙皮苷可抑制主动脉还原型辅酶 II（NADPH）氧化酶及血栓素 A2 合成酶的表达来降低收缩压，陈皮中的川陈皮素可使心肌梗死小鼠心脏组织中凋亡相关蛋白的表达显著降低，可减少急性心肌梗死导致的心肌细胞凋亡，表明其对心肌具有保护作用。防风秉肝木生长、条达之性，善于顺畅肝气，肝的功能得复而气血调和，心神自安，故可治疗肝气郁遏所致的心神不安，神魂失藏。防风有疏肝安神、升阳醒神的双向调节作用，现代药理也提示其有镇静作用，适用于神志病的治疗。

半夏厚朴汤

【出处】《金匮要略》

【组成与用法】半夏 12g，厚朴 9g，茯苓 12g，生姜 15g，苏叶 6g。上五味，以水七升，煮取四升，分温四服，日三夜一服。现代用法：水煎服，日服 2 次。

【功效】行气开郁，降逆化痰。

【方解】于睿教授常从痰论治诸病，认为痰气交阻郁于内而致胸膈满闷、情志不舒。故于睿教授应用半夏以化痰散结降逆，为君药。厚朴苦辛性温，下气除满，为臣药。二药相合，化痰结，降逆气，痰气并治。茯苓健脾渗湿，湿去则痰无由生，亦宁心安神；生姜辛温散结，和胃止呕，且制半夏之毒；苏叶芳香行气，理肺疏肝，助厚朴以行气宽胸、宣通郁结之气，共为佐药。诸药合用，共奏行气散结，降逆化痰之功。

【应用】常用于心系疾病、气血津液病证、脾胃系病证及肺系病证等，如胸痹、郁证、咳嗽、胃痛、慢性咽炎、神经官能症、咽异感症、慢性胃炎及反流性食管炎等。于睿教授将此方应用于痰凝气结而致郁症、胸痹的患者，以化痰行气，散结开郁。

【宜忌】阴虚火热、口干舌燥不宜服用。

【现代药理研究】

有临床研究显示，冠心病心绞痛伴抑郁患者服用半夏厚朴汤加减伴盐酸氟西汀，其治疗效果明显优于仅接受西药治疗的患者，加服半夏厚朴汤加减的患者其心绞痛发作次数、持续时间、VAS 评分、HAMD（汉密尔顿抑郁量表）、HAMA（汉密尔顿焦虑量表）评分均较西药组患者显著降低。

有动物实验表明，对于慢性间接性低氧而导致心脏损伤的小鼠，半夏厚朴汤可以提高射血分数（ejection fraction，EF）、下降左心室收缩末期内径（LV-

End systolic diameter，LVESD)、左心室舒张末期内径 (LV-End diastolic diameter，LVEDD) 值、明显降低肌酸激酶 (creatine kinase，CK)、肌酸激酶同工酶 (creatine kinase-MB，CK-MB)、乳酸脱氢酶同工酶 1 (lactic dehydrogenase isoenzyme1，LDH1) 含量、抑制 GRP78、ERO1L、CHOP 的蛋白表达、降低心肌细胞中出现凋亡小体的数量，从而通过抑制内质网应激 (endoplasmic reticulum stress，ERS) 发挥心脏保护作用。对于抑郁症的治疗有研究显示，半夏厚朴汤可以提高超氧化物歧化酶 (superoxide dismutase，SOD) 活力及丙二醛 (malondialdehyde，MDA) 水平，增加海马乙酰胆碱含量，有效降低脑内单胺类神经递质 NE、5-HT 的含量，从而改善抑郁症状。

半夏中含有黄酮类成分，如槲皮素等，这些成分可能通过调节脂质代谢、抑制脂质过氧化等机制发挥降脂作用，且半夏具有较好的抗心律失常、降压以及一定程度的心脏抑制作用。厚朴酚，一种从厚朴中提取的活性成分，已被证实对心肌具有保护作用，能够有效减轻心肌缺血时的损伤，从而有助于维护心脏健康。同时，紫苏叶中的挥发油成分对轻度应激引起的抑郁小鼠模型表现出改善效果，并通过影响 5- 羟色胺 (5-HT) 的表达，有助于降低白细胞介素 -6 (IL-6) 和肿瘤坏死因子 -α (TNF-α) 的水平。茯苓的主要成分，如茯苓多糖和三萜类化合物，具有多重药理作用。它们能够调节脂质的合成，保护心肌免受损伤，增强身体的抗氧化能力，并具有镇静和抗抑郁的效果。生姜含有的活性成分具有抗氧化特性，这使得它在治疗炎症、心血管疾病以及癌症等多种健康问题中发挥着积极作用。

参苓白术散

【出处】《太平惠民和剂局方》

【组成与用法】莲子肉（去皮）、薏苡仁、缩砂仁、桔梗（炒令深黄色）各 500g，白扁豆（姜汁浸，去皮，微炒）750g，白茯苓、人参（去芦）、甘草（炙）、白术、山药各 1000g。上药共为细末，每服 6g，大枣汤调下。小儿量岁数酌减。

【功效】益气健脾，祛湿理气。

【方解】于睿教授认为心系疾病的治疗应当重视脾的功能，脾气健运而升清，故心脾共治。此方中人参健脾补气，山药健脾止泻，共为君药。白术健脾燥湿，茯苓健脾渗湿，莲子肉补脾涩肠，共为臣药。扁豆健脾化湿，薏苡仁健脾利湿，砂仁化湿醒脾，行气和胃；桔梗宣肺理气化痰，兼载诸药上行而成培土生金之功，共为佐药。炙甘草益气和中、调和诸药，为佐使。大枣煎汤调药，亦助补益脾胃之功。诸药配伍，益气健脾利湿。心为火脏、脾为土脏，母能令子虚，子能累及母，健脾能养心，益心能助脾。

【应用】常用于心系疾病、脾胃系疾病、内分泌疾病、肾系疾病，如冠心病、心衰、抑郁症、慢性胃肠炎、糖尿病、贫血、小儿消化不良、营养不良性水肿、慢性肝炎，慢性肾炎、蛋白尿久不转阴及其他消耗性疾病、慢性支气管炎、肺结核等。于睿教授常应用此方治疗辨证为脾虚或肺脾气虚以致湿邪阻滞而致病的患者以渗湿行气，健脾养心。

【宜忌】1. 泄泻兼有大便不通畅，肛门有下坠感者忌服。

2. 服本药时不宜同时服用藜芦、五灵脂、皂荚或其制剂。

3. 不宜喝茶和吃萝卜以免影响药效。

4. 不宜和感冒类药物同时服用。

【现代药理研究】

高脂血症作为冠心病的一个关键风险因素，若长期未得到控制，将对血管内皮细胞造成损害，进而影响细胞膜受体的功能和细胞的通透性，加速动脉粥样硬化和斑块的形成过程。因此，采取有效的措施来降低血脂水平和减轻血管内皮的损伤，对于延缓动脉粥样硬化的进程、预防冠心病的发生以及减少心血管事件的发生率至关重要。临床实验发现，痰湿体质冠心病合并高脂血症的患者在口服常规西药阿司匹林肠溶片、单硝酸异山梨酯缓释片、阿托伐他汀钙片的基础上口服参苓白术散加减方，心功能参数、血脂指标、管内皮功能各指标水平均有所改善，且效果均优于西药治疗组。参苓白术散中茯苓醇提物可降低高血脂模型小鼠血清总胆固醇（TC）、甘油三酯（TG）、低密度脂蛋白胆固醇（LDL-C）水平，并显著提高血清中超氧化物歧化酶（superoxide dismutase, SOD）的活性；薏苡仁水可以改善肝细胞形态以调节血脂；人参的主要成分人参皂苷 Rb1 通过调节肠道菌群可以降低高脂饮食诱导的高脂血症小鼠血清总胆固醇（TC）、甘油三酯（TG）、低密度脂蛋白胆固醇（LDL-C）水平，升高高密度脂蛋白胆固醇（HDL-C）水平。

有研究发现参苓白术散可作用于 109 个信号通路，其中参苓白术散可以通过调控 Toll 样受体信号通路可修复神经损伤，达到抗抑郁的效果，此外，参苓白术散还作用于 PI3K-AKT 信号通路，这一通路与抑郁症的发病机制密切相关，多种抗抑郁药物亦通过该通路发挥作用，从而发挥抗抑郁的作用。

六、滋阴类

左归饮

【出处】《景岳全书》

【组成与用法】熟地 6 ~ 9g，山药 6g，枸杞 6g，炙甘草 3g，茯苓 4.5g，山茱萸 3 ~ 6g（畏酸者少用之）。水煎服，日服 2 次。

【功效】滋阴补肾。

【方解】方以熟地为君，滋肾填阴为主；山茱萸、枸杞为臣，加强滋肾阴、养肝血之功；佐以茯苓健脾渗湿；炙甘草、山药益气健脾，纯甘壮水之品补益肝肾，适用于真阴不足证。

【应用】常用于心血管疾病如冠心病、高血压等；神经系统疾病如痴呆、眩晕、帕金森轻度认知障碍等；妇科疾病如围绝经期综合征之脏躁、百合病、郁证等；其他如肠易激综合征、入睡期脊髓固有肌阵挛、黄褐斑等。于睿教授常将此方用于胸痛、肾精不足之眩晕合并焦虑抑郁状态之双心疾病。

【宜忌】脾胃虚寒、大便溏稀者不宜服；肾阳不足所引起的阳痿、早泄者不宜服。

【现代药理研究】

在一项左归饮治疗稳定型心绞痛（心肾阴虚型）的临床疗效观察中发现左归饮联合常规西药治疗可以减少患者缺血的发作次数、总发作时间、最长缺血时间或者硝酸甘油使用量。另一项临床试验表明左归饮加减汤方治疗下的患者血清 SOD 升高，血清 MDA 降低，证明了其在 CHD 治疗中起抗氧化作用。此外，加味左归饮对更年期综合征的各种症状如失眠、易激动等症状有良好的治疗作用。

左归饮中重用熟地黄以滋肾填精，大补真阴为君药。熟地黄的主要化学成分有环烯醚萜苷类、氨基酸类、苯乙醇苷类、微量元素、多糖类、紫罗兰酮类等。熟地黄提取物通过激活内皮祖细胞，迁移至外周血，使周边区血管新生，因此表明熟地黄能够有效改善心肌。此外，熟地黄能有效促进小鼠心、脑组织 SOD 含量的升高，明显抗心脑细胞衰老，并且熟地黄加工时间越长，DPPH 自由基的作用越明显，更能提升心肌细胞抗氧化性的作用。苯乙醇类化合物通过介导信号通路起到了多靶点治疗帕金森病的作用，同时抑制大量甲状腺素所致的 β 肾上腺素受体兴奋。熟地黄可以抑制中枢神经系统表现出镇静作用。

山茱萸能滋补肝肾、收精敛汗；枸杞能补肾养阴；茯苓健脾利湿为臣药；山药、炙甘草益气健脾。现代药理学表明：山茱萸具有抗炎作用，其水煎液能抑制小鼠体内醋酸，乙酸能增加小鼠腹腔毛细血管通透性和棉球肉芽组织增生，并能降低肾上腺中抗坏血酸的含量，抗血管内皮细胞氧化，延缓血管内皮衰老。枸杞含有多糖、粗蛋白、粗脂肪、硫胺素、核黄素、抗坏血酸、微量元素和氨基酸，有抗衰老、抗突变、抗肿瘤、降血脂、保肝、抗脂肪肝、降血糖、降血压的作用。茯苓含有三萜甲醇提取物对超氧化物自由基离子和过氧化氢等氧自由基有不同程度的抑制作用。山药健脾补虚，滋肾益精。炙甘草不仅抗心肌缺血，还能拮抗乌头碱引起的心律失常，保护心肌。

生脉散

【出处】《医学启源》。

【组成与用法】麦门冬 9g，五味子 6g，人参 9g。长流水煎，不拘时服。现代用法：水煎服，日服 2 次。

【功效】益气生津，敛阴止汗。

【方解】人参作为君药，发挥补气、益肺生津之效；麦门冬作为辅药，养阴生津、清热，配伍人参，共同发挥气阴双补之功效；五味子作为佐使药，具有敛肺止汗、益气生津的功效。三药共奏生津止渴、益气养阴、敛阴止汗的功效。

【应用】本方被广泛运用于临床各科疾病，主要涉及呼吸系统、消化系统、心血管系统、中枢神经系统、内分泌系统、免疫系统及造血系统疾病。治疗最常见的疾病有心肌病、抑郁症、肺气肿、支气管哮喘、肝炎、便秘、休克等。于睿教授临床上常用此方作为气津两伤之双心疾病、PCI 术后、胸痹气短伴心慌、寐差、乏力的底方进行加减化裁。

【宜忌】若属外邪未解，或暑病热盛，气阴未伤者不宜使用。

【现代药理研究】

生脉散既能对抗缺血早期的心室重构，又能扩张微血管，增加心排血量而升高血压，抗休克。并且生脉散可以促进海马神经元线粒体细胞色素 C 氧化酶的表达，通过抑制过氧化氢的释放，改善海马神经元线粒体的功能，而提高认知功能。此外一项基础实验证明，生脉散提取物可以通过调节 Ca^{2+} 稳态及 Ca^{2+} 钙调神经磷酸酶介导的 Drp1 信号通路来抑制线粒体介导的细胞凋亡，从而减轻了心肌梗死诱导的心力衰竭，保护心肌细胞。益心舒是基于生脉散研制开发出的复方制剂，一项临床试验表明益心舒可缓解 PCI 术后患者焦虑、抑郁情绪，改善其生活质量。

生脉散中人参作为主药，发挥补气、益肺生津之效；现代药理研究表明，人参具有显著中枢神经系统兴奋及保护作用，人参皂苷 Rg1、Rb1 被证明具有改善认知功能障碍的作用，可通过激活缺氧诱导因子 1α/ 血管内皮生长因子保护脑神经细胞。通过网络药理学分析，人参有效活性成分可通过抗心肌缺血、抗心肌氧化、抗炎、扩张血管等方面治疗冠心病。

麦冬作为辅药，养阴生津、清热，配伍人参，共同发挥气阴双补之功效；五味子作为佐药，具有敛肺止汗、益气生津的功效。三药味共奏生津止渴、益气养阴、敛阴止汗的功效。麦冬皂苷 D（OP-D）能通过改善肾上腺素引起的心肌凋亡；选择性诱导细胞色素 P450 酶，调控脂肪酸信号分子的代谢途径；激活

PINK1/parkin 通路调节心肌细胞自噬等作用保护心血管系统。基于网络药理学分析，玄参 – 麦冬药对可能通过 5– 羟色胺（5-HT）、γ – 氨基丁酸（GABA）、多巴胺（DA）等分子靶点及相关化学通路调节神经细胞活动，并通过抗氧化、保护及促进神经细胞再生等机制治疗焦虑症。五味子含有木脂素、五味子醇等成分，具有良好的保护脑组织、调整睡眠质量、增强记忆功能、抗衰老以及镇痛作用。木脂素类中的五味子乙素对心脏类疾病也有良好作用。

炙甘草汤

【出处】《伤寒论》

【组成与用法】炙甘草 12 克，生姜 9 克，人参 6 克，生地黄 30 克，桂枝 9 克，阿胶 6 克，麦门冬 10 克，麻仁 10 克，大枣 30 枚。

《伤寒论》载炙甘草汤煎服方法为："上九味，以清酒七升，水八升，先煮八味，取三升，去滓，内胶，烊消尽，温服一升，日三服。"汉代"一升"约为现代 200mL。故煎煮方法为：清酒 1400mL 加水 1600mL（共计 3000mL），煎煮后取 600mL，已蒸发 2400mL。用清酒煮药相当于现代的醇提法。去滓，内胶，烊消尽"是指将阿胶烊化在去掉渣滓的 600mL 药液中。"温服一升，日三服"即每次温服 200mL，每天服 3 次，服药总量为 600mL。

【功效】滋阴养血，益气通阳。

【方解】于睿教授认为全方气血阴阳并补，阴阳调和，气血充足，血脉充盈，心脉通畅，则气血生化有源，定悸复脉，心疾得愈。甘草生能泻心下之痞，熟能补中气之虚，故为君药，名炙甘草汤。方中重用生地黄滋阴补血，充脉养心，为君药、配伍炙甘草、人参益气健脾、兼能生津；阿胶、麦门冬滋阴补血，助生地黄养阴充脉，共为臣药。大枣、麻仁甘润而养血滋阴；桂枝、生姜辛温而温阳通脉，同为佐药。原方煎煮时加入清酒，取其辛热温通血脉以行药力，为使药。数药相伍，使阴血足而血脉充，阳气复而心脉通，则悸定脉复，故又名"复脉汤"。又本方中炙甘草、人参能培土生金，补益肺气；阿胶、麦冬滋养肺阴；生地黄、火麻仁长于滋补肾水，与胶、麦相合有"金水相生"之功，故也可用于虚劳肺痿的治疗。

【应用】于睿教授运用该方治疗患者心悸，心火亢盛，心阴不足证；以及患者心律不齐，室早二联律、三联律体内有虚热证；患者房颤阴虚热盛证。临床上常用于治疗心血管疾病：心律失常、冠心病合并心律失常、缓慢性心律失常、室性期前收缩、早搏、心力衰竭、心肌炎、失眠等。亦有研究显示可治疗便秘、肿瘤等疾病。

【宜忌】阴虚内热者慎用。

【现代药理研究】

炙甘草汤现代研究多用于治疗心律失常，其中包括病毒性心肌炎、心力衰竭，传导阻滞等。现代药理研究表明，炙甘草汤及其有效成分甘草酸、人参皂苷等能够明显拮抗各种化学和物理因素诱发的心律失常。炙甘草汤对心肌具有保护作用，炙甘草汤能明显提高缺血—再灌注损伤后的左心功能，提高血中超氧化物歧化酶活性，降低体内活性氧含量，减少膜脂质过氧化，从而保护心肌细胞。实验研究发现炙甘草汤含药血清对家兔离体主动脉平滑肌标本具有明显的兴奋作用，可以明显增加主动脉的收缩张力。

甘草为炙甘草汤中君药，甘草中提取的多种活性成分，具有抗氧化、抗炎、调控免疫、抑制肿瘤、抗焦虑抑郁、止痛、保护心脑血管、等多种药理作用。有研究证实从甘草中已发现多种黄酮及其衍生物，蜜炙可显著增加甘草苷及黄酮类成分的含量，而这些成分是抗心律失常的主要物质基础，能够拮抗乌头碱、哇巴因等药物引起的心律失常，显著减慢心率。人参皂苷抗心律失常作用主要与钙通道阻滞、减轻心肌肥厚和重构作用有关，对多种常见心律失常如心动过速、早搏、心室颤动、室性停搏等均具有保护作用。已有研究表明人参皂苷类具有提高心肌收缩力，增加心排出量和冠脉流量从而起到预防心律失常的作用，其强心作用机制与抑制心肌细胞膜 $Na^+–K^+–ATP$ 酶活性及促进 Ca^{2+} 的释放，促进 $Na^+–Ca^{2+}$ 交换，使 Ca^{2+} 内流增加有关。

方中重用炙甘草甘温益气，通经脉，利血气，缓急养心为君；能保护心肌收缩，具有明显的抗心肌缺血，抗焦虑抑郁作用。人参、大枣益气补脾养心；人参皂苷具有减慢心律的作用、对缺血心肌组织的毛细血管再生及血流供应的维护起到一定的促进作用；大枣中含有的环腺苷能舒张平滑肌、扩张血管，改善心肌供血，从而起到治疗心律失常的作用。生地、麦冬、麻仁、阿胶，滋阴养血为臣；生地、麦冬可通过提高心肌对缺氧的耐受性，改善心肌供血情况，调整植物神经功能；麻仁预防动脉粥样硬化，增强心肌收缩力，改善心肌缺血，调节心律；阿胶中含有硫酸皮肤素，该成分为血管保护剂并有抗血栓活性，能防止血管通透性增加。桂枝，生姜、清酒温阳通脉为佐；桂枝能改善冠脉循环，增强冠脉血流量，增加心脉营养血流量；生姜中含有的姜辣素，是一种强有力的强心剂，可以调节心脏节律。诸药合用，温而不燥，滋而不腻，共奏益气养血，滋阴复脉之功。

滋水清肝饮

【出处】《医宗己任编》

【组成与用法】熟地黄 10g，山药 10g，山茱萸 10g，牡丹皮 10g，茯苓 10g，泽泻 10g，白芍 10g，栀子 10g，酸枣仁 10g，当归 10g，柴胡 6g。水煎服，日服 2 次。

【功效】滋阴养血，清热疏肝。

【方解】本方是在六味地黄丸的基础上加味化裁而来。方中"三补三泻"滋补肝肾，填精益髓；配以白芍、柴胡、当归、栀子、枣仁疏肝养血，清热敛阴，其奏滋补肝肾，清热疏肝凉血之效。

【应用】临床主要用于治疗围绝经期综合征如潮热汗出、头晕、耳鸣、烦躁易怒、失眠多梦、腰膝酸痛等；抑郁症、黄褐斑、不育症、眩晕、痤疮等病症。于睿教授常用此方合用六味地黄丸加减治疗肾水不足双心疾病之心悸、盗汗伴抑郁状态。

【宜忌】脾虚便溏者不宜。

【现代药理研究】

临床试验观察到滋水清肝饮联合西药能使患者收缩压平均下降 32.3 ± 10.7mmHg，舒张压平均下降 8.2 ± 6.1mmHg，显著改善饮食、睡眠、情绪，明显降低抑郁（PHQ-9）评分。此外，研究表明加味滋水清肝饮联合西药更有效地治疗慢性心衰伴焦虑抑郁患者。基础实验发现滋水清肝饮可以抑制细胞焦亡减轻慢性不可预见性温和应激模型大鼠海马区炎症，保护神经细胞，发挥抗抑郁的作用。经滋水清肝饮治疗的抑郁症大鼠下丘脑促肾上腺皮质激素释放激素的 mRNA 水平降低，5- 羟色胺、去甲肾上腺素等神经递质含量增加，抑郁症的神经行为学表现得到显著改善。

滋水清肝饮是由六味地黄丸合丹栀逍遥散减去白术加炒枣仁化裁而成。六味地黄丸能滋补肝肾；丹栀逍遥散可疏肝解郁，清热除烦。在现代药理研究中，滋水清肝饮有着较为显著的抗抑郁作用。方中以柴胡，熟地为君。柴胡的有效成分既可以通过调控凋亡信号通路、氧化应激反应保护心脏，又能通过调节炎症因子、调节神经递质、调节脑源性神经营养因子而发挥抗抑郁的作用。例如：柴胡皂苷 a 可改善抑郁症大鼠脑内的神经递质 5-HT 及 NE 的含量，减少其造成的神经损伤；山奈酚可促进海马组织 BDNF、NGF 蛋白表达从而起到治疗抑郁的作用。熟地主要药用成分具有调节炎症反应和免疫反应，兴奋下丘脑—垂体系统的作用，可防止肾上腺皮质的萎缩，促进合成肾上腺皮质激素，改善抑郁状态。山药、山萸肉为臣药，助君药滋肾养肝。山萸肉具有保护肝肾、抗氧化、保护神经、抗炎镇痛、抗骨质疏松、改善抑郁状态等诸多作用；山药与君药熟地是补脾益肾的常用药对，具有抗肿瘤的作用、抗氧化、抗炎作用。佐药当归、丹皮、柴胡、茯苓、疏肝健脾，补血活血，养血柔肝，凉血清热的作用。经过现代药理学的深入研究，丹皮已被证实具有显著功效，能够减少心输出量并增加冠状动脉的血流，对抗动脉粥样硬化和降低血压。泽泻则显示出强大的利尿特性，通过增加尿量并促进肾素的代谢，达到降压和降糖的效果。酸枣仁则对神经系统有显著的调节作用，具有镇静效果，并有助于调节中枢和植物神经功能。茯苓则以其持久而温和的利尿降压作用闻名，它还能促进钾、钠等多种电解质的排出。当归则具有降低血压、减少血小板聚集、预防血栓形成以及降脂预防动脉硬化的多重作用。

七、温阳类

参附汤

【出处】《正体类要》

【组成与用法】人参 12g，附子炮 9g（去皮脐）。上两味，用水煎服，阳气脱陷者，倍用之。

【功效】益气回阳固脱。

【方解】方中人参大补元气、益气固脱为君；附子炮回阳救逆、补火助阳、散寒止痛为臣。参附配伍，能上助心阳，下补肾阳，中健脾气，气阳同救，起到温而兼润、补而能固的功效，可期峻补阳气以救暴脱之效。《医宗金鉴·删补名医方论》云："补后天之气，无如人参；补先天之气，无如附子，此参附汤之所由立也"。

【应用】常用于心系疾病，慢性心力衰竭、心源性休克、缓慢性心律失常、肿瘤。

于睿教授多用此方于阳气暴脱之厥证合并郁证或心衰病合并郁证。阳气暴脱，无以养五脏，可出现猝然昏迷、冷汗淋漓、神昏等厥证表现，与现代心源性休克、急性心力衰竭基本一致。阳气骤失可致失神，症见精神萎靡、意识模糊、目光呆滞等，若阳气长久亏损，可见持续情绪低迷、精神不振，产生抑郁倾向。以参附汤益气回阳固脱，同补先后天之气，诸证皆减。

【宜忌】阴虚火旺者慎用。

【现代药理研究】

研究表明，参附汤具有显著改善血流动力学、增加冠脉流量、抗休克、抗心律失常、抗脂质过氧化、抗心肌缺氧缺血、保护心肌细胞作用及调节免疫功能。对心源性休克、心力衰竭疗效确切。徐敬娅等经实验得出参附汤可以通过调节 Bax/Bcl-2 通路相关靶点蛋白的表达，来抑制心肌细胞的凋亡，从而减轻心源性休克对心肌的损伤程度。卫婧婧等验证了参附汤治疗慢性心力衰竭的基本药理学作用，找出了 PI3K-Akt、cGMP-PKG、MAPK、cAMP、RAS 等信号通路。经临床观察发现，参附汤对气虚阳衰型抑郁症有一定疗效。

本方药简力专，两味药中，人参有大补元气，安神定志，复脉固脱之功，人参的药理作用广泛，其主要活性成分人参皂苷能够提升心脏功能，升高血压，增加冠状动脉供血，改善心肌缺血；减轻内皮细胞的炎症反应、保护血管内皮细胞，促进血管再生；降血糖、降血脂、降血压，改善动脉粥样硬化；抗心律失常；保护心肌细胞、减少心肌细胞凋亡、抑制心肌细胞肥大。此外，人参总皂苷可以逆转慢性轻度应激诱导的海马单胺类神经递质浓度和 BDNF 表达的下降，从而达到抗抑郁效果。

附子辛温大热，《本草正义》言"其性善走，故为通十二经纯阳之要药"，为回阳救逆第一品药，药理研究表明附子水溶性生物碱具有明显的强心作用，能够提高心率，升高血压，减少血小板聚集。附子多糖既可以保护血管内皮细胞、调节血糖、降低血脂、抗氧化应激、防治动脉粥样硬化、治疗心肌缺血再灌注损伤，还可以保护神经系统，增加海马神经元细胞数量，促进神经元再生，通过升高海马体中 BDFN 含量，调节 BDNF 信号通路来改善抑郁症发病。人参与附子同用，增效减毒，王晓丽等发现当人参与附子比例为 1 : 2 时，人参可有效抑制附子对心肌细胞的毒性作用。

真武汤

【出处】《伤寒论》

【组成与用法】茯苓 9g，芍药 9g，白术 6g，生姜切 9g，附子炮 9g（去皮，破八片，一枚）。上五味，以水八升，煮取三升，去滓，温服七合，日三服（现代用法：水煎服，日服 2 次）。

【功用】温阳利水。

【方解】方中君以大辛大热之附子炮，温肾助阳以化气行水，暖脾抑阴以温运水湿。臣以茯苓、白术补气健脾，利水渗湿，合附子可温脾阳而助运化，三药配伍，温阳利水之功彰。以辛温之生姜，配附子温阳散寒，伍苓、术辛散水气，并可和胃而止呕。配伍酸收之白芍，其意有四：一者利小便以行水气，《本经》言其能"利小便"，《名医别录》亦谓之"去水气，利膀胱"；二者柔肝缓急以止腹痛；三者敛阴舒筋以解筋肉瞤动；四者防止附子燥热伤阴，亦为佐药。方中辛热渗利合法，纳酸柔于温利之中，泻中寓补，标本同治，脾肾兼顾，重以温肾，共奏温阳利水之功。

【应用】常用于心系疾病、肺系疾病、肾系疾病，心力衰竭、肺源性心脏病、慢性肾功能衰竭、肾病综合征、慢性肾小球肾炎、糖尿病肾病。

于睿教授多用此方于阳虚水泛证之心衰病合并郁证。肾主水，肾水上济，以资心阴，若肾阳虚不能制水，水气泛溢，上凌于心，可致心衰，水邪随气机升降出入可达全身，故见水肿。阳虚失于温煦可致少神，症见精神不振、倦怠乏力、少气懒言、动作迟缓、嗜睡、健忘等，与抑郁症表现相似。用真武汤利水以畅气机，温阳以复阳气温煦推动，诸证自除。

【宜忌】阴虚火旺者慎服。

【现代药理研究】

据临床试验观察，真武汤能显著缓解慢性心衰患者喘促、气短、胸闷、心悸、水肿等症状，提高患者心功能。实验显示真武汤具有保护血管内皮，改善血流动力学，减轻心脏容量负荷，抑制心肌细胞凋亡，抑制心肌纤维化，阻止或逆转心室重构等作用。真武汤对阳虚型，尤其是脾肾阳虚型抑郁症患者，有较好的临床疗效，患者经加味真武汤治疗后抑郁量表评分降低。

本方五味药中，附子辛温大热，能升能降，达内达外，有回阳固脱之功，为扶阳第一要药，现代药理学证实附子中的多种生物碱具有强心作用。茯苓敛心气之浮越以安魂定魄，兼能泻心下之水饮以除惊悸，茯苓所含常春藤皂苷元具有抗抑郁、抗菌抗炎等作用，所含茯苓酸有利尿的功效。白芍味苦微酸，敛阴和营，滋阴养血，退热除烦，其成分芍药苷具有明确抗抑郁作用，且能够有效减轻心室重构、改善心功能，同时还能扩张血管，与《名医别录》谓其可"通顺血脉"相合。白术为苦温之品，长于燥土而泄湿，现代药理研究表明，白术具有抗炎、抗血小板聚集、降血糖、降血脂、稳定心率、利尿等诸多作用。现代医学认为抑郁症与脑内 5-HT 含量异常变化、肠道菌群失调显著相关，伍春桃等经实验证明白术有效成分白术多糖可以调节抑郁小鼠大脑中 5-HT 含量、调节肠道菌群稳态、改善能量代谢障碍，从而改善抑郁。生姜辛散，功善温胃散寒，开痰理气，以调畅气血升降，生姜挥发油中姜酚类化合物具有强心作用。白芍与生姜均可降脂从而降低心血管疾病风险，抑制炎性细胞浸润从而减轻水肿。

理中丸

【出处】《伤寒论》

【组成与用法】人参、干姜、炙甘草、白术各 9g。

上四味，捣筛，蜜和为丸，如鸡子黄许大（9g）。以沸汤数合，和一丸，研碎，温服之，日三四服，夜二服。腹中未热，益至三四丸，然不及汤。汤法：以四物依克数切，用水八升，煮取三升，去滓，温服一升，日三服。服汤后，如食顷，饮热粥一升许，微自温，勿发揭衣被（现代用法：上药共研细末，炼蜜为丸，重 9g，每次 1 丸，小蜜丸则每次 9g，温开水送服，每日 2~3 次；亦可作汤剂，水煎服，药后饮热粥适量）。

【功用】温中祛寒，补气健脾。

【方解】方中干姜大辛大热，温脾暖胃，助阳祛寒为君药。阳虚则兼气弱，气旺亦可助阳，故臣以甘温之人参，益气健脾，补虚助阳，《内经》云："脾欲缓，急食甘以缓之。"君臣相配，温中健脾。脾为中土，喜燥恶湿，虚则湿浊易生，反困脾胃，故佐以甘温苦燥之白术，既健脾补虚以助阳，又燥湿运脾以助生化。甘草与诸药等量，一与参、术以助益气健脾，补虚助阳；二可缓急止痛；三为调和诸药，是佐药而兼使药之用。四药相伍，辛热甘苦合法，温补并用，补中寓燥，可温中阳，补脾气，助运化，故曰"理中"。

【应用】常用于心系病、脾胃系疾病、内分泌疾病，冠心病、胃溃疡、溃疡性结肠炎、腹泻、代谢综合征、高脂血症。

于睿教授多用此方于中阳不足，阴寒上乘之胸痹合并郁证。脾为气血生化之源，脾胃虚寒，失于运化，则气血生化乏源，"不得虚，邪不能独伤人"，气血虚弱之时寒邪更易趁虚而入。寒邪客于中焦，扰乱气机，气机郁滞则情志不畅，可致抑郁；而中焦气机升降失调，精血输布失常，可致淤堵处不通则痛，空虚处不荣则痛，寒邪乘于上焦则发为胸痹，寒主收引，能使筋脉挛急，加重气血郁滞。以理中丸温中祛寒，益气健脾，寒遇温则痛减，脾得健则气血通行。

【宜忌】阴虚火旺者慎服。

【现代药理研究】

多项临床证据表明，理中丸能显著降低血脂，改善冠状动脉粥样硬化以防治冠心病，对改善心肌供血、减少心肌耗氧量、抑制炎性反应等均有较好的疗效。据临床观察，理中丸对脾胃虚寒型抑郁症患者，临床疗效甚佳。

干姜温补中阳，助阳祛寒，《神农本草经》言"干姜，主胸满"，干姜的超临界流体 CO_2 萃取物具有心血管保护作用，改善心血管功能作用明显。人参味甘性温，大补元气，补而上升，《神农本草经》谓其"补五脏，安精神，止惊悸"，人参的主要活性成分人参皂苷能够降低内皮细胞的炎症反应、保护血管内皮细胞，促进血管再生；稳定斑块和减弱斑块、抗血栓；抗心律失常；抑制心肌细胞肥大、减少心肌细胞凋亡。朱爽等实验结果得出，给予抑郁模型大鼠人参皂苷后，大鼠血清中 5-HT 水平增加、皮质酮水平降低，表明人参皂苷有一定的抗抑郁效果。白术甘温苦燥，健脾燥湿，还复气血生化之源，苍术酮作为白术挥发油中相对含量最高的成分，有独特的降血压、降糖作用；白术另一活性成分白术多糖具有抗抑郁作用。炙甘草味甘和缓，益气补中，甘草所含甘草苷通过抑制 MAPK 和 NF-κB 通路延缓心肌纤维化；甘草酸可以有效改善心肌缺血症状，抗心肌梗死；甘草次酸可以降血压、抗血栓。

当归四逆汤

【出处】《伤寒论》

【组成与用法】当归 9g，桂枝 9g（去皮），芍药 9g，细辛 3g，甘草炙 6g，通草 6g，大枣擘 8 枚。上七味，以水八升，煮取三升，去滓，温服一升，日三服（现代用法：水煎服，日服 3 次）。

【功效】温经散寒，养血通脉。

【方解】本方由桂枝汤去生姜，倍大枣，加当归、通草、细辛组成。方中当归甘温，主入肝经，养血和血以补虚；桂枝辛温，温经散寒以通脉，共为君药。细辛温经散寒，增桂枝温通之力；白芍养血和营，既助当归补益营血，又配桂枝以和阴阳，共为臣药。通草通利经脉以畅血行；大枣、甘草益气健脾，养血补虚，皆为佐药。重用大枣，既合归、芍以补营血，又防桂枝、细辛燥烈太过，伤及阴血。甘草兼调药而为使药之用。诸药相合，辛温与甘酸并用，温经散寒而不生燥，养血通脉而不留滞。

【应用】常用于心系疾病、内分泌系疾病、风湿免疫疾病、冠心病、糖尿病周围神经病变、原发性痛经、类风湿关节炎、雷诺综合征、肩周炎。

于睿教授多用此方于血虚寒厥证之胸痹合并郁证。寒凝则血不流，不达四末，阳微失于温养，血虚失于濡养，可致厥证。阴寒内盛，郁遏阳气，致使阴阳气不相顺接，气机逆乱，可致情志不遂，形成抑郁症。以当归四逆汤温经散寒，养血通脉，则可使血脉畅行，通达全身，通则不痛，条畅情志。

【宜忌】阴虚火旺者慎服。

【现代药理研究】

经实验研究证实，当归四逆汤可以抗炎、镇痛、解痉、抗凝血，改善末梢血液循环、改善心肌损伤、调节血管活性因子水平，具有抗冠心病作用。心电图 S-T 段抬高，一般由心肌缺血所致，郭倩池等予大鼠当归四逆颗粒灌胃后，观察到 S-T 段明显下降，提示当归四逆汤可以缓解心肌缺血。除此之外，还发现给药后大鼠心肌纤维排列整齐，心肌细胞结构改善，炎症细胞减少，说明当归四逆汤可以减轻心肌损伤，保护心肌细胞。当归四逆汤原为伤寒治厥证方，阴阳气不相顺接则为厥，此易致气郁，故而常伴抑郁等情志不畅之证，经临床观察，当归四逆汤对寒凝血瘀型抑郁症患者疗效较好。

当归补血养肝，活血通脉，当归挥发油可以降压、保护血管内皮、保护缺血再灌注损伤组织，而当归有效成分阿魏酸具有显著的抗抑郁功效，当归多糖可调节糖脂代谢，减轻动脉粥样硬化。桂枝温通经脉，调和营卫，桂枝具有利尿、扩血管、抗炎、抗血小板聚集、抗凝血等多种药理活性，能够有效保护心血管。细辛性善走窜，无微不至，宣泄郁滞，温经散寒，细辛的活性成分去甲乌药碱可以强心、扩血管。白芍养血和营，滋阴除烦，其成分芍药苷具有明确抗抑郁作用，且能够有效扩张血管、减轻心室重构、改善心功能。通草疏通气机，调畅血脉，可以促进雌激素分泌从而保护血管。甘草入心、肺、胃、脾经，调和诸药，其活性成分甘草酸能够有效改善心肌缺血、抑制心肌梗死。大枣善滋养血脉，具有抗氧化、抗炎、降血脂、降血糖等药理活性。

药对桂枝—白芍，温阳敛阴，和营止痛，现代药理学研究亦证实其具有抗炎镇痛作用；桂枝、甘草同归心经、辛甘化阳，共用可抗心律失常、抗血栓、抗心肌缺血再灌注损伤等。

八、火郁发之

升降散

【出处】《伤寒温疫条辨》

【组成与用法】白僵蚕（酒炒）12g，全蝉蜕（去土）10g，姜黄（去皮）6g，川大黄（生）6g。上药共研细末，和匀。据病情轻重，分2～4次服，用黄酒、蜂蜜调匀冷服。

【功效】升清降浊，疏风清热，化痰泻火。

【方解】本方以僵蚕为君，蝉蜕为臣，姜黄为佐，川大黄为使，黄酒为引，蜂蜜为导，六法俱备。僵蚕得天地清化之气，轻浮而升阳中之阳，故能胜风祛湿，清热解郁，从治膀胱相火，引清气上朝于口，故逆浊结滞之痰。蝉蜕息风得清阳之真气，所以能祛风而胜湿，饮露得太阴之精华，所以能涤热而解毒。姜黄驱邪伐恶，行气散郁。大黄上下通行。酒引之使上行，蜜润之使下导。本方有升有降，可使阳升阴降，内外通和，而温病表里三焦之热全清。

【应用】本方广泛应用于内科杂病以及疑难重症中，亦获良效。尚可运用于心血管神经症、高脂血症、各种急性传染病、流行性感冒、流行性腮腺炎、咽炎、乙型肝炎、咳嗽、哮喘、发热、肠易激综合征、腹胀、便秘、荨麻疹、带状疱疹、疱疹性龈口炎、糖尿病、胆囊炎、过敏性紫癜性肾炎、慢性肾功能不全、类风湿关节炎、小儿肠系膜淋巴结炎、急性胰腺炎、假性球麻痹等病症。

升降散可调畅气机，气机得畅，则肝郁得疏；亦可降浊清热，祛火热之邪，邪祛则诸症得愈。心肝同病之胸痹常因心血不足、肝气不疏或肝郁化热而成，升降散可疏肝之气郁，解郁之化热。肝郁得解，肝热得清，则气机调畅，胸气舒展。肝之功能复常，肝藏血有度，则心血充足，心有血养，合以祛痰化瘀之品，则胸痹得愈。

【宜忌】服药后半日不可喝茶、抽烟、进饮食。若不能忌，即不效。

【现代药理研究】

现代研究表明，僵蚕含有蛋白质、氨基酸、白僵菌素等成分，具有抗肿瘤、抗凝、杀虫抑菌、抗惊厥、解痉、抗血栓、降糖、降脂等作用；蝉蜕主要成分有蛋白质、氨基酸、甲壳质，并含有多种微量元素，药理研究表明其有抗肿瘤、抗炎、抗凝、抗惊厥、镇静止痛、止咳平喘等作用，还可明显改善高脂血症病理状态下血流变的作用。姜黄含有姜黄素类物质、挥发油等成分，具有抗菌抗炎、抗病毒、抗氧化、降低血脂血糖、抗肿瘤等作用，其提取物姜黄素具有显著降低高脂饮食诱导非酒精性脂肪肝大鼠血清学指标的作用，对大鼠肝脏具有良好的防护作用。大黄主要成分为大黄酸、大黄素和大黄酚等，具有解热抗炎、抗病毒、利胆保肝、导泻、免疫调节、止血、改善血液流变性、降低血脂、利尿等功效。

史锁芳运用升降散合瓜蒌薤白半夏汤加减治疗胸痹 1 例，中医辨证为心肝失和、痰气痹阻，服用 21 剂后病近痊愈。王太吉等运用升降散合瓜蒌薤白半夏汤加减治疗痰浊痹阻型冠心病疗效显著。隋吉峰等运用升降散联合血必净治疗气滞血瘀型冠心病心绞痛 30 例，其中有效 5 例、显效 25 例，中医证候疗效、心绞痛发作疗效、心电图疗效总有效率均明显高于对照组。赵毅等运用升降散合血府逐瘀汤加减治疗气滞血瘀型冠心病 50 例，其中治愈 36 例、好转 9 例，总有效率为 86%，高于对照组的 68%（P ＜ 0.05）。郭锦桥运用升降散加味治疗头痛合并焦虑抑郁患者 46 例，控制、显效、有效分别为 13 例、21 例、10 例，临床控制率、总有效率均高于对照组（P ＜ 0.05）。

左金丸

【出处】《丹溪心法》

【组成与用法】黄连 18g，吴茱萸 3g。上药为末，水丸或蒸饼为丸，白汤下五十丸（6g）。现代用法：为末，水泛为丸，每服 3 ~ 6g，一日 2 次，温开水送服；亦可作汤剂，水煎服，日服 2 次。

【功效】清肝泻火，降逆止呕

【方解】方中重用苦寒之黄连为君药，一则清心火以泻肝火，即所谓"实则泻其子"，肝火得清，自不横逆犯胃；二则清胃热，胃火降则其气自降，如此标本兼顾，对肝火犯胃之呕吐吞酸尤为适宜。吴茱萸辛苦而温，入肝、脾、胃、肾经，辛能入肝散肝郁，苦能助黄连降逆止呕之功，温则佐制黄连之寒，使黄连无凉遏之弊，且能引领黄连入肝经，为佐药。二药辛开苦降，寒热并用，泻火而不凉遏，温通而不助热，使肝火得清，胃气得降，则诸症自愈。

【应用】可用于胁痛、吞酸吐酸、筋疝痞结、脘痛、口苦脉弦、头目作痛、泄泻、淋秘、发寒热、小腹疼痛、酒湿发黄、噤口痢等。

左金丸源自元代医家朱震亨之《丹溪心法·火六》，原方取黄连（六两），吴茱萸（一两或半两）制丸而成。左金丸组方精妙，具有生克制化、寒热并用、辛开苦降的特点，广泛适用于中焦火郁之证。于睿教授多用此方于胸闷胸痛，急躁伴呕吐反酸，胃脘痛合并焦虑抑郁之双心疾病。

【宜忌】呕吐吞酸属脾胃虚寒者忌用。

【现代药理研究】

现代医家将左金丸的应用范围进一步扩大，白庆云等人通过对比观察尼莫地平、左金丸干预自发性高血压大鼠 4h 后疗效无显著差异（P > 0.05），证实了左金丸的降压作用。相关网络药理学研究发现左金丸可能通过作用于 CHRM5、ADRA1B、HTR2A 等靶点，调控 Cgmp-PKG、钙离子、血管平滑肌收缩等信号通路，发挥调节血压作用。戴国梁等人发现左金丸可通过激活抑郁模型小鼠海马区 AMPK/SIRT1 信号通路，抑制 NLRP3 激活及神经炎症，发挥抗抑郁作用。

研究表明左金丸入血成分主要为生物碱类化合物，其余为三萜类、酚酸类等成分。大量研究表明，生物碱类成分是左金丸中的主要活性成分，具有显著的抗炎、抗病毒、抑菌、抗肿瘤等药理活性。小檗碱亦称黄连素，是黄连中最具代表性也是含量最高的生物碱。越来越多的研究证据表明，小檗碱对不同抑郁模型动物表现出良好的抗抑郁作用，其作用机制被认为与调节大脑内单胺类成分及代谢、调节肠道菌群、抗炎、抗氧化等方面有关。吴茱萸次碱是吴茱萸中的一种主要活性成分，研究显示吴茱萸次碱具有一定的抗抑郁效果，其机制可能与提高大鼠海马单胺神经递质水平、提高 BDNF 的表达有关。此外，木兰花碱、阿魏酸、丹参素及 β- 谷甾醇等入血成分均具有较好的抗抑郁活性。有研究对左金丸进行生信分析发现左金丸中 (R)- 四氢小檗碱、1- 甲基 -2- 壬基 -4- 喹诺酮、吴茱萸酰胺甲、β- 谷甾醇、氧化小檗碱、小檗碱、吴茱萸碱的 Degree 远高于其他成分，表明它们可能是降压的主要药效基础，其中 (R) - 四氢小檗碱属于四氢异喹啉类生物碱，具有抗高血压、抗心律失常、抗纤维性颤动、抗急性心肌梗死、防治缺血再灌注损伤作用。

导赤散

【出处】《小儿药证直诀》

【组成与用法】木通 6g、生地黄 6g、生甘草梢 6g。上药为末，每服 9 克，水一盏，入竹叶同煎至五分，食后温服。现代用法：水煎服，用量按原方比例酌情增减，日服 2 次。

【功效】清心利水养阴。

【方解】方中生地黄甘寒，凉血滋阴降火；木通苦寒，入心与小肠经，上清心经之火，下导小肠之热，两药相配，滋阴制火，利水通淋，共为君药。竹叶甘淡，清心除烦，淡渗利窍，导心火下行，为臣药。生甘草梢清热解毒，尚可直达茎中而止痛，并能调和诸药，还可防木通、生地之寒凉伤胃，为方中佐使。

【应用】心经火热证。心胸烦热，口渴面赤，意欲饮冷，以及口舌生疮；或心热移于小肠，小便赤涩刺痛。

于睿教授常将导赤散中木通改为通草，木通与通草，一字之差，但其基原、性效与临床作用有别。通草为五加科木本植物，而木通则为木通科藤本植物"木通，原名通草，始载于《本经》，列为中品《药性论》首先称之为木通"。后世《汤液本草》《本草品汇精要》等均以木通为处方用名，其文字所述均为木通科植物木通。后世本草文献之木通与通草才名副其实。但临证处方和一些医药文献仍为混淆。李时珍将通草编目在草部，并释名木通。"有细孔，两头皆通，故名通草，即今所谓木通也"，并强调"今之通草乃古之通脱木也。本草混注为一名，实相乱今分出。

生地黄始载于《神农本草经》，味甘性寒，归肝、心、肾经，主治热病伤阴、烦渴，有清热凉血、养阴生津之效，恰适用于心经火热证的治疗，以清心经热邪。《珍珠囊补遗药性赋》曾记载："凉心火之血热；泻脾土之湿热；止鼻中之衄热；除五心之烦热。"

【宜忌】方中木通苦寒，生地阴柔寒凉，故脾胃虚弱者慎用。

【现代药理研究】

现代药理研究表明，生地黄有抗炎、调节免疫、止血、降血糖、抗凝、保护神经、抗肿瘤以及抗衰老等药理作用。刘江月研究表明，地黄的有效成分梓醇能抑制单核细胞趋化蛋白 1（MCP-1）、TNF-α 和血管内皮黏附因子（VCAM-1）的 mRNA 和蛋白的表达，从而起到保护血管内皮的作用。

通草具有通利血脉、清热利尿、通气下乳的作用，Chistokhodova 等利用二氯甲烷和甲醇对通草进行提取，结果表明通草中 80% 的化合物和抗凝血酶Ⅲ类具有类似作用，从而表明通草具有预防血栓的作用。

生甘草清热解毒，调和诸药。甘草的主要成分为甘草酸（又名甘草皂甙、甘草甜素），约占 4% ~ 16%。甘草酸水解后可得到甘草次酸，其化学结构与皮质酮有相似之处。甘草酸与甘草次酸的共同作用为具有保泰松或氢化可的松样的抗炎作用，对抗体的免疫功能有增强作用。

竹叶在我国具有悠久的药用和食用历史，《本草求真》《本草逢原》等将竹叶确定为清热解毒药。张英等研究发现竹叶中含有丰富的黄酮类成分，竹叶黄酮的生物学作用也有大量报道，主要表现为对心血管系统的影响。实验证实，竹叶黄酮具有扩张冠脉血管、增加冠脉流量及增加心肌收缩力的作用，采用豚鼠离体心脏冠脉流量实验发现：不同剂量的竹叶提取物可增加离体豚鼠心脏的冠脉流量，并随着剂量增加而增加。

封髓丹

【出处】《御药院方》

【组成与用法】黄柏9g，砂仁6g，甘草3g。上药捣罗为细末，水煮面糊稀和丸如桐子大，每服五十丸，用苁蓉15g，切作片子，酒一大盏，浸一宿，次日煎三四沸，滤去滓，送下，空心食前服。现代用法：水煎服，日服2次。

【功效】降心火，益肾水。

【方解】黄柏为君，其苦寒微辛，沉阴下降，为苦寒清热燥湿之品，主入下焦，"性寒清肃，则龙火不至于奋扬"，故以泻相火而益肾水，意在不补而补，非真能补，可取"肾职得坚，则阴水不虞其泛溢"之效。砂仁为臣，味辛性温，温中和气而醒脾调胃，辛香能审善入肾润燥，"通三焦达津液，能纳五脏六腑之精而归于肾"，是以后天生化得源，先天肾气得充，"水土合为一家，以妙封藏之固"佐以甘草，甘能缓急，调和上下，与黄柏之苦，苦甘化阴，合西砂之辛，辛甘化阳，"阴阳合化，交会中宫，则水火既济"。

【应用】遗精、带下、牙痛、耳肿耳痛、喉痹舌痛、心烦失眠、潮热汗出等属心火扰动相火者皆可随证使用。复发性口腔溃疡、单纯疱疹、带状疱疹等属中阳不足，相火上冲不甚者皆可随证使用。

封髓丹治法由初起"降心火，益肾水"，发展至"泻相火，益肾水"，后拓展至"纳气归肾，封藏固摄"，主治亦由"治梦遗失精"推广至"治一切虚火上冲"。于睿教授多用此方于PCI术后、胸闷气短、乏力不寐伴心烦之双心疾病。后世其他医家常将封髓丹与郑钦安《医理真传》中潜阳丹合方而成潜阳封髓丹治疗阳虚而导致元阳虚弱、下焦阴气偏盛、虚火内盛的虚阳浮越之证。如薛一涛等运用潜阳封髓丹治疗扩张型心肌病、不稳定性心绞痛、心律失常等，对心系病症之心悸、胸痹之有虚实两端，证属阳虚外越、肾气亏虚、心阳不足治宜温肾潜阳、纳气归肾、清上温下，以调理阴阳，使阴平阳秘，水火相抱。吴慧毅等采用潜阳封髓丹加味治疗肺源性心脏病。贾竑晓灵活调整潜阳丹合封髓丹的寒热药比例，以求清热安神，调和君相之功，治疗广泛性焦虑障碍上热下寒证。

【宜忌】阴虚火旺、脾胃虚弱、孕妇慎用。

【现代药理研究】

方中黄柏的主要成分小檗碱具有显著的抗焦虑和抗动脉粥样硬化作用：小檗碱可以有效降低焦虑模型小鼠脑中去甲肾上腺素（NE）、多巴胺（DA）和 5- 羟色胺（5-HT）的水平缓解抑郁。另外黄柏可通过减少 ox-LDL 的水平，降低胆固醇含量，提高抗氧化水平，通过调控 SIRT1/Fox O、AMPK、NF-κB 多条信号通路来降低氧化应激水平和炎症反应，共同起到抗动脉粥样硬化作用。朱悦尔在张声生教授对于慢性胃炎及伴焦虑抑郁状态的治疗研究中，发现砂仁可有效缓解患者的精神状态，减少抑郁行为和躯体症状，证实砂仁对焦虑抑郁状态的有效作用。甘草具有缓解抑郁情绪、提高机体免疫能力等作用。研究发现甘草苷可以通过清除白由基（free radical），降低丙二醛（malondialdehyde）的生成，抑制脂质的过氧化，来发挥抗抑郁作用。甘草苷在体外对小胶质细胞的谷氨酸损伤（Glutamate injury）具有保护作用，从而维持神经细胞的正常功能，甘草苷对各个脑区（除扣带回外）的 5-HT1A 受体下调表现出的逆转作用，逆转由于慢性应激导致的糖水偏嗜度降低，从而发挥抗抑郁作用。

宣痹汤（上焦）

【出处】《温病条辨》

【组成与用法】枇杷叶 6g，郁金 4.5g，射干 3g，白通草 3g，香豆豉 4.5g。水八杯，煮取三杯，分温三服。现代用法：水煎服，日服 3 次。

【功效】苦辛通阳，轻宣肺痹。

【方解】本方药味平淡，贵在轻灵取胜。郁金芳香气窜，舒气透湿，专开上焦郁滞；枇杷叶清凉甘淡，清热而不碍湿，肃降肺气以助调通水道；射干性寒味苦，散水消湿，化痰利咽；通草淡渗通经，导湿下行；豆豉清香，也助解郁开胃以利运湿。五味相佐，共达宣透上焦湿痹、清解上焦郁热之功。郁金为血中之气药，兼入营血，欲行血中湿滞，非其莫属，故其与枇杷叶清肺利气之品配伍，一气一血，心与肺兼顾，可为上焦湿热通治之基础。

【应用】上焦宣痹汤有调气宣壅展痹之功，用于肺痹、呃逆等疾病的治疗取得了很好的临床疗效，同时对于胸痹、喉痹、不寐、胃痞、腹胀、癃闭等疾病都有很明显的治疗效果。西医学之慢性咽炎、扁桃体炎、支气管炎、梅核气、肺炎、食管炎、膈肌痉挛、失眠等病，凡属肺气郁痹，清阳郁之证，皆可用本方加减来治疗。

于睿教授多用此方从肝论治、从痰论治心血管疾病与郁证，临证之时加减化裁宣痹汤为枇杷叶、淡豆豉、郁金、射干、通草五味药为底方，再由患者不同症状加药治之。

【宜忌】宜湿热阻滞经络之痹证。若风寒湿痹证，非本方所宜。

【现代药理研究】

现代医学对上焦宣痹汤中含有的中药进行药理研究，枇杷叶含有挥发油、三萜类、倍半萜类、多酚、黄酮类等有效成分，具有止咳、抗炎、抗病毒的作用，具有较强的自由基清除能力和抗氧化能力，保护心血管系统。郁金及其所含生物活性成分具有抗炎、抗菌、抗抑郁、抗肿瘤、免疫调节等功能。射干含有丰富的异黄酮类化合物和三萜类化合物，具有抗炎、镇痛、解热、止咳和抗病毒等作用。通草中含有三萜类、三萜皂苷类及甾体类化合物、黄酮类化合物等成分，具有抗炎、抗病毒、改善新陈代谢、促进身体发育和改善记忆力等作用。香豆豉富含异黄酮、酚类等成分，有抗氧化、降血糖、抗肿瘤、保护血管、调节血脂、抗动脉粥样硬化的作用，陈青峰等认为淡豆豉具有一定的抗抑郁作用。

银翘散

【出处】《温病条辨》

【组成与用法】连翘 30g，银花 30g，苦桔梗 18g，薄荷 18g，竹叶 12g，生甘草 15g，芥穗 12g，淡豆豉 15g，牛蒡子 18g。

上为散。每服六钱（18g），鲜苇根汤煎，香气大出，即取服，勿过煮。肺药取轻清，过煮则味厚入中焦矣。病重者，约二时一服，日三服，夜一服；轻者，三时一服，日二服，夜一服；病不解者，作再服。现代用法：作汤剂，加芦根 18g，水煎服，日服 2 次。

【功效】辛凉解表，清热解毒

【方解】连翘、银花为君，二药气味芳香，既能疏散风热、清热解毒，又可辟秽化浊。薄荷、牛蒡子味辛而性凉，功善疏散上焦风热；芥穗、淡豆豉辛而微温解表散邪，俱为臣药。佐药芦根、竹叶清热生津。桔梗合牛蒡子宣肃肺气，调畅气机升降同为佐药。生甘草调和药性，是为佐使之药。

【应用】温病初起。心肌炎、风热感冒、手足口病。

吴鞠通称银翘散为"辛凉平剂"，用于温病初起、邪在肺卫的风热犯卫证，是辛凉解表法的代表方。吴鞠通在银翘散"方论"中说："本方谨遵《黄帝内经》'风淫于内，治以辛凉，佐以苦甘''热淫于内，治以咸寒，佐以甘苦'之训，又宗喻嘉言芳香逐秽之说，用东垣清心凉膈散，辛凉苦甘。病初起，且去入里之黄芩，勿犯中焦。加银花辛凉，芥穗芳香，散热解毒。牛蒡子辛平润肺，解热散结，除风利咽，皆手太阴药也"。于睿教授多用此方于胸闷，伴近期感染病史，咳嗽咽痛之双心疾病。

【宜忌】忌烟酒、辛辣、生冷油腻食物。不宜同时服用滋补性中成药，风寒感冒者不适用。

【现代药理研究】

黄兰等人以银翘散合生脉散加减联合辅酶 Q10 治疗病毒性心肌炎效果显著，能有效改善心肌酶水平和心功能。雷程等人以银翘散加减治疗急性感染性心内膜炎临床疗效显著，有效降低中医证候积分与机体炎症反应。

方中金银花以其气味芳香能够辟秽化浊，在心血管疾病的治疗中发挥重要作用。有研究表明金银花黄酮类提取物通过抑制 Ang Ⅱ诱导的心肌成纤维细胞增殖和胶原蛋白合成，进而发挥抗心肌纤维化作用。牛蒡子的主要成分牛蒡子苷元（ATG）具有抗炎、免疫调节、血管扩张作用，是一种潜在的抗心律失常药物。ATG 可能通过抑制 HMGB1/TLR4/NF-κB 信号炎性通路，抑制了 CHF 大鼠的心室重构。研究显示 ATG 还能拮抗急性、慢性应激诱发的抑郁和焦虑样行为，可能与其对血清 ANG、TPO 和 VEGF 的调节有关。淡豆豉具有一定的抗抑郁作用，含有多种天然活性成分，如大豆异黄酮、豆豉多糖、大豆皂苷、大豆低聚糖、维生素以及发酵过程中产生的纤溶酶、γ-氨基丁酸等。其中陈青峰等发现淡豆豉炮制后期出现高含量 γ-氨基丁酸，且能明显改善小鼠的快感缺失、行为绝望等抑郁症状，表现出良好的抗抑郁作用，推测与 γ-氨基丁酸含量有关。网络药理学研究显示芦根中的活性成分芳樟醇、丁香酚都可通过下降 TNF-α、NF-κB 的表达来调控 AGE-RAGE 通路和细胞增殖发挥降血压作用。同时，二者还可通过影响 HIF-1 通路，下调缺氧细胞内 HIF-1α 蛋白的过表达来降低对 TNF-α 促炎细胞因子的刺激，从而达到治疗高血压的目的。

第四节 双心疾病的临证验案

病案一：PCI 术后再狭窄合并失眠

陈某某　　男　　51 岁　　首诊：2022.01.26

【主诉】胸痛，早搏两年，加重 10 天。

【现症见】胸前区疼痛，早搏，心率快，打鼾，畏寒怕热，失眠，纳可，二便可，无口干口苦。舌质略红，苔薄黄腻，舌底瘀曲，咽中红，左脉弦，右脉弦滑涩。

【既往史】高血压病史 6 年，平素口服硝苯地平缓释片，30mg 日二次，血压控制尚可。高血脂，未系统服药。

【手术外伤史】10 年前行心梗支架术后，9 年前复查支架后狭窄 70%，遂行药物球囊扩张。

【西医诊断】1.冠状动脉粥样硬化性心脏病。2.急性冠脉综合征——不稳定性心绞痛。3.高血压3级（很高危）。4.高脂血症。

【中医诊断】胸痹。

【证型】肝郁气滞、痰瘀互结证。

【治法】疏肝理气，活血化痰。

【处方】越鞠丸合活络效灵丹加减。

苍　术 10g	香　附 10g	川　芎 10g	炒熟地 10g
木　香 10g	当　归 6g	丹　参 30g	黄　芪 30g
路路通 15g	地　龙 15g	法半夏 6g	厚　朴 10g
红景天 10g	甘　松 15g	竹　茹 15g	莪　术 10g
桃　仁 6g	郁　金 10g	紫苏叶 10g	杏　仁 6g
前　胡 6g	木蝴蝶 10g	地　榆 10g	

拾服水煎服，浓煎 300mL，每日早晚各服 150mL。

【按语】该患者为 PCI 术后再狭窄合并失眠，属双心疾病之肝郁气滞、痰瘀互结之证。用越鞠丸合并活络效灵丹疏肝理气、活血通络。越鞠丸为治六郁证的代表方，以胸膈痞闷、胁腹胀痛、饮食不消为辨证要点。人以气为本，气和则病无由生，若喜怒无常，忧思过度，或饮食失节，寒温不适等，均可引起气机郁滞。肝气郁结，气机不畅，则胸膈痞闷胀痛；气郁日久势必及血，而致血郁，则胁腹刺痛而有定处；郁久化火，则病火郁，则吞酸嘈杂；肝郁乘脾，运化失司，脾不胜湿则湿郁；湿聚生痰则痰郁，暖气呕恶；水谷不运，则饮食不消为食。气、血、火郁责之于肝，湿、痰、食郁责之于脾，由此可见，六郁之病主要在肝脾郁滞，尤以气郁为主。其治法，重在行气解郁，使气行则血行，气顺则火、湿、痰、食诸郁皆消。张锡纯言活络效灵丹于流通气血之中，具融化气血之力，用于治疗气血凝滞者。诸药善入血分、通经络。其中乳香、没药二药并用，为宣通脏腑、流通经络之要药，故凡心胃、胁腹、肢体关节诸疼痛皆能治之。凡心腹疼痛，无论因凉、因热、气郁、血郁皆有效。其通气活血之力，又善治风寒湿痹，周身麻木，四肢不遂及一切疮疡肿疼，或其疮硬不疼。外用为粉以敷疮疡，能解毒、消肿、生肌、止疼，虽为开通之品，不至耗伤气血，诚良药也。

此方中川芎、苍术、香附为越鞠丸主药，其中以苍术燥湿健脾，川芎活血祛瘀，香附疏肝行气；桃仁、莪术破血行气止痛增强方中活血逐瘀之力；熟地、当归补血活血，使诸药活血而不伤血；川芎、桃仁、丹参、木香为活络丹主药，桃仁、丹参助川芎活血化瘀，甘松、木香行气止痛，助香附行气解郁之功又能缓解患者前胸疼痛症状；法半夏、厚朴燥湿健脾；黄芪、路路通、地龙、竹茹四味药为治疗痹证的常用配伍，有化痰通络，扶正祛痰之功效；香附、郁金疏肝解郁；紫苏叶为性味芳香走窜之品，行气解郁；杏仁、前胡降气化痰；木蝴蝶、地榆有保护各种黏膜，修复受损的血管壁的功效。

病例二：冠心病合并失眠

岳某某　　男　　49岁　　首诊：2022.07.04

【主诉】胸痛2年，加重5天。

【现症见】胸闷，活动后加重，易怒，口干口苦，打鼾，形体肥胖。右臂起疹，寐差，易醒，醒后难以入睡，便溏，纳可，舌边尖红，苔黄微腻，舌底紫，左脉中按弦滑，右脉中按弦滑略数。

【西医诊断】冠状动脉粥样硬化性心脏病。

【中医诊断】胸痹。

【证型】湿热内蕴证。

【治法】清利湿热。

【处方】黄连温胆汤合苍附导痰丸、越鞠丸加减。

地　榆 12g	合欢皮 15g	黄　连 5g	法半夏 6g
竹　茹 12g	枳　实 6g	白鲜皮 12g	龙　骨 20g
苍　术 6g	香　附 10g	川　芎 5g	栀　子 5g
牡　蛎 20g	炒神曲 12g	五味子 6g	芦　根 20g
夜交藤 20g	枇杷叶 6g	郁　金 10g	紫苏叶 10g
柴　胡 8g	黄　芩 3g	荆　芥 3g	防　风 5g
香　橼 10g	佛　手 10g	路路通 15g	地　龙 15g
三　棱 6g	莪　术 15g		

拾服水煎服，浓煎300mL，每日早晚各服150mL。

【按语】该患属冠心病湿热内蕴证。用黄连温胆汤合苍附导痰丸、越鞠丸清热化痰，疏肝行气。黄连、法半夏、枳实、竹茹为黄连温胆汤主药，其中黄连清心中之热，与柴胡、黄芩相配共清上焦湿热，配伍芦根清热利湿，使湿邪从小便走；枳实降气化痰，竹茹清热化痰；川芎、苍术、香附、栀子、炒神曲为越鞠丸组成，其中川芎活血祛瘀，苍术燥湿健脾，与法半夏相配增强燥湿化痰之力，香附疏肝行气，与郁金、佛手、香橼、合欢皮相配伍共奏行气解郁之功效；炒神曲又能健脾消食和胃，栀子清泻三焦之火、利三焦之湿，配伍地榆起到清热凉血之功用；龙骨、牡蛎重镇安神，夜交藤养心安神，其中龙骨又有化痰之效；小剂量荆芥、防风以解表散风，使湿热有外散之机；枇杷叶清肺止咳、降逆止呕；紫苏叶行气和胃；白鲜皮祛风止痒。现代药理研究表明路路通的主要成分可以通过降低毛细血管通透性，抑制炎性介质的分泌，参与 NF-KB 信号通路等途径发挥抗炎效应。

研究发现地龙及其提取物可以通过改善凝血纤溶系统的失衡，抑制血小板活化，调节脂质代谢紊乱，改善微循环。莪术醇是莪术油中具有抗肿瘤活性的重要药效物质基础，已报道其抗肿瘤作用机制主要包括抑制原癌基因、激活抑癌基因；抑制肿瘤细胞核酸代谢；抑制肿瘤细胞增殖、促进细胞凋亡；抑制肿瘤细胞的侵袭和转移等。三棱对血小板计数和聚集功能，凝血酶原时间均有影响。

【二诊】2022.07.18

睡眠改善，心悸易惊，口苦，胸闷，腰痛遇寒加重，手指关节肿胀、僵疼，小便黄，便溏好转，舌尖红，苔薄黄，舌底略红，咽红，左脉弦紧，右脉弦紧。

【处方】竹　茹 10g　　丹　皮 6g　　柴　胡 3g　　绞股蓝 6g
当　归 5g　　酸枣仁 20g　　龙　骨 10g　　炒神曲 12g
香　橼 10g　　佛　手 10g　　竹　叶 5g　　牡　蛎 15g
枇杷叶 3g　　木　香 6g　　郁　金 10g　　芦　根 12g
通　草 3g　　黄　芩 5g　　苍　术 3g　　紫苏叶 6g
白茅根 10g　　石菖蒲 10g　　合欢皮 10g　　怀牛膝 10g
益智仁 15g

拾服水煎服，浓煎 300mL，每日早晚各服 150mL。

【三诊】2022.07.30

药后症减，心悸、胸闷症状减轻，睡眠改善，夜间 3 点易醒能入睡，右侧耳鸣，遇冷气后起荨麻疹好转，头痛好转，晨起口苦严重，便溏，面部油腻，两手僵疼，牙龈偶有出血，舌尖红，舌淡苔薄白，舌底紫，咽红，左脉滑略急，右脉弦滑。

【处方】2022.07.18 方加
桑　枝 6g　　丝瓜络 6g　　葛　根 12g　　赤石脂 6g
杏　仁 6g　　石　膏 20g　　柴　胡 10g　　苍　术 12g
合欢皮 20g　　桑　叶 6g　　桂　枝 5g　　元　胡 6g
姜　黄 6g　　蝉　衣 6g

拾服水煎服，浓煎 300mL，每日早晚各服 150mL。

病例三：睡眠障碍合并抑郁

王某　男　61 岁　首诊：2021.5.10

【主诉】入睡困难 10 年余，加重 1 个月。

【现症见】患者因退休在家照看孙子而心情不畅，心烦、周身四肢乏力、酸痛。卧不入寐，多梦易醒，时而梦魇，纳后痞闷，两胁肋胀闷，每有饱食后而作，小便可，大便黏而无力。舌淡红苔白腻，脉弦，寸脉上冲。

【既往史】室性早搏、脑动脉粥样硬化、高血压，未系统服药。

【西医诊断】睡眠障碍。

【中医诊断】不寐。

【证型】肝气郁滞证。

【治法】疏肝解郁。

【处方】柴龙汤加减。

柴　胡 20g	黄　芩 18g	半　夏 20g	党　参 10g
甘　草 6g	生　姜 6g	大　枣 6g	龙　骨 20g
牡　蛎 60g	合欢花 15g	夜交藤 20g	黄　连 5g
栀　子 10g	豆　豉 10g	郁　金 10g	香　附 10g
山　药 30g	莲　子 30g	炒薏苡仁 20g	

拾服水煎服，浓煎 300mL，每日早晚各服 150mL。

【二诊】2022.05.24

药后症状明显缓解，心悸、头晕、易烦躁，夜寐差，入睡困难，多梦。饮食尚可，饱食后胃部不适，小便可，大便不成形，便后不爽，每日二三次。舌淡苔薄白，脉弦。

【处方】柴　胡 32g	桂　枝 10g	龙　骨 40g	牡　蛎 100g
黄　芩 12g	党　参 10g	茯　苓 20g	半　夏 20g
山　药 30g	莲　子 30g	郁　金 20g	薏苡仁 20g

拾服水煎服，浓煎 300mL，每日早晚各服 150mL。

【三诊】2022.06.14

夜寐好转，心情开朗，续服半月。

【处方】2022.05.24 方续服半月

【按语】本案患者以"入睡困难 10 年余，加重 1 个月"为主诉，因照看孩子情之波动较大，肝气郁滞，少阳枢机不利而导致失眠合并焦虑。焦虑性不寐病因多以情志失调为主，《景岳全书·不寐》曰："盖寐本乎阴，神其主也。神安则寐，神不安则不寐。"指出"神安与不安"是决定能否安然入睡的关键，肝胆内寄之相火妄升，心神受扰，魂魄不安，故见入睡困难，多梦易醒。仲景曰："见肝之病，知肝传脾，当先实脾。"木不疏土，土不荣木，肝木克于脾土，肝失疏泄，气机升降失调，故见胁肋胀痛；病久脾失健运，化生气血精微不足，其他脏腑得不到充足的养料，不能发挥正常的功能，便水湿不化，困于四肢，故见纳后痞闷，周身四肢倦怠乏力，大便黏而无力；肝郁日久化火，肝阳上亢、火灼津液、炼液成痰；肝郁日久气机运行不畅，无法行血，则血停而瘀内生，痰浊和瘀血相互瘀阻于脉管之中，故该患者有脑动脉粥样硬化、高血压病史。《素问·六元正纪大论篇》："郁之甚者治之奈何，木郁达之，火郁发之，土郁夺之，金郁泄之、水郁折之。"治疗焦虑性不寐时常配以"扶正祛邪、宣肝化郁、调和阴阳、潜阳安神"等法，肝宁心安寐自来，人才得以乐看人间诸事。治宜疏肝解郁，调和阴阳，安神定志，方用柴胡加龙骨牡蛎汤化裁加减。

方中柴胡配合欢以解肝气之郁，《神农本草经》谓柴胡除疏肝解郁功效外还有去肠胃中结气，饮食积聚，寒热邪气，推陈致新的功效；加香附、郁金以增强疏肝解郁之疗效；龙骨、牡蛎、夜交藤以镇静养心安神，张锡纯云："龙骨入肝以安魂，牡蛎入肺以定魄，魂魄者心神之左辅右弼也。"参姜草枣以益气扶正；栀子、淡豆豉为栀子豉汤，旨在宣泄火郁之烦，叶天士称栀子豉汤有"解陈腐郁热""宣陈腐郁结"之功效，配合少量黄连以增强宣泄郁火之疗效，且黄连味苦、寒，入心经，取其中病即当止之意；山药性平、味甘，健脾气，益力气，薏苡仁味甘、气香，黄元卿称其"燥土清金"，二者配伍以实脾化湿，亦可保护患者的胃及十二指肠黏膜；加莲子清心醒脾，补中养神。二诊、三诊续以柴胡加龙骨牡蛎汤为基础，去栀子、淡豆豉、黄连以防苦寒而伤脾胃。加重柴胡、郁金、龙骨、牡蛎剂量以增解郁安神之功。三诊患者症状明显缓解，电话随访患者夜寐尚可，生活品质大幅提高。

参考文献：

[1] 孙东杰，贺梦媛，薛晴，等.开心散化学成分、药理作用、临床应用的研究进展及质量标志物的预测分析 [J]. 中南药学，2022，20（08）：1882–1889.

[2] 秦钦，时拥月，姚佳梅，等.天麻钩藤饮对自发性高血压大鼠 p38 MAPK/HSP27 通路影响的研究 [J]. 北京中医药大学学报，2023，46（12）：1694–1705.

[3] 龚发萍，郑鸣.黄芩的化学成分及药理作用 [J]. 临床合理用药杂志，2021，14（34）：176–178.

[4] 马小琴.加味柴胡疏肝散联合硝酸甘油片治疗冠心病心绞痛临床观察 [J]. 新中医，2016，48（06）：9–10.

[5] 张路，徐晓楠，王妍.逍遥散抗抑郁作用的代谢组学研究 [J]. 西部中医药，2022，35（08）：158–161.

[6] 赵静，朱殿明，肖旭东，等.越鞠丸联合奥氮平治疗对精神分裂症患者阴性症状的疗效及其机制研究 [J]. 川北医学院学报，2023，38（07）：969–973.

[7] YU X, ZHANG X, JIN H, et al.Zhengganxifeng Decoction Affects Gut Microbiota and Reduces Blood Pressure via Renin-Angiotensin System[J].Biol Pharm Bull, 2019, 42 (9): 1482–1490.

[8] 傅春燕，刘永辉，曾立，彭玲.血府逐瘀汤化学成分、药理作用及临床应用研究进展 [J]. 亚太传统医药，2024，20（05）：232–237.

[9] 康焱红，王金星，方芳，夏青青，陈偶英，曾勇.2012–2022 年补阳还五汤研究文献可视化分析 [J]. 中国中医药信息杂志，2023，30（08）：50–55.

[10] 吴子雄.基于《本草纲目》探讨瘿病的用药规律研究 [D]. 沈阳：辽宁中医药大学，2024.

[11] 廖彭莹，张天丰，邓纭宁，庞云娟，孙雪芹，樊文研.鳖各部位的成分和药理作用研究进展 [J]. 中药材，2024（04）：1053–1061.

[12] 贾月嫦，隋艳华，王树辉，等.三仁汤对温病湿热证大鼠模型脂质代谢影响的实验观察 [J]. 贵阳中医学院学报，2014，36（05）：24–26.

[13] 姜智钊，吕怡瑾，吕绍仪，等.甘露消毒丹在台湾长庚医院应用的适应症及处方特性分析 [J]. 成都中医药大学学报，2020，43（03）：42–47.

[14] 李宝剑，杨远贵，宋忠兴，等.酸枣仁中黄酮类成分的研究进展 [J]. 中南药学，2023，21（10）：2690–2697.

[15] 李芳，杨扶德.党参多糖提取分离、化学组成和药理作用研究进展 [J]. 中华中医药学刊，2023，41（04）：42–49.

[16] 肖先，李春燕，刘晓龙，等.甘草的主要化学成分及药理作用研究进展 [J]. 新乡医学院学报，2023，40（03）：280–285.

[17] 吕迎春，蔡翠珠，马贞.四逆散合复方茵陈蒿汤加减治疗老年慢性胆固醇结石性胆囊炎急性发作（肝胆湿热证）的临床观察 [J]. 中国中医急症，2022，31（3）：503–506.

[18] 杨丽，周易，王晓明，李琳，付志飞，张鹏.炮制对半夏化学成分及药理作用研究进展 [J]. 辽宁中医药大学学报，2022，24（02）：49–53.

[19] 戴国梁，杭华茜，陈佩瑶，等.UHPLC–TOF–MS 结合网络药理学与实验验证探讨左金丸治疗抑郁症作用机制 [J]. 中国中药杂志，2023，48（01）：183–192.

[20] CHISTOKHODOVA N，NGUYEN C，CALVINO T，et al.Antithrombin activity of medicinal plants from central Florida[J].J Ethnopharmacol，2002，81（2）：277-280.

[21] 冯正田，李雪，贾竑晓.贾竑晓治疗广泛性焦虑障碍上热下寒证的临床经验探析 [J]. 中国中医基础医学杂志，2023，29（08）：1365-1368.

[22] 张海宇，孙良明，肖战说，等.国医大师薛伯寿运用封髓丹经验拾菁 [J]. 中华中医药杂志，2023，38（12）：5797-5800.

[23] CHUN S，GOPAL J，MUTHU M. Antioxidant activity of mushroom extracts/polysaccharides-their antiviral properties and plausible antiCOVID-19 properties[J]. Antioxidants（Basel），2021，10（12）：1899.

[24] 贾金浩，陈小菲，李寒冰，等.基于抗炎效应成分指数的金银花配方颗粒质量评价研究 [J]. 中草药，2024，55（08）：2630-2640.

[25] 郭鹤.于睿教授从心肾论治失眠的学术思想及经验研究 [D]. 沈阳：辽宁中医药大学，2019.

[26] 叶田园，陈丽媛，程肖蕊.归脾汤防治抑郁样行为的作用及其基于网络药理学的机制研究 [J]. 中国药理学与毒理学杂志，2023，37（S1）：24-25.

[27] 刘晓龙，等，黄连主要活性成分及药理作用研究进展 [J]. 新乡医学院学报，2023.40（08）：784-790.

[28] 谢小路，罗云.安神定志丸治疗神经官能症的临床研究进展 [J]. 保健医学研究与实践，2022，19（05）：156-160.

[29] 杨金果，鞠建庆，汤献文，等.黄连温胆汤调控 NLRP3 炎症小体抗动脉粥样硬化机制 [J]. 中国老年学杂志，2022，42（19）：4729-4733.

[30] 施敏，魏佳明，袁惠，等.黄芪活性成分治疗心力衰竭作用机制的研究进展 [J]. 中国实验方剂学杂志，2024，30（03）：208-217.

[31] 宋纪显，陈琦，杨新栎，等.半夏厚朴汤通过抑制内质网应激改善慢性间歇性低氧引起的小鼠心脏损伤 [J]. 环球中医药，2023，16（09）：1729-1734.

[32] 左军，祁天立，胡晓阳.茯苓化学成分及现代药理研究进展 [J]. 中医药学报，2023，51（01）：110-114.

[33] 郑舒文，王柏森，李志明，等.基于网络药理学及分子对接探讨参苓白术散对慢性肾小球肾炎和抑郁症异病同治的作用机制 [J]. 中国医科大学学报，2022，51（09）：804-809.

[34] 赵清玉，张森，赵文静，等.痛泻要方物质基础及药理作用研究进展 [J]. 中国实验方剂学杂志，2023，29（08）：237-245.

[35] 赵婧含，李雪，吴文轩，等.熟地黄的化学成分及药理作用研究进展 [J]. 中医药学报，2023，51（06）：110-114.

[36] 万梅绪，原景，张燕欣，等.麦冬提取物及其有效成分的药理作用研究进展 [J]. 药物评价研究，2023，46（08）：1819-1826.

[37] 周浩然，等，经典名方炙甘草汤治疗心律失常的研究现状 [J]. 中药药理与临床，2023，39（05）：123-128.

[38] 杨峰，朱雯，张雯，等.滋水清肝饮通过抑制细胞焦亡减轻抑郁模型大鼠海马区炎症 [J]. 安徽中医药大学学报，2023，42（02）：85-90.

[39] 刘思鸿，贾思琦，佟琳，等.经典名方当归四逆汤的历史沿革与关键信息考证 [J]. 中国实

验方剂学杂志，2024（01）：53-60.

[40] 王卓溪，周亚滨，客蕊.基于网络药理学与实验验证探讨真武汤治疗慢性心衰的作用机制 [J].世界科学技术 – 中医药现代化，2024（02）：543-556.

[41] 杨秀娟，王佳佳，郭晶晶，等.生姜、干姜、炮姜的性效考证及其化学成分、药理活性的 研究进展 [J].中药新药与临床药理，2024（04）：595-605.

附录

附录 1：症状自评量表

注意：以下表格中列出了有些人可能会有的问题，请仔细地阅读每一条，然后根据最近一星期内下述情况影响你的实际感觉，画"√"进行选择。

项目	没有 1	很轻 2	中等 3	偏重 4	严重 5
1. 头痛					
2. 神经过敏，心中不踏实					
3. 头脑中有不必要的想法或字句盘旋					
4. 头晕或晕倒					
5 对异性的兴趣减退					
6. 对旁人求全责备					
7. 感到别人能控制你的思想					
8. 责怪别人制造麻烦					
9. 忘性大					
10. 担心自己的衣饰整齐及仪态的端正					
11. 容易烦恼和激动					
12. 胸痛					
13. 害怕空旷的场所或街道					
14. 感到自己的精力下降，活动减慢					
15. 想结束自己的生命					
16. 听到旁人听不到的声音					
17. 发抖					
18. 感到大多数人都不可信任					
19. 胃口不好					
20. 容易哭泣					

项目	没有 1	很轻 2	中等 3	偏重 4	严重 5
21. 同异性相处时感到害羞不自在					
22. 感到受骗，中了圈套或有人想抓住你					
23. 无缘无故地突然感到害怕					
24. 自己不能控制地大发脾气					
25. 怕单独出门					
26. 经常责怪自己					
27. 腰痛					
28. 感到难以完成任务					
29. 感到孤独					
30. 感到苦闷					
31. 过分担忧					
32. 对事物不感兴趣					
33. 感到害怕					
34. 你的感情容易受到伤害					
35. 旁人能知道你的私下想法					
36. 感到别人不理解你、不同情你					
37. 感到人们对你不友好，不喜欢你					
38. 做事必须做得很慢以保证做得正确					
39. 心跳得很厉害					
40. 恶心或胃部不舒服					
41. 感到比不上他人					
42. 肌肉酸痛					
43. 感到有人在监视你、谈论你					
44. 难以入睡					
45. 做事必须反复检查					

项目	没有 1	很轻 2	中等 3	偏重 4	严重 5
46. 难以作出决定					
47. 怕乘电车、公共汽车、地铁或火车					
48. 呼吸有困难					
49. 一阵阵发冷或发热					
50. 因为感到害怕而避开某些东西、场合或活动					
51. 脑子变空了					
52. 身体发麻或刺痛					
53. 喉咙有梗塞感					
54. 感到前途没有希望					
55. 不能集中注意力					
56. 感到身体的某一部分软弱无力					
57. 感到紧张或容易紧张					
58. 感到手或脚发重					
59. 想到死亡的事					
60. 吃得太多					
61. 当别人看着你或谈论你时感到不自在					
62. 有一些不属于你自己的想法					
63. 有想打人或伤害他人的冲动					
64. 醒得太早					
65. 必须反复洗手、点数或触摸某些东西					
66. 睡得不稳不深					
67. 有想摔坏或破坏东西的想法					
68. 有一些别人没有的想法					
69. 感到对别人神经过敏					
70. 在商店或电影院等人多的地方感到不自在					

项目	没有 1	很轻 2	中等 3	偏重 4	严重 5
71. 感到任何事情都很困难					
72. 一阵阵恐惧或惊恐					
73. 感到公共场合吃东西很不舒服					
74. 经常与人争论					
75. 单独一人时神经很紧张					
76. 觉得别人对你的成绩没有作出恰当的评价					
77. 即使和别人在一起也感到孤单					
78. 感到坐立不安，心神不定					
79. 感到自己没有什么价值					
80. 感到熟悉的东西变得陌生或不像是真的					
81. 大叫或摔东西					
82. 害怕会在公共场合晕倒					
83. 感到别人想占你的便宜					
84. 为一些有关"性"的想法而苦恼					
85. 认为应该因为自己的过错而受到惩罚					
86. 感到要很快把事情做完					
87. 感到自己的身体有严重问题					
88. 从未感到和其他人很亲近					
89. 感到自己有罪					
90. 感到自己的脑子有毛病					

症状自评量表简称SCL-90，在国内外已广泛应用，包含比较广泛的精神病症状学内容，可以筛查出可能有精神症状的被试者。此量表通常评定被试者近一周的精神症状，采用1—5五级评分。统计指标有总分、总均分、阳性项目数、阳性项目均分和因子分。量表包括10个因子：躯体化、强迫症状、人际关系敏感、抑郁、焦虑、敌对、恐怖、偏执、精神病性和其他，每一个因子反映出被测试者是否有某方面症状，以及症状严重程度。总分≥160分、阳性项目数≥43、

因子分≥2分的为筛查阳性，对于筛查阳性的被试者需要进一步检查方能确定其精神状态。

附录2：A型行为类型问卷（Tape A Behavior Pattern Scale，TABP）

指导语：本测验由许多与你有关的问题组成，当你阅读每一题目时，请考虑是否符合你的行为，感情、态度及意见。请尽快填写你看完题目后的第一印象，不要在每一道题目上浪费太多时间思索。个性各有不同，答案无所谓对与不对、好与不好，完全不必有任何顾虑。

选项：A. 是　　　B. 不是

1. 我觉得自己是一个无忧无虑、悠闲自在的人。

2. 即使没有什么要紧的事，我走路也快。

3. 我经常感到应该做的事太多，有压力。

4. 我自己决定的事，别人很难让我改变主意。

5. 有些人和事常常使我十分恼火。

6. 我急需买东西但又要排长队时，我宁愿不买。

7. 有些工作我根本安排不过来，只能临时挤时间去做。

8. 上班或赴约会时，我从来不迟到。

9. 当我正在做事，谁要是打扰我，不管有意无意，我总是感到恼火。

10. 我总看不惯那些慢条斯理、不紧不慢的人。

11. 我常常忙得透不过气来，因为该做的事情太多了。

12. 即使跟别人合作，我也总想单独完成一些更重要的部分。

13. 有时我真想骂人。

14. 我做事总是喜欢慢慢来，而且思前想后，拿不定主意。

15. 排队买东西，要是有人加塞，我就忍不住要指责他或出来干涉。

16. 我总是力图说服别人同意我的观点。

17. 有时连我自己都觉得，我所操心的事远远超过我应该操心的范围。

18. 无论做什么事，即使比别人差，我也无所谓。

19. 做什么事我也不着急，着急也没有用，不着急也误不了事。

20. 我从来没想过要按自己的想法办事。

21. 每天的事情都使我精神十分紧张。

22. 就是去玩，如逛公园等，我也总是先看完，等着同来的人。

23. 我常常不能宽容别人的缺点和毛病。

24. 在我认识的人里，个个我都喜欢。

25. 听到别人发表不正确的见解，我总想立即就去纠正他。

26. 无论做什么事，我都比别人快一些。

27. 人们认为我是一个干脆、利落、高效率的人。

28. 我总觉得我有能力把一切事情办好。

29. 聊天时，我也总是急于说出自己的想法，甚至打断别人的话。

30. 人们认为我是个安静、沉着、有耐性的人。

31. 我觉得在我认识的人之中值得我信任和佩服的人实在不多。

32. 对未来我有许多想法和打算，并总想都能尽快实现。

33. 有时我也会说人家的闲话。

34. 尽管时间很宽裕，我吃饭也快。

35. 听人讲话或报告如讲得不好，我就非常着急，总想还不如我来讲。

36. 即使有人欺侮了我，我也不在乎。

37. 我有时会把今天该做的事拖到明天去做。

38. 当别人对我无礼时，我对他也不客气。

39. 有人对我或我的工作吹毛求疵时，很容易挫伤我的积极性。

40. 我常常感到时间已经晚了，可一看表还早呢。

41. 我觉得我是一个对人对事都非常敏感的人。

42. 我做事总是匆匆忙忙的，力图用最少的时间办尽量多的事情。

43. 如果犯错误，无论大小，我都主动承认。

44. 坐公共汽车时，尽管车开得快我也常常感到车开得太慢。

45. 无论做什么事，即使看着别人做不好，我也不想替他做。

46. 我常常为工作没做完但一天又过去了而感到忧虑。

47. 很多事情如果由我来负责，情况要比现在好得多。

48. 有时我会想到一些说不出口的坏念头。

49. 即使领导我的人能力差、水平低，不怎么样，我也能服从和合作。

50. 必须等待什么的时候，我总是心急如焚，缺乏耐心。

51. 我常常感到自己能力不够，所以在做事遇到不顺利时就想放弃不干了。

52. 我每天都看电视，同时也看电影，不然心里就不舒服。

53. 别人托我办的事，只要答应了，我从不拖延。

54. 人们都说我很有耐性，干什么事都不着急。

55. 外出乘车、船或跟人约定时间办事时，我很少迟到，如对方耽误我就恼火。

56. 偶尔我也会说一两句假话。

57. 许多事本来可以大家分担，可我喜欢一个人去干。

58. 我觉得别人对我的话理解太慢，甚至理解不了我的意思。

59. 我是一个性子暴躁的人。

60. 我常常容易看到别人的短处而忽视别人的长处。

计分方式：

①回答"是"计分

维度名	计分题目	题目数
TH	2、3、6、7、10、11、21、22、26、27、32、34、40、42、44、46、50、53、55、58	20
CH	4、5、9、12、15、16、17、23、25、28、29、31、35、38、39、41、47、57、59、60	20
L	8、20、24、43、52	5

②回答"否"计分

维度名	计分题目	题目数
TH	1、14、19、30、54	5
CH	18、36、45、49、51	5
L	13、33、37、48、56	5

简要说明：

我们选用的是中国健康教育研究所行为研究室 1987 年 10 月制定的 A 型行为问卷的常模调查结果并依据张伯源老师主持的全国性协助组测试和修订完成的问卷划分行为类型。

TH+CH 得分：

50～37 分属于典型的 A 型；

36～29 分属于中间偏 A 型（简称 A-）；

28～27 分之间属于中间型（M 型）；

26～19 分属于中间偏 B 型（简称 B-）；

18～1 分属于典型 B 型。

L 的得分只供研究和使用者参考，L ≥ 7 分可以认为是无效问卷。

结果分析：

A 型人的特点是：争强好胜，追求成就，总想超过别人；做事匆忙，性急，行动较快，常有时间紧迫感；容易紧张，爱生气，常有敌意情绪倾向。过分努力工作，有雄心和强烈的竞争意识，总是处于时间压力下，从来不满足于工作的进度，总是试图在最短时间内完成尽可能多的工作。对过去的成就总不满意，不断地为自己确立新的更高的奋斗目标，并为此不懈地努力，宁愿牺牲娱乐和家庭生活；没有耐心，对人常怀有敌意。对环境有不寻常的控制需要，特别易于受到不可控制的生活和工作情境的威胁。

B 型人的特点是：不爱竞争，一般不紧张，很少有时间紧迫感，对人随和，很少生气，喜欢生活得自在、舒服。

有研究发现，A 型行为是 CI（脑梗死）易患的行为类型。A 型行为的不良行为特征对 CI 的发生及发展有影响。纠正 A 型行为不良行为特征对预防 CI 有重要意义。冠心病（CHD）患者 A 型行为模式、心理一致感均与心理健康状态密切相关。

有学者在诱发负性情绪条件下，研究健康男性中 A 型行为模式对心脏自主神经活动的影响，发现健康男性中 A 型行为及其部分特质对心脏自主神经活动的影响均不显著，情绪应激对心脏自主神经活动的影响是直接而显著的，并且表现为冠心病病理状态下相似的变化特征。

有研究发现，经过 16 周的二十四式太极拳教学和课后练习，A 型行为人数和百分比明显下降，相反，B 型行为人数和百分比明显上升。由以上各项指标的统计结果显示：经过 16 周的二十四式太极拳教学实验，大学生 A 型行为人数下降，A 型行为倾向发生了明显改变。

附录 3：焦虑自评量表（Self-Rating Anxiety Scale，SAS）

焦虑自评量表由美国杜克大学医学院威廉·W.K. 庄教授于 1971 年编制，是广泛用于精神科临床、精神卫生调查和心理咨询实践中的焦虑状态筛选和诊断的主要工具之一。

焦虑是一种比较普遍的精神体验，长期存在焦虑反应的人易发展为焦虑症。

下面是 SAS 的常见问题和评分范围：

本量表包含 20 个项目，分为 4 级评分，请仔细阅读以下内容，根据最近一星期的情况如实回答：

填表说明：所有题目均共用答案，请在 A、B、C、D 下画"√"，每题限选 1 个答案。

答案：A. 没有或很少时间；B. 小部分时间；C. 相当多时间；D. 绝大部分或全部时间。

1. 我觉得比平常容易紧张和着急	A	B	C	D
2. 我无缘无故地感到害怕	A	B	C	D
3. 我容易心里烦乱或觉得惊慌	A	B	C	D
4. 我觉得我可能将要发疯	A	B	C	D
*5. 我觉得一切都很好，也不会发生什么不幸	A	B	C	D
6. 我手脚发抖打战	A	B	C	D
7. 我因为头痛、头颈痛和背痛而苦恼	A	B	C	D
8. 我感觉容易衰弱和疲乏	A	B	C	D
*9. 我觉得心平气和，并且容易安静地坐着	A	B	C	D
10. 我觉得心跳得很快	A	B	C	D
11. 我因为一阵阵头晕而苦恼	A	B	C	D
12. 我有晕倒发作，或觉得要晕倒似的	A	B	C	D
*13. 我吸气呼气都感到很容易	A	B	C	D
14. 我手脚麻木和刺痛	A	B	C	D
15. 我因为胃痛和消化不良而苦恼	A	B	C	D
16. 我常常要小便	A	B	C	D
*17. 我的手常常是干燥温暖的	A	B	C	D
18. 我脸红发热	A	B	C	D
*19. 我容易入睡并且一夜睡得很好	A	B	C	D
20. 我做噩梦	A	B	C	D

每道题的选择有以下分数范围：若为正向评分题，依次评为1、2、3、4分；反向评分题（*）则评为4、3、2、1分。

简要说明：心理测评结果仅供参考。本量表按中国常模结果设计，总粗分的1.25倍为标准分。总粗分的正常上限为40分，标准分为50分。若标准分低于50分，说明心理状况正常，若超过50分说明有焦虑症状。分值越高，说明焦虑症状越严重，需要接受心理咨询，甚至需要在医生指导下服药。

焦虑症测试结果解释及辅导建议：

1. 正常范围：＜50分

结果解释：无焦虑体验，属于正常状态。在最近一段时间里心境状态较为放松，一般情况下，不大容易紧张或着急，心里觉得心平气和，也不会因为身体的稍微不适而紧张烦躁，甚至害怕；睡眠质量比较高。总之，很少或几乎不焦虑，处于正常焦虑水平范围内。

辅导建议：在过去一段时间中拥有一种较好的心境状态，希望能继续保持这样的心理状态。

2.轻度焦虑：50～59分

结果解释：根据SAS量表结果显示，轻度焦虑。在最近一段时间里偶有焦虑，在面临极大压力或者心情不好的时候，会在一定程度上产生焦虑感觉，但是其焦虑症状轻微，经过及时的调试，一般都会迅速缓解。

辅导建议：此心境需要适当的调试，建议：

（1）调整自我认识，多看自己的优点，总结成功体验，提高自我效能感和控制感。

（2）掌握一些心理保健的知识和技巧，也可以采用换个环境、改善饮食、欣赏音乐、增强体育锻炼等方法。

（3）放下一些生活中不必要的负担、学习常用的放松技巧、如肌肉放松法和想象式放松等。预防焦虑加重，对自己造成负面影响。

3.中度焦虑：60～69分

结果解释：根据SAS量表结果显示，属于中度焦虑。在最近一段时间里时常会有一些焦虑。有时候一些事可能会令你感到莫名的紧张或不安，但一般还是能自己进行调节；对身体上出现的不适有些担心，但不过分；有时会有失眠；总之，这种紧张、厌烦、失落等负面情绪已经在某种程度上影响了生活及社会功能，工作和学习效率直接受到了影响。

辅导建议：要充分关注自己的心理状态，在焦虑、不安的时候，审视自己的观念是否有错误，或进行合适的宣泄，比如进行创作或运动，使自己放松；做几次深呼吸也是迅速缓解紧张情绪的简单、有效的方法。另外，在舒缓情绪的基础上，多发现自己的优点，总结成功体验，提高自我效能感和控制感。同时，交一些能交心的知心朋友，经常谈心，加强体育锻炼，必要的话尽快寻求专业心理咨询师的帮助。

4.重度焦虑：＞69分

结果解释：根据SAS量表结果显示，属于重度焦虑。在最近一段时间里被严重的焦虑感所笼罩而不能自拔，不但存在情绪的困扰，而且其认知功能和社会行为也受到比较严重的损害，还有可能伴随一些生理的反应，其症状如紧张焦虑、无因的惊恐和可能不幸的预感、手足颤抖、躯体疼痛、乏力、无法静坐、心悸、头昏、呼吸困难、手足麻木刺痛、胃痛或消化不良、尿意频繁、多汗、面部潮红、睡眠障碍和噩梦等。

辅导建议：需尽快转介专业心理治疗机构。

注意事项：

1. 由于焦虑是神经症的共同症状，故 SAS 在各类神经症鉴别中作用不大。

2. 关于焦虑症状的临床分级，除参考量表分值外，主要还应根据临床症状，特别是要害症状的程度来划分，量表总分值仅能作为一项参考指标而非绝对标准。

附录 4：D 型人格量表（DS14）（Type D Personality Scale-14，DS14）

姓名（可不填）：　　　　性别：　　　　出生年月：　　　　专业：

请认真阅读每个条目，根据自身感受的不同，选择符合自身现状的条目并在表格中画"√"。

项目	完全不符合	较不符合	不确定	较符合	完全符合
1. 我很容易与人交往					
2. 我常常对不重要的小事小题大做					
3. 我常常与陌生人交谈					
4. 我常常感到不愉快					
5 我常常容易被惹怒，发脾气					
6. 在社会交往中我常常感到拘谨和放不开					
7. 我对事情的看法很悲观					
8. 我觉得与别人交谈时很难打开话题					
9. 我的心情常常很差					
10. 我是一个封闭型的人					
11. 我宁愿与其他人保持一定距离					
12. 我觉得自己经常为一些事情担忧					
13. 我经常闷闷不乐					
14. 在社会交往中，我找不到合适的话题来谈论					

DS14 共包含 14 个条目，其中 7 个条目用于评定消极情感（NA），7 个条目用于评定社交抑制（SI），每个条目均采用 0—4 分的计分标准进行计分：选完全不符合 0 分，选较不符合 1 分，选不确定 2 分，选较符合 3 分，选完全符合 4分。（注：第 1 项与第 3 项反向计分）

以"NA ≥ 10 分且 SI ≥ 9 分"作为 D 型人格的诊断标准。

NA：2、4、5、7、9、12、13

SI：1、3、6、8、10、11、14

附录 5 ：7 项广泛性焦虑障碍量表（Generalized Anxiexy Disorde-7, GAD-7）

填表说明：所有题目均共用答案，请在 A、B、C、D 下画"√"，每题限选 1 个答案。

选项说明：

没有：没有或很少时间（过去一周内出现这类情况的日子不超过 1 天）

有几天：小部分时间（过去一周内有 1～3 天有过这类情况）；

一半以上时间：相当多时间（过去一周内 4 天左右有过这类情况）；

几乎天天：绝大部分或全部时间（过去一周内，有 5～7 天有过这类情况）。

1. 感觉紧张、焦虑或烦躁

A. 没有　　　　　B. 有几天　　　　　C. 一半以上时间　　　　　D. 几乎天天

2. 不能停止或控制担忧

A. 没有　　　　　B. 有几天　　　　　C. 一半以上时间　　　　　D. 几乎天天

3. 对各种各样的事情担忧过多

A. 没有　　　　　B. 有几天　　　　　C. 一半以上时间　　　　　D. 几乎天天

4. 很难放松下来

A. 没有　　　　　B. 有几天　　　　　C. 一半以上时间　　　　　D. 几乎天天

5. 由于不安而无法静坐

A. 没有　　　　　B. 有几天　　　　　C. 一半以上时间　　　　　D. 几乎天天

6. 变得容易烦恼或急躁

A. 没有　　　　　B. 有几天　　　　　C. 一半以上时间　　　　　D. 几乎天天

7. 害怕将有可怕的事情发生

A. 没有　　　　　B. 有几天　　　　　C. 一半以上时间　　　　　D. 几乎天天

每道题的选择有以下分数范围：依次评为 0、1、2、3 分。

简要说明：心理测评结果仅供参考。GAD-7 得分范围为 0～21 分。结果显示，随着 GAD-7 得分的增加，受试者所反映出的功能状态均显著下降，而与症状相关的困难度、患病时间及医疗机构的使用均有所上升。

焦虑症测试结果解释：

1. 没有焦虑症（注意自我关怀）：0～4 分。

2. 可能有轻微焦虑症（建议咨询心理医生或心理医学工作者）：5~9分。

3. 可能有中度焦虑症（最好咨询心理医生或心理医学工作者）：10~13分。

4. 可能有中重度焦虑症（建议咨询心理医生或精神科医生）：14~18分。

5. 可能有重度焦虑症（一定要看心理医生或精神科医生）：19~21分。

附录6：抑郁自评量表（Self-rating depression scale，SDS）

抑郁自评量表由美国杜克大学医学院威廉·W.K.庄教授于1971年编制，为美国教育卫生福利部推荐的用于抑郁精神研究的量表之一。

抑郁是极为常见的心理状态，是一种以显著的心境低落为主要特征的精神障碍，并伴有相应的思维行为改变。抑郁人数占世界人口的5%左右，其中自杀率高达12%~14%，位居各类心理和精神障碍之首，号称"第一心理杀手"。

本量表包含20个项目，分为4级评分，请仔细阅读以下内容，根据最近一星期的情况如实回答：

填表说明：所有题目均共用答案，请在A、B、C、D下画"√"，每题限选1个答案。

答案：A. 没有或很少时间；B. 小部分时间；C. 相当多时间；D. 绝大部分或全部时间。

1. 我觉得闷闷不乐，情绪低沉	A	B	C	D
*2. 我觉得一天中早晨最好	A	B	C	D
3. 我一阵阵哭出来或觉得想哭	A	B	C	D
4. 我晚上睡眠不好	A	B	C	D
*5. 我吃得跟平常一样多	A	B	C	D
*6. 我与异性密切接触时和以往一样感到愉快	A	B	C	D
7. 我发觉我的体重在下降	A	B	C	D
8. 我有便秘的苦恼	A	B	C	D
9. 心跳比平常快	A	B	C	D
10. 我无缘无故地感到疲乏	A	B	C	D
*11. 我的头脑和平常一样清楚	A	B	C	D
*12. 我觉得经常做的事情并没有困难	A	B	C	D
13. 我觉得不安而平静不下来	A	B	C	D
*14. 我对未来抱有希望	A	B	C	D
15. 我比平常容易生气激动	A	B	C	D
*16. 我觉得做出决定是容易的	A	B	C	D

*17. 我觉得自己是个有用的人，有人需要我	A	B	C	D
*18. 我的生活过得很有意思	A	B	C	D
19. 我认为如果我死了，别人会生活得更好	A	B	C	D
*20. 平常感兴趣的事我仍然感兴趣	A	B	C	D

每道题的选择有以下分数范围：若为正向评分题，依次评为1、2、3、4分；反向评分题（*）则评为4、3、2、1分。

简要说明：心理测评结果仅供参考。本量表按中国常模结果设计，总粗分的1.25倍为标准分。总粗分的正常上限为40分，标准分为53分。若标准分低于53分，说明心理状况正常，若超过53分说明有焦虑症状。分值越高，说明焦虑症状越严重，需要接受心理咨询甚至需要在医生指导下服药。

焦虑症测试结果解释及辅导建议：

1. 正常范围：＜53分

结果解释：无抑郁体验。心情明朗，轻松愉快，对自己身体和情绪健康有良好的感受，对自己的现状感到满意。因此，能尽心尽力、愉快地进行工作和学习，并始终保持乐观向上的心态。

辅导建议：受试者无抑郁体验，希望保持。受试者的生活很开心，也很轻松，感到生活充实，健康状况良好，对未来充满希望，如果条件许可，可以了解一些必要的心理知识，为今后保持健康的心理奠定基础。

2. 轻度抑郁：53～62分

结果解释：属于轻度抑郁。偶尔有些郁闷、压抑。受试者在遇到挫折和烦恼时，会出现暂时的情绪低落。

辅导建议：受试者需要认识到这些情绪，并学习调节情绪的方法，参考建议：

（1）不要掩饰自己的情绪、过多地压抑自己，要学会通过倾诉和宣泄等方式来进行自我调节，如写日记、散步或者找朋友聊聊天，努力使自己保持乐观、向上的心态。

（2）也可在相关心理学知识的指导下，培养积极的认知方式，改变对自己的认识，全面认识自我，悦纳自我，善待自我。

（3）定期复查，若无改善需做心理咨询或转介专业门诊。

3. 中度抑郁：63～72分

结果解释：属于中度抑郁。体验到了较轻程度的抑郁感受，但时间比较持久，可能会感到心情不太舒畅、比较黯淡、沮丧、消沉；对于各种活动的兴趣发生了减退，但并未完全丧失；能坚持本职工作，但无热情，在面对困难时很难采取积极的行动，思维能力有所下降，工作效率可能略有减退；对前途感到悲观失望，但还不至于绝望；自信心下降，但还愿意接受他人的鼓励，没有特别明显的自我责备和自我怪罪感；在社会交往中的活跃程度有所下降，不能与他人进行很好地情感沟通；精神状态不好，能感觉到疲乏及各种伴随的躯体症状，如睡眠不好，食欲下降，性欲有所降低；可能有一些消极观念，顾虑重重。

辅导建议：中度抑郁需要转介专业心理门诊。遵从下列建议会有助于受试者改变自己的抑郁状况：

（1）懂得放松。必要时放下手头的工作，去休息休息。可以到海滨去休假，享受大自然的阳光雨露，并对自己的问题进行静心思考。休假结束后以新的行为方式投入工作与生活中，而不要又重新坠入原有的行为模式和思维模式。

（2）建立信心。无论抑郁状况如何，受试者都应努力建立信心，相信这一问题可以得到妥善解决，不能自怨自艾。同时要相信自己解决问题的能力，不要希望完全依靠他人来解决自己的困难，坚信通过自己的努力一定能够走出抑郁。

（3）树立生活目标。在感到抑郁难当时，不妨想一想今后的生活目标，并冷静下来为目标的实现作出详细的计划，按照计划付出实际的行动，让自己忙碌起来，可以暂时忘掉心境的低落与无奈。

（4）寻求周围人的支持。不妨向亲人和朋友诉说自己的苦恼，他们一定会乐意对受试者提供帮助。事实上，每个人都需要他人的帮助和支持。

（5）求助于心理咨询或者专科门诊。中度的抑郁有可能在心理门诊中，在专业心理学家的帮助下获得解决，这就要求在这方面有困扰的人要积极主动地寻求心理咨询，在咨询的过程中主动配合咨询师以寻求解决问题的办法。

4. 重度抑郁：＞72 分

结果解释：属于重度抑郁。有比较明显的抑郁状况，对自己的身体和情绪健康感受糟糕，对自己的现状不满意，并经常担忧，对任何事情都没有兴趣，对令人愉快的事情感到麻木，不愿意活动。受试者思维混乱，常有挫败感，自尊水平低，对生活没有信心，感到悲观绝望、自厌、自责、自杀意向、痛哭、易激惹、社会退缩、犹豫不决、情绪矛盾、行为迟缓。也会伴随有比较强烈的躯体症状，如胸闷、头痛、心动过速、睡眠障碍、食欲减退、进食障碍、体重减轻等。想要摆脱苦海，甚至出现过自杀冲动或者尝试。

辅导建议：一定要高度重视。转介专科心理门诊。

附录 7：PHQ-2 抑郁症筛查量表（Patient Health Questionnaire-2，PHQ-2）

抑郁是临床常见病。目前已有许多自评量表用于评估抑郁严重度，尽管如此，人们仍需要更为简洁且具有足够信效度的测查工具，而 PHQ-2 正是其中之一，其主要内容为情绪低落及快感下降。其内容及测量学指标如下。

填表说明：所有题目均共用答案，请在 A、B、C、D 下画"√"，每题限选 1 个答案。

最近两周内，你被以下症状所困扰的频率。

1. 做什么事情都缺乏兴趣和乐趣

A. 完全没有　　　　　B. ≤ 7 天　　　　　C. > 7 天　　　　　D. 几乎每天

2. 情绪低落、抑郁或无望

A. 完全没有　　　　　B. ≤ 7 天　　　　　C. > 7 天　　　　　D. 几乎每天

每道题的选择有以下分数范围：依次评为 0、1、2、3 分。

简要说明：心理测评结果仅供参考。PHQ-2 得分范围为 0～6 分。结果显示，随着 PHQ-2 得分的增加，受试者所反映出的功能状态均显著下降，而与症状相关的困难度、患病时间及医疗机构的使用均有所上升。

抑郁症测试结果解释：

1. 无抑郁：0～1 分

2. 抑郁倾向低：2 分

3. 有抑郁倾向，建议询问专业医生：3～4 分

4. 抑郁倾向明显，建议咨询专业医生：5～6 分

附录 8：PHQ-9 抑郁症筛查量表（Patient Health Questionnaire-9，PHQ-9）

填表说明：所有题目均共用答案，请在 A、B、C、D 下画"√"，每题限选 1 个答案。

选项说明：

没有：没有或很少时间（过去一周内出现这类情况的日子不超过 1 天）

有几天：小部分时间（过去一周内有 1～3 天有过这类情况）；

一半以上时间：相当多时间（过去一周内 4 天左右有过这类情况）；

几乎天天：绝大部分或全部时间（过去一周内，有 5～7 天有过这类情况）。

1. 做什么事都没兴趣，觉得没意思

A. 没有　　　　B. 有几天　　　　C. 一半以上时间　　　　D. 几乎天天

2. 感到心情低落、抑郁、没希望

A. 没有　　　　　B. 有几天　　　　　C. 一半以上时间　　　　D. 几乎天天

3. 入睡困难，总是醒着，或睡得太多、嗜睡

A. 没有　　　　　B. 有几天　　　　　C. 一半以上时间　　　　D. 几乎天天

4. 常感到疲倦、没劲

A. 没有　　　　　B. 有几天　　　　　C. 一半以上时间　　　　D. 几乎天天

5. 胃口不好或吃得太多

A. 没有　　　　　B. 有几天　　　　　C. 一半以上时间　　　　D. 几乎天天

6. 自己对自己不满，觉得自己是个失败者，或觉得让家人丢脸了

A. 没有　　　　　B. 有几天　　　　　C. 一半以上时间　　　　D. 几乎天天

7. 无法集中精力，即使是读报纸或看电视时也是，记忆力下降

A. 没有　　　　　B. 有几天　　　　　C. 一半以上时间　　　　D. 几乎天天

8. 行动或说话缓慢到引起人们的注意，或刚好相反；坐卧不安，烦躁易怒，到处走动

A. 没有　　　　　B. 有几天　　　　　C. 一半以上时间　　　　D. 几乎天天

9. 有不如一死了之的念头，或想怎样伤害自己一下

A. 没有　　　　　B. 有几天　　　　　C. 一半以上时间　　　　D. 几乎天天

每道题的选择有以下分数范围：依次评为 0、1、2、3 分。

简要说明：心理测评结果仅供参考。PHQ-9 得分范围为 0~27 分。结果显示，随着 PHQ-9 得分的增加，受试者所反映出的功能状态均显著下降，而与症状相关的困难度、患病时间及医疗机构的使用均有所上升。

抑郁症测试结果解释：

1. 没有抑郁症（注意自我关怀）：0~4 分

2. 可能有轻微抑郁症（建议咨询心理医生或心理医学工作者）：5~9 分

3. 可能有中度抑郁症（最好咨询心理医生或心理医学工作者）：10~14 分

4. 可能有中重度抑郁症（建议咨询心理医生或精神科医生）：15~19 分

5. 可能有重度抑郁症（一定要看心理医生或精神科医生）：20~27 分

附录9：阿森斯失眠量表（Athens insomnia scale，AIS）

1985 年，美国俄亥俄州立大学医学院设计了 AIS 来帮助人们评估失眠情况。由于其自测结果准确，且使用方便，在临床上得到广泛应用，成为国际医学界公认的评价失眠的标准量表。详见下表。

项目	0分	1分	2分	3分
1. 入睡时间（关灯后到睡着的时间）	没问题	轻微延迟	显著延迟	延迟严重或没有睡觉
2. 夜间苏醒	没问题	轻微影响	显著影响	严重影响或没有睡觉
3. 比期望的时间早醒	没问题	轻微提早	显著提早	严重提早或没有睡觉
4. 总睡眠时间	足够	轻微不足		
5. 总睡眠质量（无论睡多长）	满意	轻微不满	显著不满	严重不满或没有睡觉
6. 白天情绪	正常	轻微低落	显著低落	严重低落
7. 白天身体功能（体力或精神：如记忆力、认知力和注意力等）	足够	轻微影响	显著影响	严重影响
8. 白天思睡	无思睡	轻微思睡	显著思睡	严重思睡

AIS 总分 0~24 分。

得分 < 4 分，说明无睡眠障碍；得分为 4~6 分，说明有睡眠障碍；得分 > 6 分，说明失眠。

附录 10：匹兹堡睡眠质量指数（PSQI 调查表）

指导语：下面一些问题是关于您最近一个月的睡眠状况，请选择或填写最符合您近一个月实际情况的答案。请回答下列问题！

1. 近 1 个月，晚上上床睡觉通常是_____点钟。

2. 近 1 个月，从上床到入睡通常需要_____分钟。

3. 近 1 个月，通常早上_____点起床。

4. 近 1 个月，每夜通常实际睡眠_____小时（不等于卧床时间）。

对下列问题请选择一个最适合您的答案。

5. 近 1 个月，你有没有因下列情况影响睡眠而烦恼：

a. 入睡困难（30 分钟内不能入睡）

（1）无 （2）< 1 次 / 周 （3）1~2 次 / 周 （4）≥ 3 次 / 周

b. 夜间易醒或早醒

（1）无 （2）< 1 次 / 周 （3）1~2 次 / 周 （4）≥ 3 次 / 周

c. 夜间去厕所

（1）无 （2）< 1 次 / 周 （3）1~2 次 / 周 （4）≥ 3 次 / 周

d. 呼吸不畅

（1）无　（2）＜1次/周　（3）1~2次/周　（4）≥3次/周

e. 咳嗽或鼾声高

（1）无　（2）＜1次/周　（3）1~2次/周　（4）≥3次/周

f. 感觉冷

（1）无　（2）＜1次/周　（3）1~2次/周　（4）≥3次/周

g. 感觉热

（1）无　（2）＜1次/周　（3）1~2次/周　（4）≥3次/周

h. 做噩梦

（1）无　（2）＜1次/周　（3）1~2次/周　（4）≥3次/周

i. 疼痛不适

（1）无　（2）＜1次/周　（3）1~2次/周　（4）≥3次/周

j. 其他影响睡眠的事情

（1）无　（2）＜1次/周　（3）1~2次/周　（4）≥3次/周

如果有，请说明：_____

6. 近1个月，总的来说，你认为自己的睡眠质量：

（1）很好　（2）较好　（3）较差　（4）很差

7. 近1个月，你用催眠药物的情况：

（1）无　（2）＜1次/周　（3）1~2次/周　（4）≥3次/周

8. 近1个月，你常感到困倦吗？

（1）无　（2）＜1次/周　（3）1~2次/周　（4）≥3次/周

9. 近1个月，你感到做事的精力不足吗？

（1）没有　（2）偶尔有　（3）有时有　（4）经常有

匹兹堡大学精神科医生 Buysse 博士等在综括前人文献和有关测试工具的基础上，于1989年编制了匹兹堡睡眠质量指数（PSQI），用于睡眠质量评价的临床和基础研究。1996年被译成中文，通过验证，该量表用于多项研究。PSQI与多导睡眠脑电图的测评结果相关性较高。

适用范围：适用于睡眠障碍患者、精神障碍患者的睡眠质量评价、疗效观察、一般人群睡眠质量的调查研究，以及睡眠质量与心身健康相关性研究的评定工具。

使用和统计方法：PSQI用于评定被试者最近一个月的睡眠质量，由19个自评和5个他评条目构成，其中第19个自评条目和5个他评条目不参与计分。18个计分条目组成7个成分，每个成分按0~3等级计分，累计各成色得分为PSQI总分，总分范围为0~21分，得分越高，表示睡眠质量越差，受试者完成该问卷需要 5~10 分钟。

各成分含义及计分方法如下。

一、睡眠质量

根据条目 6 的应答计分，"很好"计 0 分，"较好"计 1 分，"较差"计 2 分，"很差"计 3 分。

二、入睡时间

1. 条目 2 的计分为："≤ 15 分"计 0 分，"16~30 分"计 1 分，"31~60 分"计 2 分，"> 60 分"计 3 分。

2. 条目 5a 的计分为："无"计 0 分，"< 1 次 / 周"计 1 分，"1~2 次 / 周"计 2 分，"≥ 3 次 / 周"计 3 分。

3. 累加条目 2 和 5a 的计分，若累加分为 0 计 0 分，1–2 计 1 分，3–4 计 2 分，5–6 计 3 分，即为成分二得分。

三、睡眠时间

根据条目 4 的应答计分，"> 7 小时"计 0 分，"6~7 小时"计 1 分，"5~6 小时"计 2 分，"< 5 小时"计 3 分。

四、睡眠效率

1. 床上时间 = 起床时间（条目 3）– 上床时间（条目 1）
2. 睡眠效率 = 睡眠时间（条目 4）/ 床上时间 ×100%
3. 成分四计分为：睡眠效率 > 85% 计 0 分，"75%~84%"计 1 分，"65%~74%"计 2 分，"<65%"计 3 分。

五、睡眠障碍

条目 5b 至 5j 应答计分为："无"计 0 分，"< 1 次 / 周"计 1 分，"1~2 次 / 周"计 2 分，"≥ 3 次 / 周"计 3 分。累计 5b 至 5j 各条目分，若积累分为"0"，成分五计分为 0，"1~9"为 1，"10~18"为 2，"19~27"为 3。

六、催眠药物

根据条目 7 计分，"无"计 0 分，"< 1 次 / 周"计 1 分，"1~2 次 / 周"计 2 分，"≥ 3 次 / 周"计 3 分。

七、日间功能障碍

1. 条目 8 计分为："无"计 0 分，"< 1 次 / 周"计 1 分，"1 ~ 2 次 / 周"计 2 分，"≥ 3 次 / 周"计 3 分。

2. 条目 9 计分为："没有"计 0 分，"偶尔有"计 1 分，"有时有"计 2 分，"经常有"计 3 分。

3. 累积条目 8 和 9 得分，若累积分为"0"则成分七分为 0，"1 ~ 2"为 1，"3 ~ 4"为 2，"5 ~ 6"为 3。

PSQI 总分 = 成分一 + 成分二 + 成分三 + 成分四 + 成分五 + 成分六 + 成分七

附录 11：生活事件量表

性别：　　年龄：　　职业：　　婚姻状况：　　填表日期：　　年　月　日

指导语：下面是每个人都有可能遇到的一些日常生活事件，究竟是好事还是坏事，可根据个人情况自行判断。这些事件可能对个人有精神上的影响（体验为紧张、压力、兴奋或苦恼等），影响的轻重程度是各不相同的，影响持续的时间也不一样。请你根据自己的情况，实事求是地回答下列问题，填表不记姓名，完全保密，请在最合适的答案下面画"√"。

生活事件名称	事件发生时间			性质		精神影响程度				影响持续时间			备注
	未发生	一年前	一年内	长期性	好事	坏事	无影响	轻度	中度	重度	极重	三月内	半年内	一年内	一年以上
举例：房屋拆迁	√				√				√				√		
家庭有关问题：															
1. 恋爱或订婚															
2. 恋爱失败、破裂															
3. 结婚															
4. 自己（爱人）怀孕															
5. 自己（爱人）流产															
6. 家庭增添新成员															
7. 与爱人父母不和															

续表

生活事件名称	事件发生时间				性质		精神影响程度				影响持续时间				备注
	未发生	一年前	一年内	长期性	好事	坏事	无影响	轻度	中度	重度	极重	三月内	半年内	一年内	一年以上	

8. 夫妻感情不好

9. 夫妻分居（因不和）

10. 夫妻两地分居（工作需要）

11. 性生活不满意或独身

12. 配偶一方有外遇

13. 夫妻重归于好

14. 超指标生育

15. 本人（爱人）做绝育手术

16. 配偶死亡

17. 离婚

18. 子女升学（就业）失败

19. 子女管教困难

20. 子女长期离家

21. 父母不和

22. 家庭经济困难

23. 欠债

24. 经济情况显著改善

25. 家庭成员重病、重伤

26. 家庭成员死亡

27. 本人重病或重伤

28. 住房紧张

工作学习中的问题：

29. 待业、无业

30. 开始就业

31. 高考失败

32. 扣发奖金或罚款

续表

生活事件名称	事件发生时间				性质		精神影响程度				影响持续时间			备注
	未发生	一年前	一年内	长期性	好事	坏事	无影响	轻度	中度	重度	极重	三月内	半年内	一年内	一年以上

(表头列：事件发生时间：未发生、一年前、一年内、长期性；性质：好事、坏事；精神影响程度：无影响、轻度、中度、重度、极重；影响持续时间：三月内、半年内、一年内、一年以上；备注)

33. 突出的个人成就

34. 晋升、提级

35. 对现职工作不满意

36. 工作学习中压力大（如成绩不好）

37. 与上级关系紧张

38. 与同事邻居不和

39. 第一次远走他乡异国

40. 生活规律重大变动（饮食睡眠规律改变）

41. 本人退休离休或未安排具体工作

社交与其他问题：

42. 好友重病或重伤

43. 好友死亡

44. 被人误会、错怪、诬告、议论

45. 介入民事法律纠纷

46. 被拘留、受审

47. 失窃、财产损失

48. 意外惊吓、发生事故、自然灾害

如果你还经历其他的生活事件，请依次填写

49.

50.

正性事件值：   家庭有关问题：

负性事件值：   工作学习中的问题：

总值：   社交及其他问题：

此表适用于 16 岁以上的正常人、神经症、心身疾病、各种躯体疾病患者以及自知力恢复的重性精神病患者。此自评量表含有 48 条我国较常见的生活事件，包括家庭生活、工作学习、社交及其他方面问题。

生活事件刺激量的计算方法：

1. 某事件刺激量 = 该事件影响程度分 × 该事件持续时间分 × 该事件发生次数

2. 正性事件刺激量 = 全部好事刺激量之和

3. 负性事件刺激量 = 全部坏事刺激量之和

4. 生活事件总刺激量 = 正性事件刺激量 + 负性事件刺激量

总分越高，反映个体承受的精神压力越大。95% 的正常人一年内的总分不超过 20 分，99% 的不超过 32 分。负性事件的分值越高对心身健康的影响越大；正性事件分值的意义尚待进一步研究。